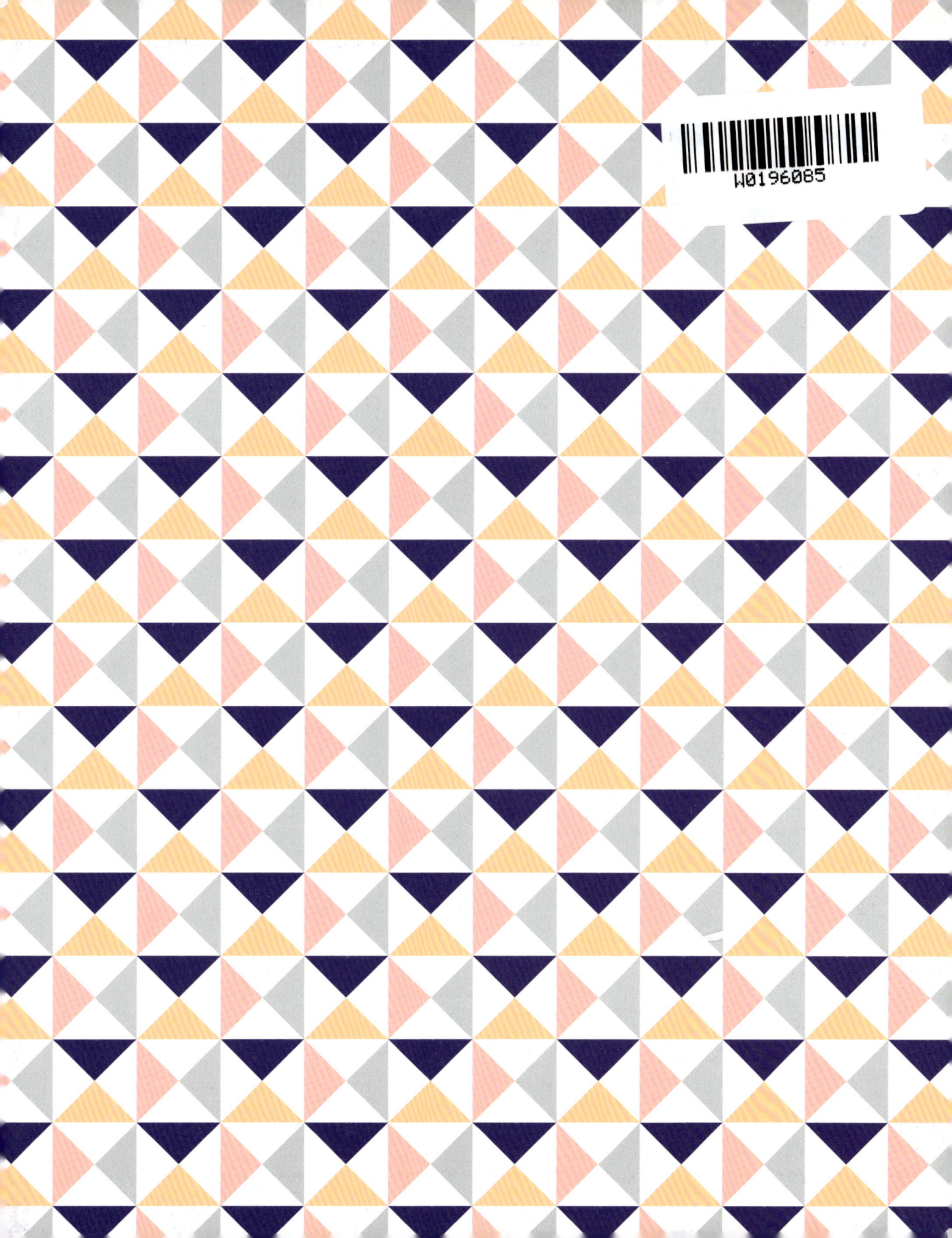

Lea Lou

Happily Healthy

Mit Rezepten, Fitness und Yoga zum gesunden und glücklichen Leben

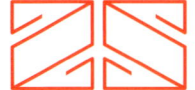

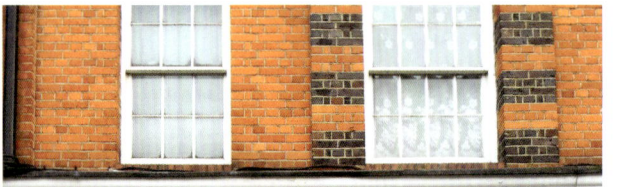
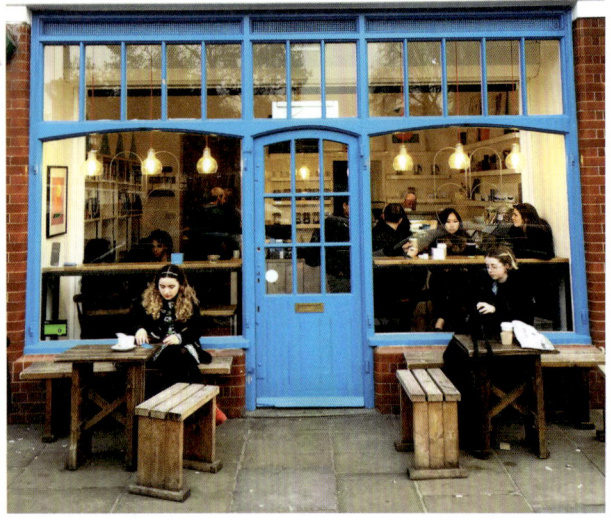
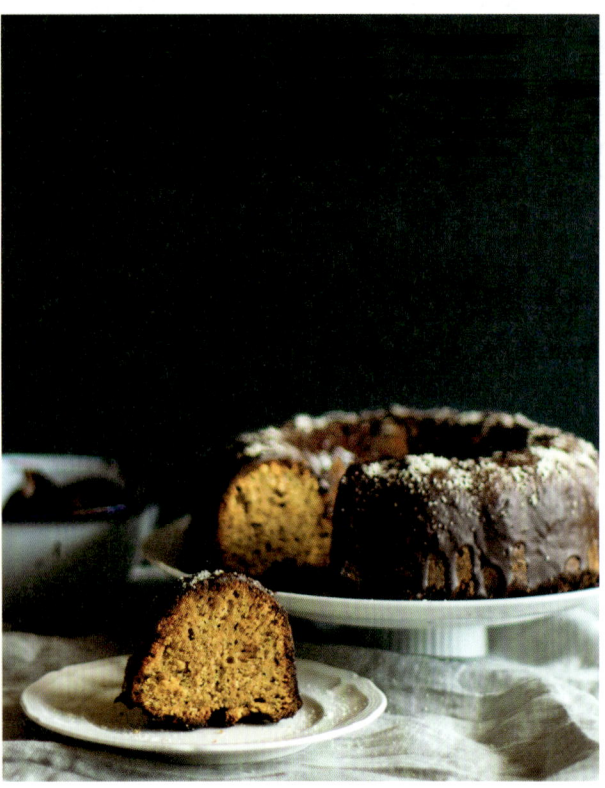

Vorwort	4
Food	7
Gesunde Produkte für jeden Tag	8
Saisonales Essen – was zu welcher Jahreszeit Saison hat	14
Saisonkalender	16
Tipps und Tricks zum Lebensmitteleinkauf	18
Gesunde Ernährung trotz kleinem Budget	20
Auf meinem Teller: Wie ich eine Mahlzeit zusammenstelle	22
Checkliste: *Was du heute tun kannst, um dich gesünder zu ernähren*	25
Fitness	27
Aller Anfang ist schwer	28
Jeder Topf hat einen Deckel	30
Jetzt oder nie	32
Checkliste: *Was du heute tun kannst, um fitter zu werden*	33
Mein High Intensity Interval Training (HIIT)	34
Achtsamkeit	45
Über Yoga und Meditation	46
Yoga ursprünglich …	49
… und heute	50
Lege eine Intention fest	50
Welches Yoga passt zu dir?	52

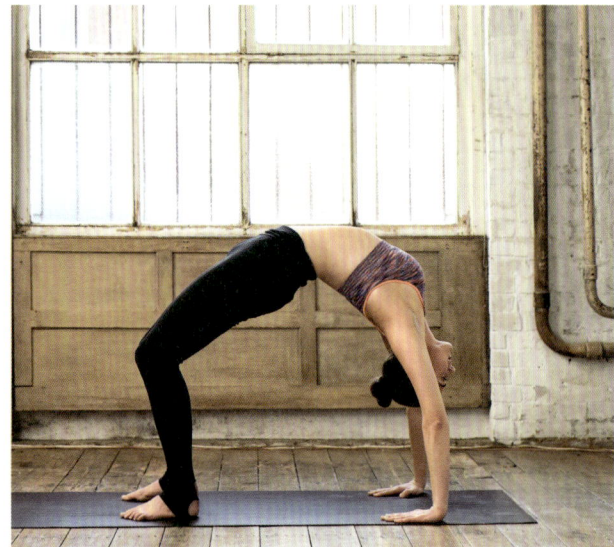

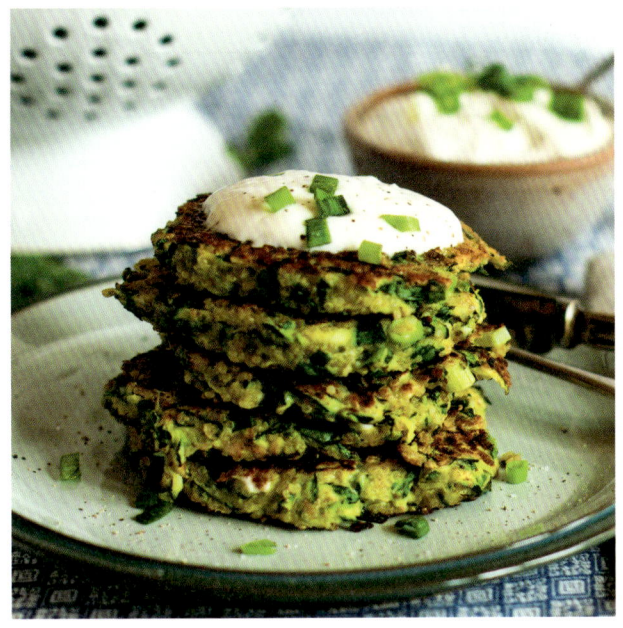

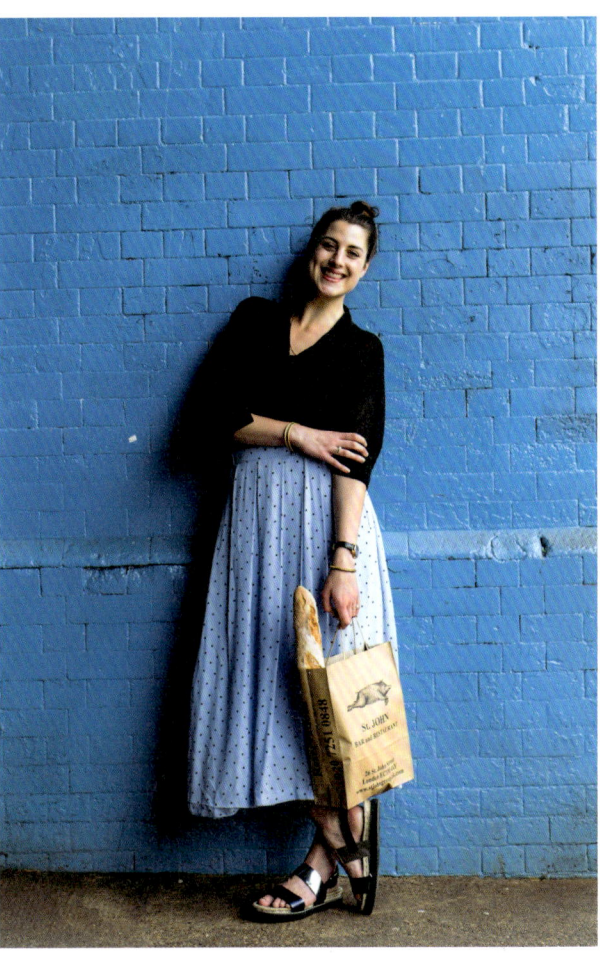

Eine Vinyasa-Yogastrecke für jeden Tag	54
Einatmen, ausatmen: Eine einfache Atemübung	70
Checkliste: *Was du heute tun kannst, um gesünder und achtsamer zu leben*	71

Happiness 73

Alles Kopfsache	74
Du bist einzigartig	78
Positive Lebenseinstellungen pflegen	80
Checkliste: *Was du heute tun kannst, um glücklicher zu werden*	81

Rezepte 83

Frühstück	84
Kalte Hauptgerichte	116
Warme Hauptgerichte	132
Snacks	168
Desserts	192
Register	*212*
Vita	*216*
Impressum	*216*

Die Backzeiten können je nach Herd varriieren. Die Temperaturangaben bei meinen Rezepten beziehen sich auf das Backen im Elektroherd mit Ober- und Unterhitze.

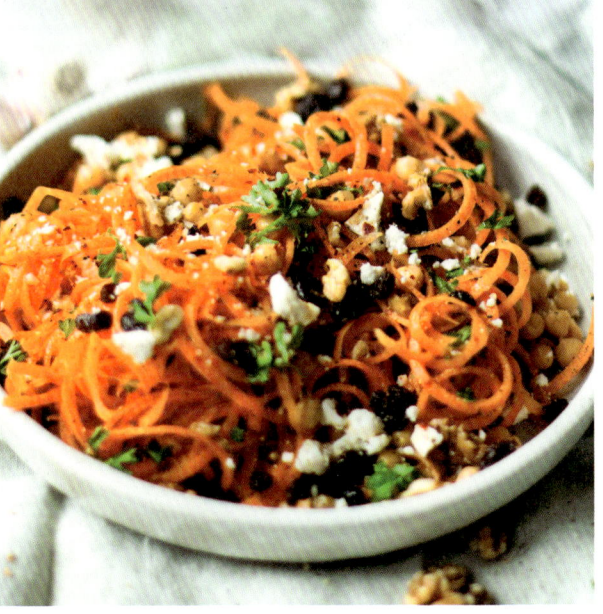

Vorwort

Lange schon ist es mein Traum, ein Buch zu schreiben, um meine Vorstellungen von einem gesunden und glücklichen Leben festzuhalten. Eine ausgewogene, vielfältige Ernährung zählt zu meinen größten Leidenschaften, ebenso wie Yoga, Fitness, Achtsamkeit und eine gute Portion Lachmuskeltraining, am besten jeden Tag! Meines Erachtens geht ein gesunder Lebensstil mehr oder weniger mit Glückseligkeit einher, und doch werde ich mich hüten, irgendjemanden für seine Lebensweise zu verurteilen – genauso wie ich mich selbst nicht verurteile. Ich esse, was ich essen möchte, und mache Sport, wenn ich gestresst bin; ich übe Yoga, wenn ich entschleunigen möchte, und ich lege die Füße hoch, wenn ich müde bin. Und wenn mir nach Unterhaltung und Spaß ist, dann treffe ich Freunde, besuche Cafés und ziehe durch Bars. Ich betrachte das Leben als Reise in Richtung Glückseligkeit, und ich glaube fest daran, dass bunte und frische Lebensmittel, tägliche Fitness sowie Ruhemomente und eine positive Einstellung dazu beitragen, den Weg zu einem lebenslangen Abenteuer zu machen.

Dieses Buch ist ein Auszug aus meinen Erfahrungen und des Wissens, das ich bisher auf meinem Weg gesammelt und mir angeeignet habe. Ich hoffe, dass ich dich inspirieren kann, mit auf den Zug aufzuspringen, und dass wir gemeinsam gesund und glücklich sein können – „happily healthy" eben. Lass uns kleine Schritte gehen, jeder in seinem eigenen Tempo, und lass uns bloß nicht vergessen, immer wieder Pausen einzulegen, um das Leben in vollen Zügen zu genießen!

Warum ich dieses Buch geschrieben habe

Ich erinnere mich an eine Situation in der Schule, auf dem Weg in die Pause, als ich zu einer Freundin sagte: „Eines Tages möchte ich ein Buch schreiben." Dass dieses Buch ein Kochbuch, ganz zu schweigen von einem umfassenden Ratgeber für ein gesundes und glückliches Leben, sein wird, davon hatte ich damals allerdings noch keinen blassen Schimmer.

Es stellte sich jedoch heraus, dass Ernährung zunehmend wichtiger für mich werden sollte. Während ich es als Schulkind noch für selbstverständlich gehalten habe, zu einer warmen Mahlzeit nach Hause zu kommen, wurde das Essen, wie für so viele in der Pubertät, plötzlich zum Problem. „Normal" zu essen und die Fähigkeit, sich auf den eigenen Körper zu verlassen und den eigenen Bedürfnissen nachzugehen, wurde zur Herausforderung. Weder ich selbst noch irgendjemand in meinem Umfeld hätte wohl je vermutet, dass ich mal an einer Essstörung leiden würde, doch nachdem es mir mehrere Monate fast unmöglich schien, etwas zu essen, habe ich mich schließlich auf eine Behandlung meiner Magersucht eingelassen.

Was folgte, war eine triste, anstrengende, nervenaufreibende und wenig hoffnungsvolle Lebensphase, gefolgt von vielen Jahren Therapie, Kampf, Selbstaufgabe und Wiederneuanfängen, bis ich schlussendlich von meiner Krankheit geheilt war.

Allem Leid zum Trotze glaube ich, dass ich heute nicht hier sitzen und ein Buch schreiben würde, hätte ich nicht eine derartige Achterbahnfahrt der Gefühle erlebt. Sicherlich wäre ich ein anderer Mensch, wenn es da nicht diese Phase in meinem Leben gegeben hätte, in der ich mich, überspitzt gesagt, zwischen Leben und Tod habe entscheiden müssen.

Paradoxerweise hat meine Magersucht mir geholfen, die gesunde und normale Beziehung zum Essen, die ich heute habe, zu entwickeln. Zunächst skeptisch, habe ich irgendwann akzeptiert, dass Essen notwendig ist, und dann festgestellt, dass es sogar Spaß machen kann. Irgendwann war Essen wieder eine Freude für mich! Dadurch, dass ich in meiner Behandlung so viel gelesen und gelernt habe über Ernährung, den Körper und über die Psyche, war es mir schlussendlich möglich, mein krankes, negatives Gedankenset in ein gesundes, fröhliches und wieder vollkommen lebensfrohes Gemüt umzuwandeln. Sollte ich irgendetwas unternehmen können, um jemandem zu helfen, dem es ähnlich geht wie mir damals, dann soll dieses Buch dafür bestimmt sein!

Ich bin weder Ernährungsberaterin noch Medizinerin oder Psychologin, doch was ich so faszinierend finde, ist, dass es weder komplexe Formeln noch aufwendige Forschung braucht, um zu lernen, wie wir allgemein gesünder und glücklicher leben können. Ich habe einen unbändigen Wissensdurst, eine positive Einstellung und, wohl am wichtigsten, eine riesige Leidenschaft für die Themen in diesem Buch: Ernährung, Fitness, den Körper und die Psyche allgemein sowie im Besonderen die sogenannte Achtsamkeit (auf Englisch „mindfulness"). Die einfachsten Dinge können mich in Freude versetzen:

eine dampfende Tasse Kaffee am Morgen, ein Strauß Blumen in einem Fenster auf dem Weg zur Arbeit, eine Textnachricht von einer Person, die mir nahesteht, und – natürlich – ein leckeres Abendessen nach einem langen Tag. Heute wache ich wieder morgens auf und bin happy – doch glaubt mir, ich habe auch die Kehrseite der Medaille erlebt und weiß, dass Lebensfreude nicht von ungefähr kommt.

Mit diesem Buch möchte ich dir zeigen, wie einfach es ist, eine ausgewogene Ernährung und eine gute Portion Fitness sowie Achtsamkeit in den Alltag zu integrieren und ein positives Gedankenset zu festigen. Farbenfrohe Rezepte, Yoga, Meditation und mein Power-Workout sind alle Teil dieses Buches, mit dem Ziel, dich stärker, fitter, gesünder, ausgeglichener, belastbarer und, ich kann es nicht oft genug erwähnen, glücklicher zu machen.

Ich freue mich, wenn du auch mal auf meinem Blog www.lealou.me vorbeischauen würdest; und solltest du Rezepte ausprobieren und Fotos davon machen, dann poste sie gern bei Instagram, Facebook oder Twitter mit dem Hashtag #happilyhealthy. Ich bin darauf gespannt, deine Bilder zu sehen!

Deine

Lea Lou

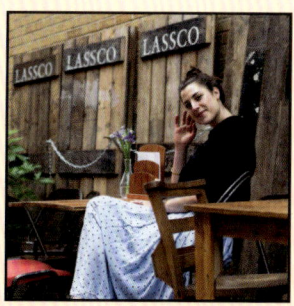

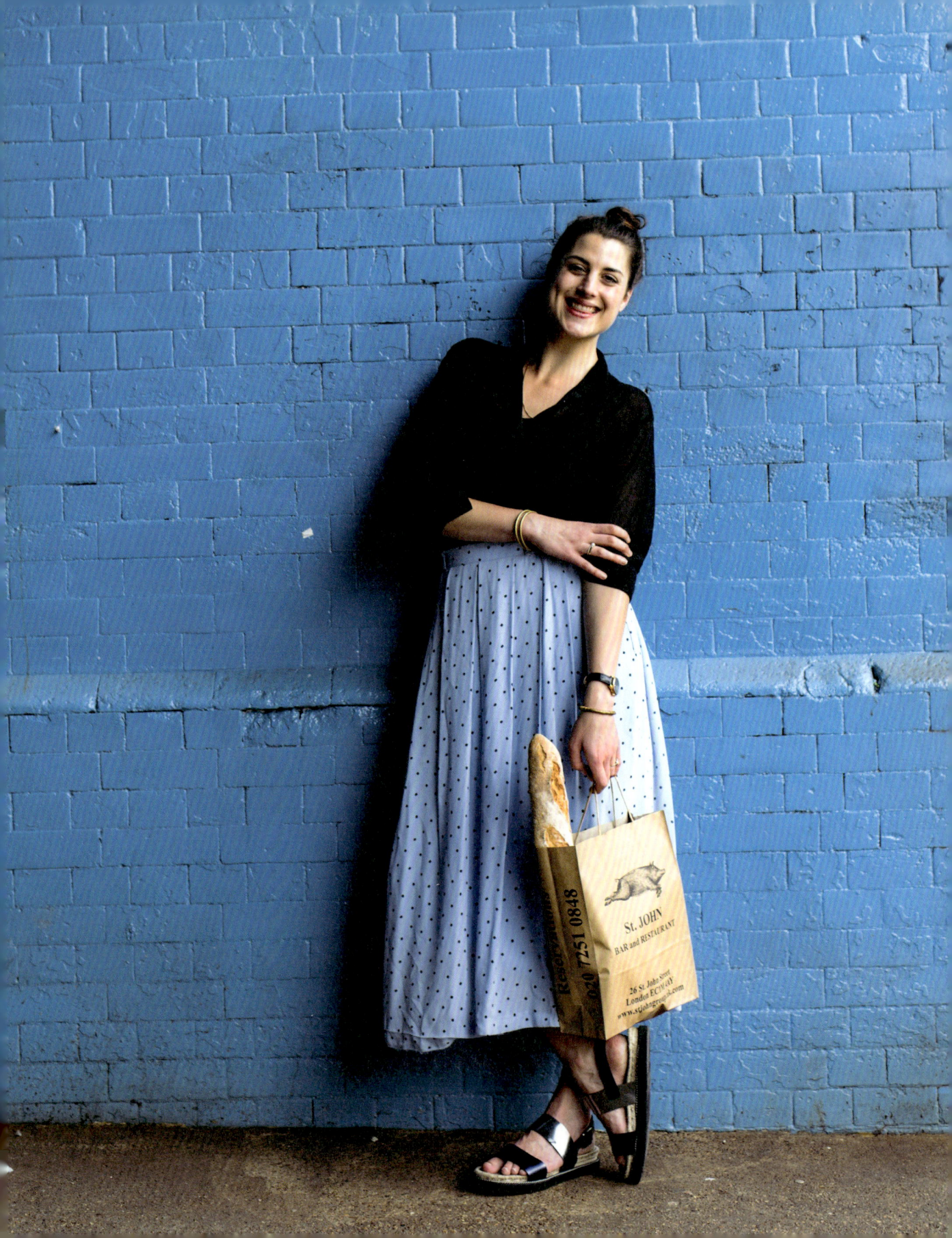

Food

Kommen wir doch gleich zur Sache! In diesem Kapitel dreht sich alles um das Essen: Welche Lebensmittel lohnt es, zu Hause aufzubewahren? Welche Obst- und Gemüsesorten haben wann Saison? Wie kann man trotz eines geringen Budgets gut und ausgewogen essen? Und welche Tipps und Tricks lassen sich ganz simpel in den Alltag integrieren, um jeden Tag ein bisschen gesünder zu leben? Um all das dreht es sich auf den nächsten Seiten.

Ich bin keine Ernährungswissenschaftlerin – und sicher ist mein Wissen an manchen Stellen lückenhaft –, doch mein unermüdlicher Wissensdurst zwingt mich dazu, quasi ständig Neues zu lernen und Altes zu überdenken. Ich habe mir mein Wissen über die „Spaßschiene" angeeignet: durch Kochbücher, Zeitschriften, Fachmagazine, das Internet, Zeitungsartikel und durch jede Menge Neugier sowie kritisches Hinterfragen. Statt dem aktuellsten Trend zu folgen, nur weil es gefühlt gerade alle tun, war es schon immer mein Anspruch, mir eine eigene Meinung zu bilden und mich stets zu fragen: Funktioniert das auch für mich oder was ist stattdessen gut für mich?

Ich freue mich, wenn die nächsten Seiten eine Inspiration für dich sind und du das eine oder andere, das du bisher nicht wusstest, dazulernst. Doch noch viel mehr möchte dich dazu ermutigen, stets auf dich selbst zu hören. Was braucht dein Körper, womit fühlst du dich gut? Und genauso: Was kannst du nicht mit dir selbst vereinbaren, wozu musst du dich zu sehr zwingen, womit fühlst du dich gar schlapp oder schlecht?

Ob Low Carb oder Low Fat, vegan oder Paleo oder vielleicht überhaupt kein Extrem der einen oder anderen Richtung: Kein Mensch da draußen ist so wie du! Somit ist auch deine Ernährungsform eine ganz einzigartige. Hör einfach auf deinen Körper, darauf, was er braucht, und dann triff deine Entscheidungen in Sachen Nahrungsmittel genau darauf basierend.

Gesunde Produkte für jeden Tag

Eine ausgewogene Ernährung fängt mit den richtigen Zutaten an. Es gibt jede Menge günstige (sowie exklusivere) Lebensmittel, die du zu Hause lagern kannst, um dir im Handumdrehen eine schnelle und dennoch ausgewogene Mahlzeit zuzubereiten. Je nahrhafter die Zutaten, umso mehr dankt es dir dein Körper; und dass du dich mit den richtigen Lebensmitteln ohnehin viel fitter, stärker und energiegeladener fühlst, brauche ich wohl kaum zu erwähnen. Gut begonnen ist halb gewonnen, deshalb lohnt es sich, die richtigen Grundzutaten immer parat zu haben, wie zum Beispiel Pseudo- und Vollkorngetreide, Nüsse, Körner, Samen, Öle, Gewürze und Kräuter. Sobald du dich an die Verwendung der dir derzeit vielleicht noch fremden Produkte gewöhnt hast, braucht es bloß ein paar Minuten, bis eine köstliche Mahlzeit auf dem Tisch steht. Glaub mir, meine Rezepte sind sozusagen „Fast Food"!

<u>Von den folgenden Lebensmitteln ist jedes auf seine Art und Weise nahrhaft. Probiere dich durch – ich bin sicher, du wirst deine Favoriten sofort herausschmecken und nicht mehr auf sie verzichten wollen.</u>

Ahornsirup
Ahornsirup ist eine natürliche Alternative zu Zucker und vollgepackt mit Mineralstoffen – unter anderem Kalium, Kalzium, Eisen und Magnesium. Nichtsdestotrotz sollte Ahornsirup in Maßen konsumiert werden, denn schlussendlich handelt es sich auch bei dem aus Kanada stammenden Sirup um Zucker. Ahornsirup ist in vier Qualitätsstufen erhältlich: AA, A, B und C, wobei AA qualitativ am hochwertigsten ist. In Supermärkten wirst du am häufigsten dem B-Grad begegnen, während A und AA in Bio- oder Feinkostläden zu finden ist. Ich verfeinere zum Beispiel Buchweizen-Porridge (Seite 97) mit Ahornsirup oder serviere Pfannkuchen (siehe Seiten 87 und 100) mit diesem alternativen Süßungsmittel. Eines meiner absoluten Lieblingsrezepte in diesem Buch ist die Bowl mit Sobanudeln und Erdnusssauce (siehe Seite 139), die dank Ahornsirup umso leckerer wird!

Amarant
Amarant gehört zur Gruppe des Pseudogetreides, das streng genommen kein Getreide ist, da es nicht zur Familie der Süßgräser zählt. Pseudogetreide sind von Natur aus glutenfrei. Amarant stammt aus Süd- und Mittelamerika, wo die kleinen Körner seit Jahrtausenden als Grundnahrungsmittel dienen. Unter den Pseudogetreidesorten weist Amarant den höchsten Eiweißgehalt auf und stellt zudem mit sieben Gramm ungesättigten Fettsäuren pro 100 Gramm die verwandten Quinoa- oder Buchweizenkörner in den Schatten. Zudem stecken die Mineralien Magnesium, Kalzium und Eisen in den Körnern. Ich verwende Amarant als eine der (Pseudo-)Getreidesorten zum Beispiel in meinem Superfoodsalat mit Erbsen-Avocado-Püree (siehe Seite 130).

Blütenpollen
Ich gebe zu, Blütenpollen zu essen, klingt erst einmal gewöhnungsbedürftig. Ich habe mich schnell an die strahlend gelbe Farbe der kleinen Körnchen in meinen Müslis, Süßspeisen und Salaten gewöhnt. Blütenpollen, von Bienen als Nahrung für ihre Nachkommen produziert, sind eines der vollkommensten Lebensmittel überhaupt, denn in den kleinen Kügelchen steckt mehr oder weniger alles, was der menschliche Körper braucht! Unter anderem strotzen die Pollen vor Eiweiß, ungesättigten Fettsäuren und B-Vitaminen. Streue einen Esslöffel über dein Porridge (siehe Seite 84) oder einen Berg Pfannkuchen (siehe Seite 87) oder püriere einen Esslöffel in einem Smoothie (siehe Seite 92). Auch die rohe Avocado-Schoko-Mousse (siehe Seite 193) wird mit ein paar Blütenpollen leckerer!

Brauner Reis (Vollkornreis, Naturreis)
Anders als herkömmlicher Reis wird bei braunem Reis nur die äußerste Schicht der Körner entfernt. Der Nährwert ist deshalb viel höher als in weißem Reis: In den Körnern stecken Vitamin B, Eisen, Ballaststoffe und essenzielle Fettsäuren. Durch seinen hohen Ballaststoffgehalt hält Vollkornreis zudem länger satt als weißer Reis. Probiere mein Tofu mit Teriyakisauce (siehe Seite 154) oder

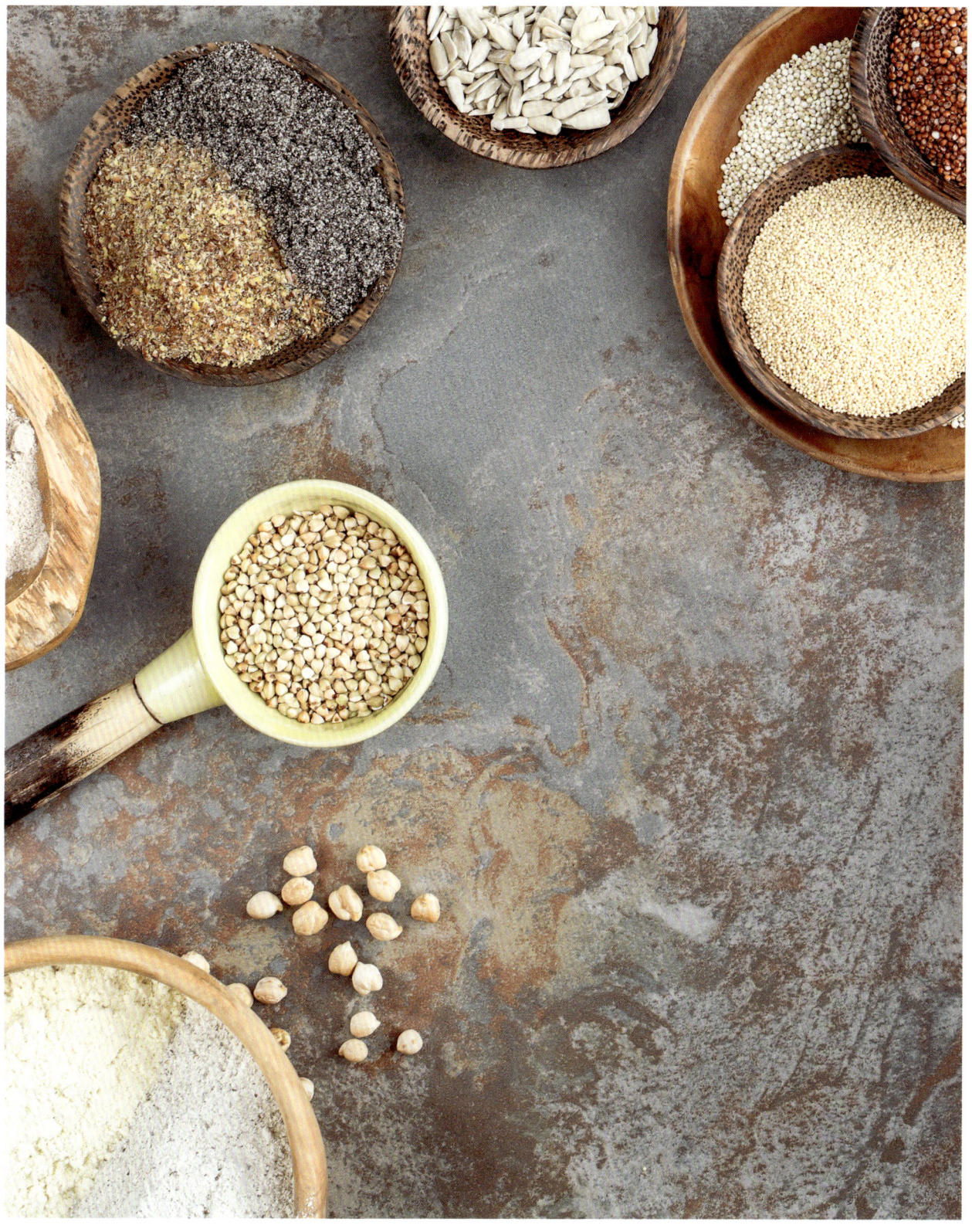

Gesunde Produkte für jeden Tag

kuschele dich auf deine Couch mit einer Schale Natur-Milchreis mit Früchten (siehe Seite 209).

Buchweizen
Wie Amarant ist auch Buchweizen ein sogenanntes Pseudogetreide, das ursprünglich aus Russland stammt und heute hauptsächlich in Brasilien angebaut wird. An den Geschmack und die gräuliche Farbe muss man sich zunächst vielleicht erst gewöhnen, doch warte, bis du hörst, was in den kleinen Körnern steckt: Wie alle Pseudogetreidesorten ist Buchweizen glutenfrei und hat dank seiner Proteinzusammensetzung eine hohe biologische Wertigkeit. Es enthält dreimal so viel Lysin wie herkömmliche Getreidearten, das der Körper für die Muskel- und Knochenbildung braucht. Zudem stecken Kalium, Eisen, Magnesium und Kieselsäure in dem Pseudogetreide.
Ich verwende Buchweizenkörner für mein Buchweizen-Porridge (siehe Seite 97) und die Bowl mit Sobanudeln und Erdnusssauce (siehe Seite 139).

Chiasamen
Es führt kein Weg vorbei an Chiasamen auf dem Weg in Richtung ausgewogene Ernährung und gesunder Lebensstil! Die kleinen schwarzen (manchmal auch grauen oder weißen) Samen strotzen vor Ballaststoffen, Kalzium und Vitamin E, das du für ein starkes Immunsystem brauchst. Chiasamen sind glutenfrei und können in veganen Backwaren als Ersatz für Eier verwendet werden: Einfach für jedes Ei einen Esslöffel Chiasamen in drei Esslöffeln Wasser quellen lassen, so wie ich es bei meinem veganen Chia-Bananen-Brot (siehe Seite 108) gemacht habe. Auch der Zucchinirührkuchen (siehe Seite 204) schmeckt toll vegan! Ein Rezept für einen leckeren Chia-Kakao-Shake findest du auf Seite 179.

Dinkel
Ich liebe Dinkel für seinen nussigen Geschmack und dafür, dass das Getreide mehr Eiweiß, Ballaststoffe und Mineralien beinhaltet als zum Beispiel Weizen. Ich verwende Dinkel, der übrigens nicht glutenfrei ist, meist zu Mehl gemahlen für Brot, Waffeln oder Pfannkuchen. Wer Dinkelkörner bekommt (zum Beispiel im Bioladen), kann diese für den Superfood-Salat mit Erbsen-Avodao-Püree (siehe Seite 130) verwenden. Zudem bin ich ein großer Fan von Dinkelpasta, die ich oft statt herkömmlicher Weizenpasta verwende, um die Mahlzeit mit ein paar extra Ballaststoffen und Mineralien aufzuwerten.

Früchte, getrocknet
Obst geht immer – und wenn frisches gerade nicht zur Hand ist, sind getrocknete Früchte eine gute Alternative mit reichlich Mineralien. Beachte nur, dass 100 Gramm getrocknete Früchte mehr Zucker und Energie enthalten als 100 Gramm frische Früchte, da diese ja zu einem großen Teil aus Wasser bestehen. Getrocknete Früchte fördern wegen ihres hohen Ballaststoffgehalts die Verdauung. Ich achte darauf, Bioqualität zu kaufen, damit keine ungewollten Zusatzstoffe, etwa Schwefeldioxid, in meiner Fruchttüte landen.
Probiere den Grünkohlsalat mit Granatapfelkernen (siehe Seite 117), die Aprikosenriegel (siehe Seite 183), den Marokkanischen Möhren-Kichererbsen-Salat (siehe Seite 120) oder die Energiebällchen (siehe Seite 180).

Haferflocken
Es vergeht kein Tag, an dem ich nicht mindestens einen Esslöffel Haferflocken esse. Sie sind günstig, einfach zu verwenden und wahre Kraftpakete: 24 Prozent Eiweiß steckt in den Flocken, ebenso reichlich Ballaststoffe, Kalzium, Magnesium, Eisen und Kupfer. Wer regelmäßig Haferflocken isst, senkt nachhaltig seinen Cholesterinspiegel; zudem wird Hafer nachgesagt, dass er das Risiko für Krebserkrankungen senken kann. Der Körper kann die in Haferflocken enthaltenen Nährstoffe am besten in Kombination mit Milchprodukten aufnehmen; wer sich also nicht vegan ernährt, mischt seine Flocken am besten mit etwas Milch oder Joghurt.
Backe zum Beispiel ein Blech meiner Aprikosenriegel (siehe Seite 183) oder Müsliriegel (siehe Seite 104) oder löffle eine Schale Porridge (siehe Seite 84) für deine tägliche Dosis des Getreides.

Hanfsamen
Ungeachtet ihres Miniformats sind Hanfsamen randvoll gepackt mit gesundheitlich günstigen Nährstoffen wie Proteinen, B-Vitaminen, Kalzium, Magnesium, Eisen und Kalium. Hanfsamen sind im Bio- oder Feinkostladen erhältlich, man kann sie meist in zwei Varianten kaufen: geschält oder ungeschält. Ich püriere die kleinen Kraftpakete in Smoothies (siehe Seite 92) oder streue eine Handvoll über einen grünen Salat für extra „Crunch".

Kokosnuss
Wer hat die Kokosnuss geklaut? Ich vielleicht – denn die harte Nuss mit dem flüssigen Kern steht auf der Liste meiner Lieblingsprodukte ganz weit oben! Das Fruchtfleisch ist reich an Ballaststoffen und essenziellen Fettsäuren, und es wird oft verwendet, um Kokosöl herzustellen. Ich verwende Kokosöl statt Butter oder anderem Pflanzenöl, um Gemüse, Tofu oder Halloumi anzubraten, backe Kuchen damit, fette Back- und Auflaufformen damit ein oder füge einen Teelöffel in einen Smoothie hinzu, um Haut, Haaren und Nägeln Glanz und Festigkeit zu verleihen. Anders als beispielsweise Olivenöl ist Kokosöl hitzebeständig und kann deshalb also auch prima zum Braten verwendet werden. Probiere meinen Möhrenkuchen (siehe Seite 200), lasse die Sonne in dein Leben mit meinem Granola mit Aprikosen und Kokoschips (Seite 89) oder streue eine Handvoll Kokosraspel oder -chips über deine Smoothie-Bowl (siehe Seite 93).
Als glutenfreie Alternative zu herkömmlichem Mehl kannst du Kokosmehl für Kuchen verwenden, und der feste Teil aus Kokosmilch-Dosen kann steif geschlagen werden, um eine vegane „Schlagsahne" herzustellen. Kokosmilch ganz allgemein kannst du verwenden, um Saucen cremig zu machen, wie etwa in meinem Grünen Thaicurry (Seite 152).

<u>Kokoswasser hingegen ist nahezu fettfrei und sehr kalorienarm, dafür beinhaltet es ein paar Proteine und kann außerdem unglaublich erfrischend und wohltuend nach einem schweißtreibenden Work-out sein!</u>

Kurkuma, gemahlen
Wenn ich mich kraftlos fühle, rühre ich oft eine kräftige Prise gemahlene Kurkuma in ein Glas kochendes Wasser und trinke das Getränk wie Tee. Manchmal füge ich auch ein paar Spritzer Zitronensaft und einige Scheiben Ingwer hinzu – der Effekt ist größer als jede Tasse Kaffee es je bewirken könnte! Kurkuma, auch Gelbwurz genannt, schmeckt auch lecker in meiner Kürbissuppe (siehe Seite 137) und im Linsendal (siehe Seite 135).

Leinsamen
Die Nährstoffe in Leinsamen sind vergleichbar mit denen von Chiasamen: Sie enthalten viele Ballaststoffe, ungesättigte essenzielle Fettsäuren, Vitamin E und Kalzium. Zudem sind Leinsamen verdauungsfördernd. Wer in Stresssituationen mit einem nervösen Magen zu kämpfen hat, der kann versuchen, mit einer täglichen Portion Leinsamen den Magen nachhaltig zu beruhigen. Mixe einen Esslöffel Leinsamen in einen Smoothie (siehe Seite 92) oder träufele Leinöl über eine Kürbissuppe (siehe Seite 137) oder Brokkoli-Brunnenkresse-Suppe (siehe Seite 132).

Lucumapulver
In Peru, der Heimat von Lucuma, wird das Pulver zum Süßen verwendet. Es schmeckt nahezu wie Karamell, ist natürlich und hat weniger Kalorien und Kohlenhydrate als Zucker. Stattdessen strotzt Lucuma vor Karotinoiden, Vitamin B_3, Eisen, Zink, Magnesium und Kalzium, und es ist vollgepackt mit Antioxidantien. Ich betrachte Lucuma fast als Schönheitsprodukt, da sich die Zusammensetzung des Pulvers positiv auf Haare, Nägel, Zähne und Haut auswirkt. Probiere meinen Superfood-Gewürz-Kakao (siehe Seite 185) oder rühre etwas Lucumapulver in den Teig für die Dinkel-Hafer-Kekse (siehe Seite 189).

Linsen
Wie in allen anderen Hülsenfrüchten auch, stecken in Linsen viele Ballaststoffe sowie viel Eiweiß. Zudem sind Linsen reich an Magnesium und Cholin, einem essentiellen B-Vitamin, das sich positiv auf

Gesunde Produkte für jeden Tag

die Fettverbrennung auswirkt. Wer, wie ich, gern spontane Entscheidungen in der Küche trifft, für den sind Sorten geeignet, die kein Einweichen erfordern: Puy-, Beluga-, rote und gelbe Linsen sind meine Favoriten! Genieße zum Beispiel eine Schüssel Linsendal (siehe Seite 135).

Macapulver
Ähnlich wie Lucuma stammt auch die Macawurzel aus Peru. Maca gehört zur Familie des kreuzblütigen Gemüses, zu der auch Brokkoli und Kohl zählen, und es wird hierzulande in Pulverform verkauft. Maca ist reich an Eisen und Kalium sowie Eiweiß, und zudem wirkt sich das Superfood positiv auf den Hormonspiegel aus. Maca wird außerdem nachgesagt, dass es sowohl bei Männern als auch bei Frauen die Fruchtbarkeit erhöht. Die Wurzel selbst hat einen fast neutralen Geschmack und kann deshalb in vielen Gerichten verwendet werden, zum Beispiel in Gebäck, Smoothies, Müslis und Suppen.

Mandeln
Mit 20 Prozent Eiweißgehalt und über 50 Prozent ungesättigten Fettsäuren sind Mandeln zwar gehaltvoll, doch nicht wegzudenken aus der gesunden Küche. Im Gegenteil: Trotz des hohen Fettgehalts kurbeln die Fettsäuren den Stoffwechsel an, sind gut für die Blutfettwerte und helfen so, Herz-Kreislauf-Erkrankungen vorzubeugen. Mandeln sind reich an Mineralien wie Kalzium, Eisen und Kalium, die unter anderem für schöne Haut, gesunde Knochen, ein gesundes Blutbild und starke Muskeln sorgen. Die braunen Häutchen um die Mandeln sind reich an Ballaststoffen und sollten deshalb möglichst immer mitgegessen werden!
Zu einem Mus püriert, esse ich Mandeln gern mit Porridge (siehe Seite 84), und auch in mein Beerencrumble (siehe Seite 203) habe ich ein paar Mandeln gemischt.

Matchapulver
In Japan, wo Matcha herkommt, wird das Pulver seit Tausenden von Jahren verwendet. In der „westlichen Welt" ist die Grüntee-Sorte erst seit ein paar Jahren bekannt. Matcha ist nicht zuletzt dank seiner quietschgrünen Farbe so beliebt – ein einziger Teelöffel verleiht Kuchen und Gebäck eine leuchtende grüne Farbe) –, auch der Geschmack ist einzigartig. Wie andere Grüntee-Sorten ist Matcha reich an Antioxidantien, die entzündungshemmend wirken und das Immunsystem stärken. Matchapulver gibt es in gut sortierten Supermärkten, Bio- und Feinkostläden. Um daraus einen Tee zuzubereiten, rühre ganz einfach eine Messerspitze in nahezu kochendes Wasser.

Nüsse und Nussmus
Ob Cashew-, Pekan-, Wal-, Macadamia- oder Haselnüsse: Die kleinen Kerne sind vollgepackt mit Eiweiß, Ballaststoffen, B- und E-Vitaminen sowie den Mineralstoffen Kalzium, Magnesium, Kalium und Eisen. Hauptsächlich bestehen Nüsse jedoch aus ungesättigten Fetten (zwischen 42 Prozent in Cashewnüssen und 73 Prozent in Pekan- oder Macadamianüssen). Das regelmäßige Naschen von Nüssen wirkt sich positiv auf Knochen, Muskeln, Nerven, Gehirn und das Blutbild aus.
Wer Walnüsse mag, wird den Marokkanischen Möhren-Kichererbsen-Salat (siehe Seite 120) lieben, Haselnussfans kommen mit dem Zucchinirührkuchen (siehe Seite 204) auf ihre Kosten, und das Nusskrokant (siehe Seite 132) zur Brokkoli-Brunnenkresse-Suppe schmeckt köstlich!

Quinoa
Ursprünglich aus den Anden in Peru, handelt es sich bei Quinoa um ein weiteres glutenfreies Pseudogetreide. Mit einem Gehalt von 12 Prozent ist Quinoa reich an Eiweiß, und die weißen (oder roten bzw. schwarzen) Körner beinhalten alle nötigen Aminosäuren, die der Körper braucht, unter anderem Lysin, das sonst hauptsächlich in Fleisch und Fisch vorkommt. Demnach ist Quinoa besonders für Veganer und Vegetarier empfehlenswert. Ich liebe meinen Burger mit Quinoa-Cannellinibohnen-Pattys (siehe Seite 166) genauso wie die Grünen Quinoabratlinge (siehe Seite 149) für ein schnelles Abendessen oder die Sommer-Buddha-Bowl (siehe Seite 157). Und wenn es einmal etwas Süßes sein soll, das Energie spendet, dann sind die Superfood-Rohkost-Riegel (siehe Seite 190) mit Quinoa genau das Richtige!

Sauerkraut

In meinem Küchenschrank bewahre sich stets mindestens ein Glas Bio-Sauerkraut auf, dessen Inhalt ich, ist das Glas erst einmal geöffnet, binnen weniger Tage verputzt habe. In Salaten, mit Rührei oder gar als Einlage in Suppe liebe ich den säuerlichen Geschmack des Krauts, wissend, dass es gut für mich ist. Während eines Fermentationsprozesses und ohne die Zufuhr von Hitze vermehren sich die Milchsäurebakterien von gehobeltem Weißkohl, die sich günstig auf unsere Darmflora auswirken.
Sauerkraut ist zudem reich an Vitamin A, C, K und B sowie Eisen. Die im Kohl enthaltenen Ballaststoffe binden Cholesterin und helfen so, das Risiko für Herz-Kreislauf-Erkrankungen zu senken.

Sobanudeln

Wer an Zöliakie leidet, für den sind Sobanudeln eine glutenfreie Alternative zu herkömmlicher Pasta. Aus Buchweizenmehl hergestellt, sind die Nudeln in der Regel oft ähnlich geformt wie Spagetti, lassen sich genauso zubereiten und haben eine vergleichbare Konsistenz wie „al dente" gekochte Hartweizenpasta. Sobanudeln beinhalten eine gute Portion Eiweiß, Kalium, Eisen und Magnesium, was sich günstig auf unseren Stoffwechsel, die Muskeln, die Konzentrationsfähigkeit und den Sauerstoffaustausch sowie auf Haut, Haare und Nägel auswirkt.
Probiert meine Bowl mit Sobanudeln und Erdnusssauce (siehe Seite 139) oder ersetzt herkömmliche Pasta durch Sobanudeln in Pasta e Pesto (siehe Seite 146).

Tee

Tee ist eines der faszinierendsten Produkte, die Mutter Natur für uns bereithält. Tee kann uns heilen, Krankheiten vorbeugen, Schmerzen lindern und beruhigen. Ich versuche, meinen Teekonsum stets zu variieren, um bestmöglich von allen Wirkstoffen profitieren zu können. Grüner Tee zum Beispiel kurbelt die Fettverbrennung an und senkt den Cholesterinspiegel. Wer gern und viel Tee trinkt, sollte bedenken, dass sowohl grüner als auch schwarzer und weißer Tee zwar natürliche Lebensmittel sind, jedoch wie Kaffee das anregende Koffein (oft auch Teein genannt) beinhalten. Zu viel davon kann zu Schlaflosigkeit, Unruhe und Herzrasen führen.

Vanille

Von allen Gewürzen ist Vanille sicher mein liebstes – doch nur echte Vanille! Die kleinen schwarzen Samen im Inneren der Schote riechen nicht nur fantastisch, sie sind auch wahre Seelenstreichler. Vanille reduziert Stress, Ängste und Sorgen, kann den Schlaf verbessern und Hunger vorbeugen. Ich habe immer mindestens eine frische Vanilleschote im Haus, die ich je nach Lust und Laune in Pfannkuchenteige oder heiße Schokolade rühre.
Probiert meinen Obstsalat mit Vanille- und Chiliaromen (siehe Seite 99), die köstlichen Dinkel-Hafer-Pfannkuchen (siehe Seite 87), die himmlischen Overnight Oats (siehe Seite 102) oder meine Haferwaffeln (siehe Seite 106).

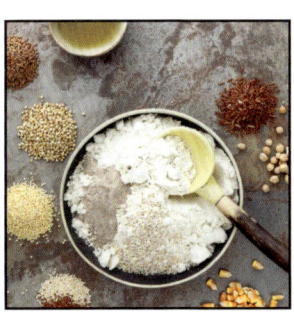

Saisonales Essen – was zu welcher Jahreszeit Saison hat

Saisonales Essen mag wohl das wichtigste Thema in diesem Buch für mich sein! In einem kleinen Dorf aufgewachsen, mit Gärten voller Obstbäume und Gemüsebeeten so weit das Auge reicht, habe ich ein ganz natürliches Gefühl dafür entwickeln können, welche Obst- und Gemüsesorten zu welcher Jahreszeit Saison haben. Ich besuche Wochenmärkte so oft es geht und unterhalte mich dort immer mit den Anbietern über ihr Sortiment. So habe ich mit den Jahren gelernt, was zu welcher Jahreszeit Saison hat, genauso wie ich nun weiß, welche Bedingungen eine Frucht, ein Gemüse, ein Kraut oder, ganz allgemein, eine Pflanze, benötigt, um das Produkt zu werden, das wir dann einkaufen, verarbeiten und genießen.

Zudem hatte ich das Glück, in meiner Kindheit eine inspirierende Person zu treffen, deren Einstellung zu saisonalem Essen ich mit Freude und Dankbarkeit übernommen habe, nämlich die Lebensgefährtin meines Großvaters, eine schöne und sehr schicke Dame. Wieder und wieder erzählte sie meinen Schwestern und mir: Um gesund zu bleiben, empfiehlt ihr der Arzt, Lebensmittel das ganze Jahr über nach Saison zu variieren – sprich Kohl im Winter zu verarbeiten, Beeren im Sommer zu genießen, Pilze im Herbst sowie grüne Bohnen im Sommer zu essen.

Unser Körper versteht sich darauf, Appetit auf saisonale Produkte zu bekommen, sie zu verarbeiten und die Nährstoffe darin aufzunehmen. Es besteht wirklich keine Notwendigkeit, im Winter Äpfel durch Aprikosen zu ersetzen. Leider scheint das aber mehr und mehr zur Normalität zu werden, und ich bin immer noch jedes Mal überrascht, wenn ich im tiefsten Winter in Londons Supermärkten frische Himbeeren in der Obstabteilung entdecke oder Grünkohl im August. So hat die Natur ihre Jahreszeiten und die Verarbeitung der Erzeugnisse nun wirklich nicht vorgesehen! Um die Umwelt zu entlasten – wenn auch nur ein kleines bisschen –, sollten wir alle kleine Schritte machen und schlichtweg keine Erdbeeren im Januar oder Tomaten im November kaufen. Wie wäre es stattdessen mit einem Besuch beim Bauern in der Region, um zu sehen, was er anzubieten hat? Du wirst überrascht sein angesichts der schönen Früchte und des farbenfrohen Gemüses, das du so vielleicht noch nie zuvor gesehen hast! Selbst ich bin noch immer erstaunt über die vielen verschiedenen Kräuter, die auf dem Wochenmarkt für Bioprodukte in meinem Bezirk verkauft werden.

Um dich umweltbewusst zu verhalten, nimm dir einfach einen Moment Zeit und prüfe das Herkunftsland der Produkte, die du mit nach Hause nehmen möchtest. Wenn eine Frucht oder ein Gemüse aus deinem eigenen Land stammt – gut gemacht! Andernfalls: Je näher das Herkunftsland des Lebensmittels liegt, desto besser. Genauso gilt es umgekehrt: Wenn eine Tomate den weiten Weg von Südamerika nach Europa transportiert wurde, hat sie sehr wahrscheinlich gerade nicht Saison. So einfach ist es!

Eine andere ökologisch empfehlenswerte Art, an dein Lieblingsobst und -gemüse zu gelangen, auch wenn sie gerade nicht Saison haben, sind gefrorene oder konservierte Produkte. Sobald die Beerensaison beginnt, friere ich kiloweise Erdbeeren, Heidelbeeren, Himbeeren und Co. ein, um sie an einem dunklen Wintertag für einen farbenfrohen Smoothie zur Hand zu haben. Genauso schmeckt eine Portion Apfelkompott, das ich in den Wintermonaten koche, köstlich mit etwas griechischem Joghurt an einem heißen Sommertag.

Um dir einen Überblick über die Jahreszeiten und ihre Produkte zu verschaffen, habe ich einen Kalender erstellt. Nutze ihn als Nachschlagewerk; ich bin sicher, du wirst feststellen, dass viele Früchte und Gemüsesorten gerade Saison haben, die du zuvor noch nie probiert hast. Sieh es einfach als kleines Spiel: Nimm den aktuellen Monat, schau, was gerade Saison hat, und kombiniere dann Geschmäcker und Farben auf eine ganz neue Art. Wie wäre es zum Beispiel mit pinken Radieschen, grünen Bohnen, Zuckererbsen und violettem Radicchio mit einer Schüssel Pasta im Juni? Oder dunkelgrünem Feldsalat mit orangefarbenem Ofenkürbis und Roter Bete im Oktober?

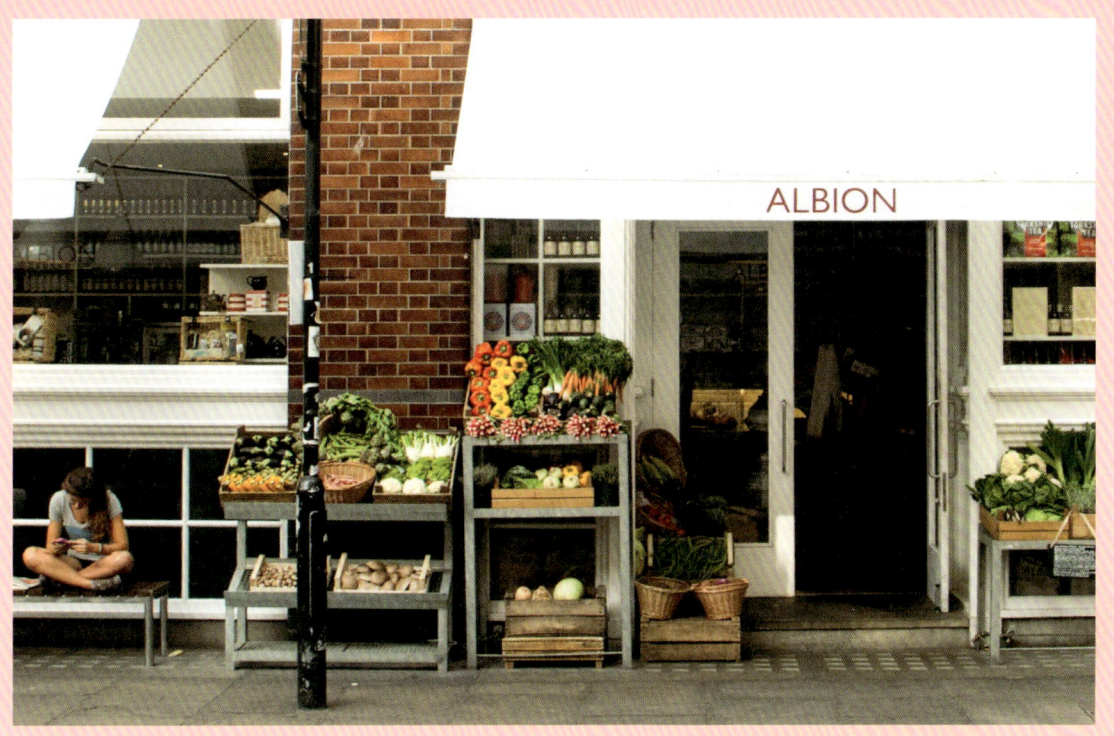

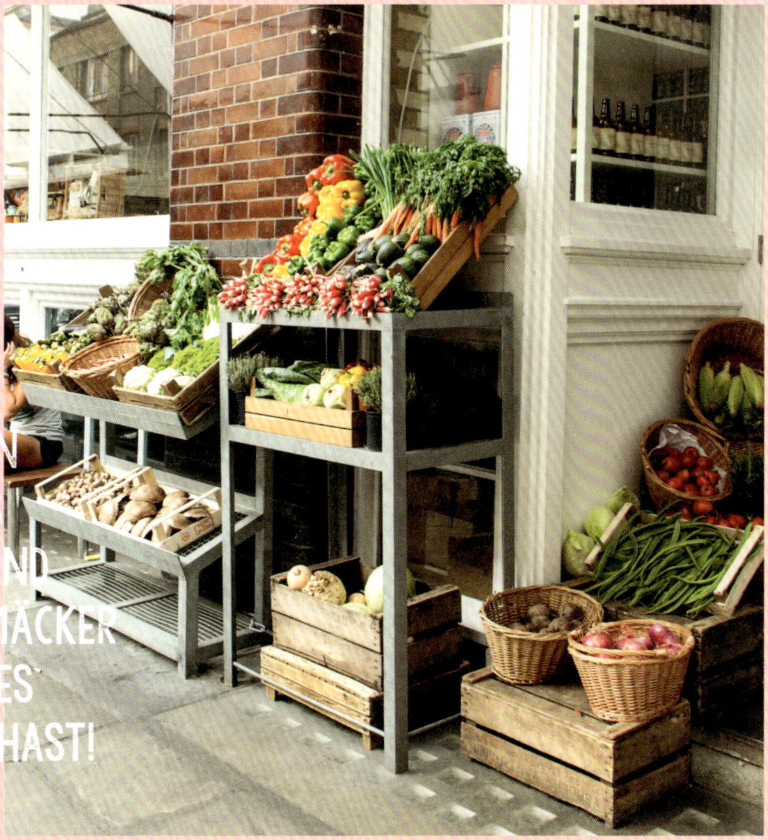

NIMM DEN AKTUELLEN MONAT, SCHAU, WAS GERADE SAISON HAT, UND KOMBINIERE DANN GESCHMÄCKER UND FARBEN, WIE DU ES ZUVOR NOCH NIE GETAN HAST!

Saisonkalender

Januar

Obst: Äpfel, Birnen

Gemüse: Brunnenkresse, Chicorée, Chinakohl, Feldsalat, Grünkohl, Knollensellerie, Lauch, Möhren, Rosenkohl, Rote Bete, Rotkohl, Schwarzwurzeln, Weißkohl, Zuchtpilze, Zwiebeln

Februar

Obst: Äpfel, Birnen

Gemüse: Brunnenkresse, Chicorée, Chinakohl, Feldsalat, Grünkohl, Knollensellerie, Kopfsalat, Lauch, Möhren, Rosenkohl, Rote Bete, Rotkohl, Schwarzwurzeln, Weißkohl, Zuchtpilze, Zwiebeln

März

Obst: Äpfel, Birnen

Gemüse: Brunnenkresse, Chicorée, Chinakohl, Feldsalat, Frühlingszwiebeln, Gurken, Grünkohl, Knollensellerie, Kopfsalat, Lauch, Mangold, Möhren, Paprika, Portulak, Radieschen, Rhabarber, Rosenkohl, Rote Bete, Rotkohl, Rucola, Spinat, Schwarzwurzeln, Weißkohl, Zuchtpilze, Zwiebeln

April

Obst: Äpfel, Erdbeeren, Mispeln

Gemüse: Blumenkohl, Brunnenkresse, Chicorée, Feldsalat, Frühlingszwiebeln, Gurken, Knollensellerie, Kohlrabi, Kopfsalat, Lauch, Mangold, Möhren, Paprika, Pflücksalate, Portulak, Radieschen, Rhabarber, Rote Bete, Rucola, Spargel, Spinat, Weißkohl, Zuchtpilze, Zwiebeln

Mai

Obst: Äpfel, Erdbeeren, Himbeeren, Mispeln

Gemüse: Blumenkohl, Brunnenkresse, Brokkoli, Champignons, Chicorée, Chinakohl, Dicke Bohnen, Eisbergsalat, Endivien, Feldsalat, Fenchel, Frühlingszwiebeln, Gurken, Kohlrabi, Kopfsalat, Lauch, Mangold, Möhren, Paprika, Pflücksalate, Portulak, Radicchio, Radieschen, Rhabarber, Rote Bete, Rotkohl, Rucola, Spargel, Spinat, Spitzkohl, Weißkohl, Zuchtpilze, Zwiebeln

Juni

Obst: Aprikosen, Brombeeren, Erdbeeren, Heidelbeeren, Himbeeren, Kirschen, Pflaumen, Rote Johannisbeeren, Stachelbeeren, Schwarze Johannisbeeren, Weiße Johannisbeeren

Gemüse: Auberginen, Blumenkohl, Bohnen, Brokkoli, Chicorée, Chinakohl, Dicke Bohnen, Eisbergsalat, Endivien, Erbsen, Feldsalat, Fenchel, Frühlingszwiebeln, Gurken, Kohlrabi, Kopfsalat, Lauch, Lollo Rosso, Mangold, Möhren, Paprika, Portulak, Radicchio, Radieschen, Rhabarber, Rote Bete, Rotkohl, Rucola, Spargel, Spinat, Spitzkohl, Staudensellerie, Weißkohl, Zucchini, Zuchtpilze, Zuckerschoten, Zwiebeln

Juli

Obst: Aprikosen, Blaubeeren, Brombeeren, Erdbeeren, Himbeeren, Kirschen, Mirabellen, Nektarinen, Pfirsiche, Pflaumen, Preiselbeeren, Rote Johannisbeeren, Stachelbeeren, Schwarze Johannisbeeren, Weiße Johannisbeeren

Gemüse: Artischocken, Auberginen, Blumenkohl, Bohnen, Brokkoli, Chicorée, Chinakohl, Dicke Bohnen, Eisbergsalat, Endivien, Erbsen, Feldsalat, Fenchel, Frühlingszwiebeln, Gurken, Kohlrabi, Kopfsalat, Kürbis, Lauch, Lollo Rosso, Mangold, Möhren, Paprika, Portulak, Radicchio, Radieschen, Rhabarber, Rote Bete, Rotkohl, Rucola, Spinat, Spitzkohl, Staudensellerie, Tomaten, Weißkohl, Zucchini, Zuchtpilze, Zuckerschoten, Zwiebeln

August

Obst: Aprikosen, Birnen, Blaubeeren, Brombeeren, Erdbeeren, Himbeeren, Kirschen, Mirabellen, Nektarinen, Pfirsiche, Pflaumen, Preiselbeeren, Rote Johannisbeere, Schwarze Johannisbeeren, Stachelbeeren, Trauben

Gemüse: Artischocken, Auberginen, Blumenkohl, Bohnen, Brokkoli, Chicorée, Chinakohl, Dicke Bohnen, Eisbergsalat, Endivien, Erbsen, Feldsalat, Fenchel, Frühlingszwiebeln, Gurken, Kohlrabi, Kopfsalat, Kürbis, Lauch, Lollo Rosso, Mangold, Möhren, Paprika, Radicchio, Radieschen, Rote Bete, Rotkohl, Rucola, Spinat, Spitzkohl, Staudensellerie, Tomaten, Waldpilze, Weißkohl, Zucchini, Zuchtpilze, Zuckerschoten, Zwiebeln

September

Obst: Äpfel, Birnen, Blaubeeren, Brombeeren, Erdbeeren, Haselnüsse, Himbeeren, Holunderbeeren, Mirabellen, Nektarinen, Pfirsiche, Pflaumen, Preiselbeeren, Rote Johannisbeeren, Trauben, Walnüsse

Gemüse: Artischocken, Auberginen, Blumenkohl, Bohnen, Brokkoli, Brunnenkresse, Chicorée, Chinakohl, Dicke Bohnen, Eisbergsalat, Endivien, Erbsen, Feldsalat, Fenchel, Frühlingszwiebeln, Gurken, Kohlrabi, Kopfsalat, Kürbis, Lauch, Lollo Rosso, Mangold, Möhren, Paprika, Pastinaken, Radicchio, Radieschen, Rosenkohl, Rote Bete, Rotkohl, Rucola, Spinat, Spitzkohl, Staudensellerie, Tomaten, Waldpilze, Weißkohl, Zucchini, Zuchtpilze, Zwiebeln

Oktober

Obst: Äpfel, Birnen, Esskastanien, Haselnüsse, Himbeeren, Holunderbeeren, Rote Johannisbeeren, Mirabellen, Pflaumen, Preiselbeeren, Quitten, Trauben, Walnüsse

Gemüse: Auberginen, Blumenkohl, Bohnen, Brokkoli, Brunnenkresse, Chicorée, Chinakohl, Eisbergsalat, Endivien, Erbsen, Feldsalat, Fenchel, Gurken, Grünkohl, Kohlrabi, Kopfsalat, Kürbis, Lauch, Lollo Rosso, Mangold, Möhren, Paprika, Pastinaken, Radicchio, Radieschen, Rosenkohl, Rote Bete, Rotkohl, Rucola, Spinat, Spitzkohl, Staudensellerie, Tomaten, Waldpilze, Weißkohl, Zucchini, Zuchtpilze, Zwiebeln

November

Obst: Äpfel, Birnen, Haselnüsse, Quitten, Walnüsse

Gemüse: Blumenkohl, Brokkoli, Brunnenkresse, Chicorée, Chinakohl, Endivien, Feldsalat, Fenchel, Grünkohl, Kohlrabi, Knollensellerie, Kürbis, Lauch, Mangold, Möhren, Pastinaken, Radicchio, Rosenkohl, Rote Bete, Rotkohl, Rucola, Spinat, Spitzkohl, Staudensellerie, Weißkohl, Zuchtpilze, Zwiebeln

Dezember

Obst: Äpfel, Birnen, Quitten

Gemüse: Brokkoli, Brunnenkresse, Chicorée, Chinakohl, Feldsalat, Fenchel, Grünkohl, Knollensellerie, Kohlrabi, Lauch, Möhren, Pastinaken, Rosenkohl, Rote Bete, Rotkohl, Rucola, Schwarzwurzeln, Spinat, Spitzkohl, Weißkohl, Zuchtpilze, Zwiebeln

Tipps und Tricks zum Lebensmitteleinkauf

Die Zutaten, die ich in meinen Rezepten verwende – ob auf dem Blog oder in diesem Buch –, sind in der Regel im Supermarkt oder im Bio- oder Feinkostladen erhältlich, sodass dir langes Suchen erspart bleibt und du kein Vermögen für deine Mahlzeiten ausgeben musst. Nichtsdestotrotz bin ich ein großer Verfechter von Qualität und empfehle dir, die bestmögliche zu kaufen, wann immer du die Möglichkeit hast. Eine Freundin, die ähnlich „food-verrückt" ist wie ich, sagte mal zu mir: „Theoretisch bin ich pleite, aber warum sollte ich aufhören, Geld für gutes Essen auszugeben? Immerhin geht es *in* mich!" Ich konnte mich vor Lachen kaum mehr halten, aber gleichzeitig dachte ich: Sie hat so recht!

Qualitativ hochwertige Lebensmittel schmecken nicht nur besser, sie sind auch besser für dich. Ich kaufe meine frischen Lebensmittel – also Gemüse, Obst, Kräuter, Brot, Eier und Käse – auf dem Wochenmarkt und nehme, wenn immer möglich, Bioqualität. Kleine Märkte, auf denen Bauern aus der Umgebung ihre Ware verkaufen, haben den Vorteil, dass der Weg von der Ernte bis zum Warentisch leicht nachzuvollziehen ist. Habe keine Scheu, mit den Bauern und Händlern in Kontakt zu treten, dich über die Herkunft der Lebensmittel zu informieren und Empfehlungen zur Zubereitung einzuholen. Ich selbst habe auch die Erfahrung gemacht, dass es dir niemand übel nehmen wird, wenn du ein Produkt probieren möchtest – im Gegenteil: Die Bauern, die ich im Laufe meines Lebens schon mit Fragen gelöchert habe, schienen jedes Mal sehr erfreut über mein Interesse.

Wer Lebensmittel nicht auf dem Wochenmarkt kaufen möchte, kann alternativ im Supermarkt nach Bioprodukten und Lebensmitteln aus der Region Ausschau halten. Ich gebe zu, diese sind ein wenig bis merkbar teurer als gewöhnliche Produkte, doch auf den nächsten Seiten findest du ein paar Tipps, wie gesunde Ernährung trotz eines knappen Budgets funktionieren kann. Es ist nachgewiesen, dass Bioprodukte weniger Schadstoffe aufweisen als konventionelle Ware, und zusätzlich ist ihr Anteil an Abwehr stärkenden Antioxidantien höher.

Ansonsten braucht es kaum tief greifendes Fachwissen, um im Supermarkt so „gut" wie möglich einzukaufen: Rufe dir den Laden deines Vertrauens einmal kurz ins Gedächtnis. Sehr wahrscheinlich wird dort gleich hinter dem Eingang die Obst- und Gemüseabteilung mit frischen, vitaminreichen Prachtexemplaren auf dich warten – Jackpot! Da hat die Industrie uns mal einen Gefallen getan: Meist führen uns die Gänge erst nach der Frischeabteilung zu Molkereiprodukten, Brot- und Teigwaren, Fertiggerichten, zur Tiefkühlabteilung und so weiter. Wer sich also stets schon in der Obst- und Gemüseabteilung den Korb vollpackt, dem wird der Arm schnell schwer, sodass sich am Ende die Frage nach dem Umweg zum Regal mit Knabbereien und Süßwaren überhaupt nicht mehr stellt.

Wenn du sichergehen willst, auch wirklich nur das zu kaufen, was du dir vorgenommen hast, schreibe eine Einkaufsliste. Schon als Kind habe ich meine Mutter für ihr Organisationstalent bewundert, wenn sie Woche für Woche die Lebensmittel für eine fünfköpfige Familie niederschrieb – und zwar in der Reihenfolge, wie sie durch den Supermarkt läuft! Die Super-Shopping-Liste, die dich vor Spontankäufen rettet, ist so durchstrukturiert, dass du wirklich kaum von ihr hochblicken musst auf deinem Weg von A wie Ananas bis Z wie Ziegenkäse.

Letztlich gilt die Regel: Gehe nie mit leerem Magen einkaufen! Es gibt einen einfachen Grund dafür, warum wir dazu tendieren, weit mehr (und oft weit „schlechter") zu kaufen als geplant, wenn wir beim Einkaufen hungrig sind: Unser Körper produziert dann vermehrt das Hormon Ghrelin, das eine Gegend in unserem Gehirn stimuliert, in der Belohnung und Motivation gesteuert werden. Unser Appetit wird von diesem Hormon stimuliert; es ist verantwortlich dafür, wenn wir an der Kasse in den Wagen blicken und dort neben den Zutaten für den Salat am Abend noch eine Tüte Chips und die Brezel für den Heimweg vorfinden.

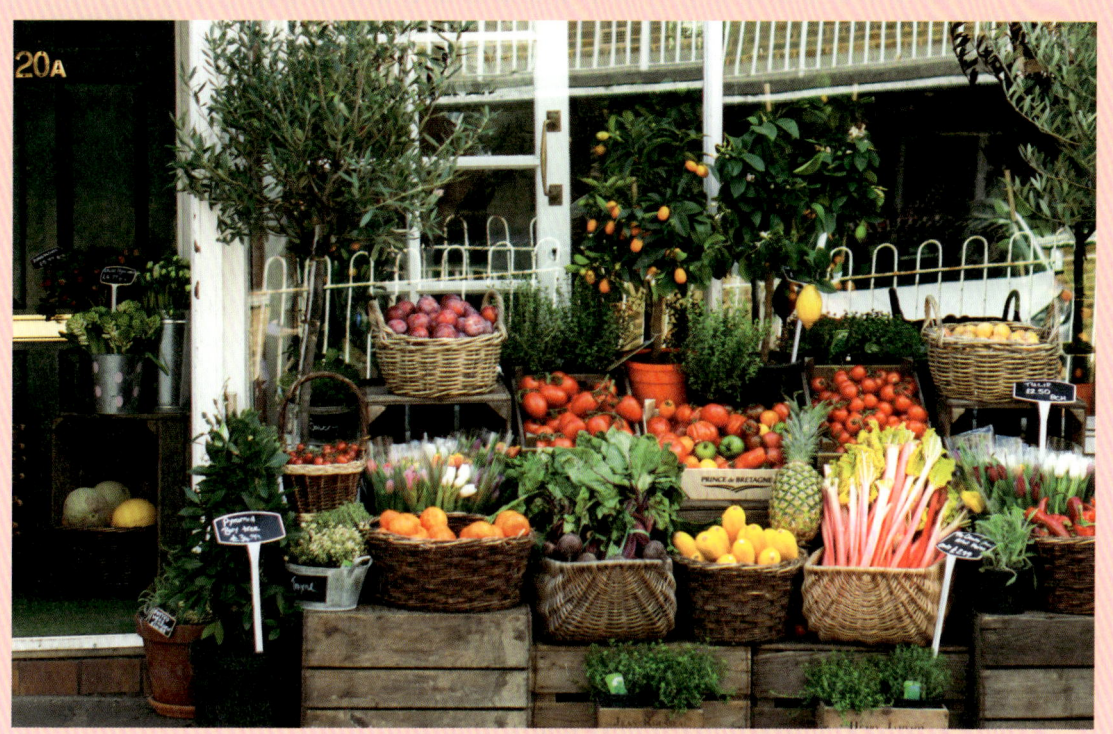

ICH KAUFE GERN AUF WOCHENMÄRKTEN UND BEI BAUERNHOFSTÄNDEN EIN – WENN ICH FRAGE, DARF ICH DIE PRODUKTE AUCH IMMER ERST EINMAL PROBIEREN UND WEIß DANN GENAU, WAS ICH BEKOMME!

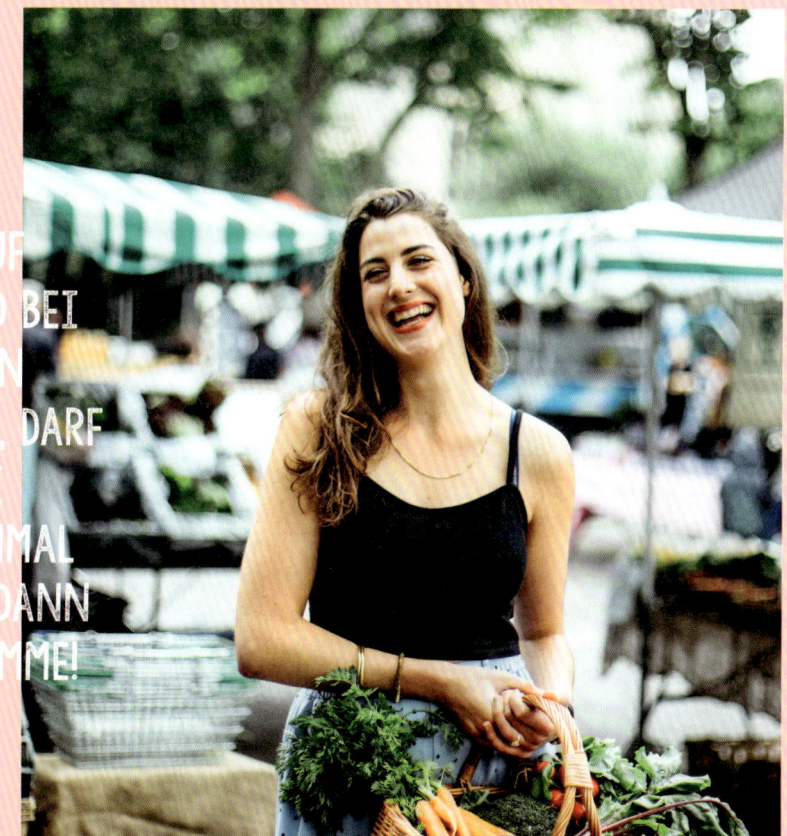

Gesunde Ernährung trotz kleinem Budget

Es überrascht mich, wie viele Leute noch immer denken, dass es unmöglich ist, sich für wenig Geld ausgewogen zu ernähren. Klar, Lebensmittel, die ein Bio- oder „Aus der Region"-Label tragen, sind teurer als die Pendants aus dem Discounter. Nichtsdestotrotz behaupte ich, dass es auch mit kleinem Budget möglich ist, gesund zu essen. Auch hier ist die Organisation dein bester Freund, ebenso wie es sich oft lohnt, Produkte einmal kritisch unter die Lupe zu nehmen: Nur weil etwas laut Verpackung „vegan", „roh", „glutenfrei" oder ein „Superfood" ist, heißt das noch lange nicht, dass es „gesünder" ist und deshalb viel kosten darf.

Auch glaube ich, dass es viel mit Prioritäten zu tun hat, ob man bereit oder in der Lage ist, für Essen Geld auszugeben. Ich persönlich freue mich viel mehr darüber, einen Nachmittag auf dem Borough Market zu verbringen, wo ich frisches Brot, Biokäse und einen Korb voller Obst und Gemüse kaufe, um daraus am Abend für Freunde ein Festmahl zuzubereiten. Statt im Pub mein Geld für Drinks und Essen auszugeben, die ihrem Preis oft nicht gerecht werden, hole ich die Party also lieber zu mir nach Hause. Wenn sich dann noch die Gäste um Getränke kümmern, während du alle mit Essen versorgst, dann wird der Abend garantiert günstiger als eine „Night Out" – und aus Erfahrung würde ich sogar so weit gehen zu behaupten, dass es meist sogar auch lustiger wird!

Und doch kann es herausfordernd sein, sich mit wenig Geld ausgewogen zu ernähren. Als Studentin nach London gezogen, kann ich da selbst nur ein Lied von singen. Doch mit den richtigen Tricks lässt sich überall auf der Welt Geld sparen und trotzdem den Körper gesund ernähren. Ein paar einfache Tipps habe ich hier für dich zusammengefasst.

Keimlinge und Sprossen essen

Ob von Hülsenfrüchten, Gemüse oder Getreide – Sprossen sind voller Nährstoffe, nicht zuletzt, weil sie roh sind, und sie wirken sich positiv auf den Säure-Basen-Haushalt des Körpers aus. Sprossen und Keimlinge sind leicht zu verdauen und weisen einen hohen Anteil essentieller Fettsäuren auf. Ich liebe sie dafür, dass sie so vielseitig sind: Über den Salat gestreut, in eine Suppe gerührt, zum Rührei serviert oder in Brot gebacken sind Mungbohnen-Keimlinge, Kichererbsensprossen und gekeimte Buchweizenkörner nicht nur nahrhaft, sondern auch lecker und günstig! Um deine eigenen Sprossen sprießen zu lassen, brauchst du, abgesehen von einer Handvoll Samen nach Wahl, lediglich ein Glas mit Schraubverschluss, ein Geschirrtuch und ein Gummiband – und dann ein paar Tage Geduld, während die Samen im Glas sprießen.

Lebensmittel fermentieren

Fermentierte Produkte versorgen deinen Körper mit „guten" Bakterien, den sogenannten probiotischen Bakterien, und sind deshalb besonders vorteilhaft für dein Verdauungssystem. Unsere Darmflora ist nicht nur ausschlaggebend dafür, wie gut unser Abwehrsystem funktioniert, sondern auch entscheidend für unsere allgemeine Gesundheit, soll heißen: Je gesünder die Darmflora, desto besser können wir Nahrung aufnehmen, verdauen und Nährstoffe verwerten.
Leider verursachen Stress und die moderne zuckerreiche und salzige Ernährung ein Ungleichgewicht zwischen „guten" und „schlechten" Bakterien in unserem Darmtrakt. Hier kommen fermentierte Lebensmittel ins Spiel: Sauerkraut, Tempeh, Joghurt, Kefir oder Kimchi, um ein paar zu nennen, sind preisgünstige probiotische Kraftpakete, die zum Teil sogar – für noch weniger Geld – zu Hause selbst hergestellt werden können. Anleitungen für fermentiertes Gemüse gibt es zum Beispiel im Internet.

Auf Haferflocken setzen

Mein Haferflockenkonsum grenzt ins Unermessliche, ich liebe das Getreide aus so vielen Gründen: Die Flocken sind reich an Ballaststoffen, Eiweiß und Mineralstoffen, und sie helfen dabei, Cholesterin zu senken. Weiterer Pluspunkt: Sie sind super preisgünstig. Selbst nur in Wasser gekocht, wird aus Haferflocken ein nussiger, cremiger Brei, sodass nun wirklich keiner mehr behaupten kann, eine gesunde Ernährung koste viel Geld!

„Long shelf life foods" im Internet kaufen

In London ist es mittlerweile Standard, dass Supermärkte Einkäufe nach Hause liefern. Während ich ein großer Fan davon bin, frische Lebensmittel zu sehen, anzufassen und zu riechen, bevor ich sie kaufe, lohnt es sich für die sogenannten „long shelf life foods" (alles, was lange aufbewahrt werden kann: Konserven, Getreide, Mehl, Öle, Gewürze …) jedoch, bei Sonderpreisen zuzuschlagen und auf die so viel preisgünstigeren Familienpackungen zurückzugreifen. Erdnussmus, Kokosöl, Maca-, Lucuma- oder Spirulinapulver mögen im Feinkostladen ein Vermögen kosten – doch online findest du oft Vorratspackungen, die im Verhältnis viel preiswerter sind.

Brot backen

Auch wenn viele anderes behaupten, bin ich der Überzeugung, dass Brot sehr wohl gesund ist. Klar – Toast, Baguette und Co., aus Weißmehl hergestellt, das den Blutzuckerspiegel in die Höhe schnellen lässt, hat mit einer vollwertigen Ernährung nicht viel zu tun. Doch denke stattdessen an ein saftiges Roggen-, Hafer- oder Dinkelvollkornbrot mit Nüssen, Samen, Kernen oder Sprossen. Das soll nicht gesund sein?! Leider ist gutes vollwertiges Brot nicht gerade günstig, doch du kannst es ganz einfach selbst backen. Alles, was du brauchst, ist Mehl, eine Prise Salz, Wasser und nach Belieben Körner, Flocken und Trockenfrüchte. Ich würde fast wetten, dass du nie wieder gekauftes Brot willst, sobald du deinen ersten eigenen köstlich duftenden Laib aus dem Ofen holst!

Obst und Gemüse einfrieren

Früchte, Gemüse und Kräuter sind nicht nur günstiger, wenn sie Saison haben, die Preise sinken noch einmal um ein Vielfaches, wenn du sie im Vorratspack kaufst. Kaufe frische Zutaten je nach Jahreszeit und friere sie ein, um sie das ganze Jahr über genießen zu können.

Einkaufslisten und Sonderangebote

Das Thema Einkaufslisten hatten wir bereits, und ich entschuldige mich erneut dafür, wie langweilig sie klingen. Aber wirklich: Wer Listen schreibt, spart Geld! Denn wer sich tapfer von oben bis unten durcharbeitet, wird weniger von Gerüchen, Werbetafeln und verführerischen Verpackungen abgelenkt. Und Listen können auch dabei helfen, Sonderangebote von Anfang an einzuplanen. Viele Supermärkte haben wöchentliche Aussendungen oder Zeitungen, in denen sie ihre Angebote veröffentlichen. Es lohnt sich, Lebensmittel auf Vorrat zu kaufen und in der Speisekammer oder in der Tiefkühltruhe einzulagern.

Bonussysteme nutzen

Lange habe ich versucht, Bonussysteme zu ignorieren, hauptsächlich, weil ich meist zu ungeduldig bin, um mich für etwas zu registrieren, von dem ich später genervt sein könnte. Irgendwann hat mich die Verkäuferin bei Holland & Barrett, dem Londoner Laden meines Vertrauens für alles Gesunde, dann doch mal überzeugen können, mich für das Bonussystem anzumelden. Nun sammle ich bei jedem Einkauf Punkte – und bin erstaunt über die Summe, die ich quartalsweise gutgeschrieben bekomme. Zudem bekomme ich einen wöchentlichen Newsletter, der mich über Sonderangebote informiert. Ich war so überrascht, dass ich mich gleich um weitere Bonuskarten gekümmert habe – und spare damit nun immer ein wenig.

Eigenmarken kaufen

Vielleicht erinnerst du dich aus deiner Kindheit an wenig anmutende Produktverpackungen der Supermarkt-Eigenmarken; und vielleicht ist dir aufgefallen, dass sich diese Produkte zum Besseren entwickelt haben! Ganze Werbekampagnen und ein einheitliches, überzeugendes Produktdesign gelten heute den Eigenmarken – zu Recht! Bei der englischen Supermarktkette ASDA etwa geben die Kunden rund die Hälfte ihrer Ausgaben für die Eigenmarken aus. Das hat zur Folge, dass nicht nur ASDA, sondern auch Supermärkte, Discounter und Bio- und Reformhäuser generell, viel Geld in die Forschung und Entwicklung ihrer Marken gesteckt haben und noch stecken. Anders als noch vor Jahren verbessert sich so die Qualität der Eigenmarken – und das bedeutet: günstige Preise bei immer besserer Qualität!

Auf meinem Teller: Wie ich eine Mahlzeit zusammenstelle

Falls du dir über deine Ernährung bisher nicht allzu viele Gedanken gemacht hast, kann es hilfreich sein, deine Mahlzeiten in ihre Einzelteile zu zerlegen und somit einen schnellen Check zu machen, ob das Richtige im richtigen Maße in deinem Magen landet.

Oft stelle ich mir meinen Teller als eine Art Kreisdiagramm vor, das zu zwei Dritteln aus frischen Zutaten besteht: zum größten Teil aus Gemüse, Früchten und Kräutern, und ferner auch aus Milchprodukten, Eiern sowie gelegentlich einer Portion Fisch. Das zweite Drittel des Kreisdiagramms fülle ich mit Getreide und Pseudogetreide sowie mit Hülsenfrüchten. Auch hier kannst du wieder aus einer Vielzahl an eiweißhaltigen Optionen wählen – insbesondere Pseudogetreide und Hülsenfrüchte strotzen geradezu vor Proteinen, und sie sind obendrein eine gute Ballaststoffquelle!

Selbstverständlich ist nicht jede Mahlzeit, die ich zu mir nehme, ein perfektes Kreisdiagramm. Doch das Bild bloß im Hinterkopf zu haben, hilft mir oft, mich daran zu erinnern, dass frische Produkte – allen voran Gemüse und Obst – die Hauptbestandteile meiner Nahrungsaufnahme ausmachen sollten!

Gemüse und Früchte
Mehr als alles andere esse ich so gut wie zu jeder Mahlzeit Gemüse. Die einzelnen Gemüsesorten sind in verschiedene Familien geteilt, und um sicherzustellen, dass du so viele Vitamine, Mineralstoffe und Antioxidantien wie möglich aufnimmst, ist es wichtig, stets Gemüse aus allen Gruppen zu genießen. Das Fundament deiner Ernährung sollte Blattgemüse sein: Dunkelgrüne Blätter wie Mangold, Spinat und Rucola sowie hellere Sorten wie Endivien, Brunnenkresse und Gartensalate sind reich an Vitaminen, Mineralstoffen und Wasser. Die Kohlfamilie mit Sorten wie Grünkohl, Kohlrabi, Spitzkohl, Wirsing sowie Rot- und Weißkohl steckt voller Antioxidantien und steigert das körpereigene Abwehrsystem. Dann gibt es noch das Blütengemüse, zum Beispiel Zucchini, Artischocken, Brokkoli und Blumenkohl; und die vierte Gruppe stellt das Fruchtgemüse dar mit so leckeren Sorten wie Kürbis, Tomaten, Zucchini, Paprika, Auberginen und Avocados.

Zu guter Letzt solltest du regelmäßig Wurzelgemüse wie zum Beispiel Rote Bete, Radieschen, Pastinaken, Süßkartoffeln und Möhren verzehren. Und auch Zwiebelgemüse wie Zwiebeln, Knoblauch, Lauch und Schalotten sind wichtig im Rahmen einer ausgewogenen Ernährung.

Doch damit allein ist es noch nicht getan. Fast ebenso wichtig wie Gemüse sind Früchte für eine gesunde Ernährung. Ich persönlich achte allerdings darauf, meinen Zuckerkonsum so gering wie irgendwie möglich zu halten, auch wenn es sich um Fruchtzucker (Glukose) handelt. Denn obwohl Fruchtzucker den Blutzuckerspiegel langsamer in die Höhe treibt als Haushaltszucker, lautet meine Devise: Zucker ist und bleibt Zucker. Ich halte mich deshalb an die Regel, täglich nicht mehr als zwei Portionen Obst zu essen; um mein „5 a day"-Ziel – also die allgemein empfohlenen täglichen fünf Portionen Obst und Gemüse – zu erreichen, esse ich demnach also mehr Gemüse als Obst am Tag.

Wie Gemüse sind auch Früchte in Gruppen eingeteilt. Es gibt Stein- und Kernobst, Beeren und tropische Früchte; auch Nüsse zählen dazu. Zur ersten Gruppe gehören unter anderem Äpfel, Birnen, Quitten, Aprikosen, Kirschen, Pflaumen und Pfirsiche. Beeren sind – wer hätte es gedacht – Erd-, Him-, Blau-, Brom- und Johannisbeeren ebenso wie Holunderbeeren. Zur dritten Familie, den tropischen Früchten, zählen Früchte wie Ananas, Bananen, Zitronen, Limetten, Orangen und Grapefruits. Mandeln, Pistazien, Kokosnüsse, Erdnüsse, Cashewkerne und Haselnüsse gehören logischerweise zu den Nüssen.

Mit ausreichend Gemüse und Obst versorgst du deinen Körper nicht nur mit wichtigen Nährstoffen, sondern auch mit Flüssigkeit, denn Obst und Gemüse enthält von Haus aus viel Wasser.

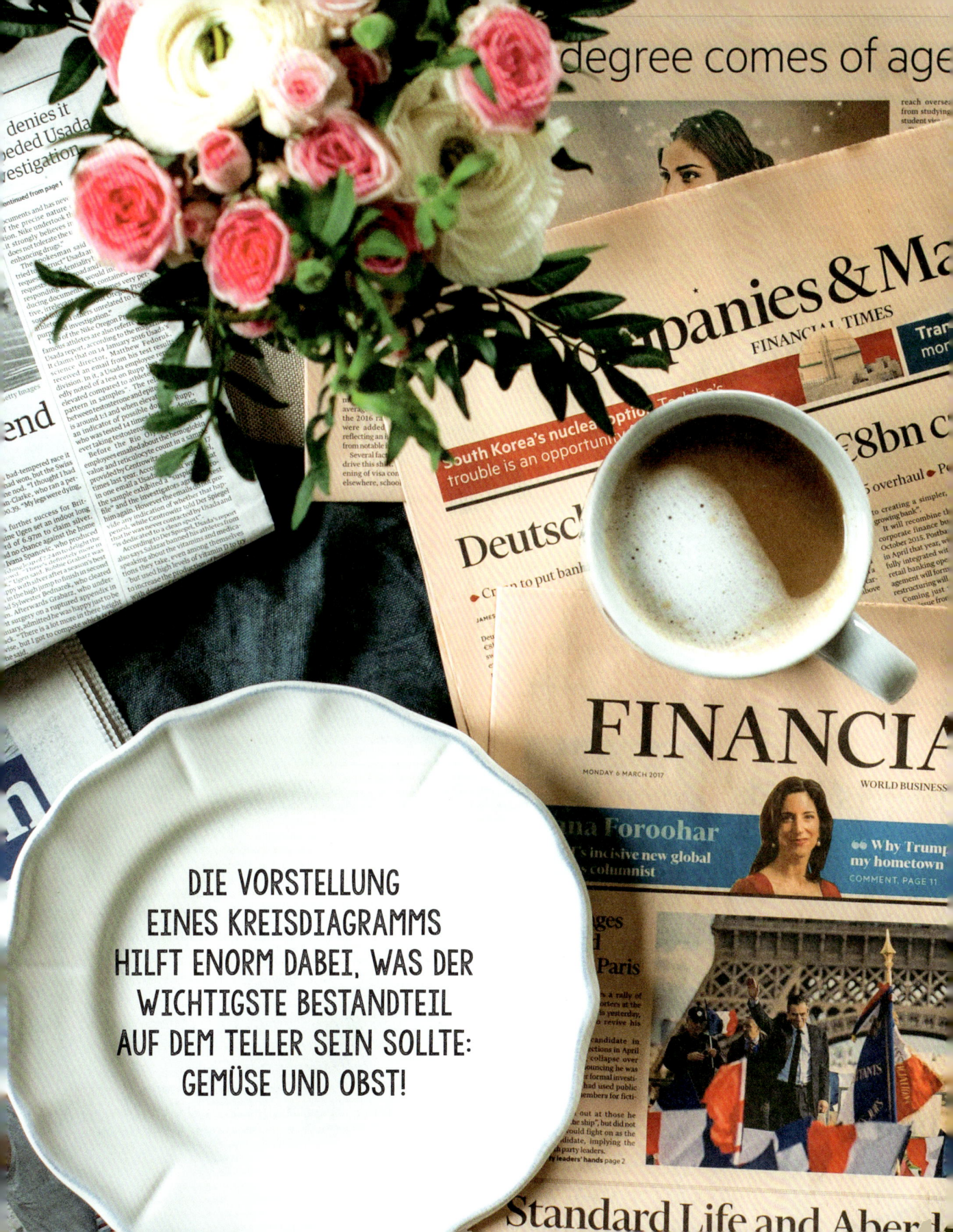

Auf meinem Teller: Wie ich eine Mahlzeit zusammenstelle

Milchprodukte
Ein nahezu fettfreies, dafür umso eiweißreicheres Milchprodukt ist Quark – eines meiner Lieblingsprodukte, das in London leider immer noch nahezu unbekannt ist. Auch griechischer Joghurt ist eine gute Proteinquelle, kann mit bis zu 10 Prozent Fettgehalt jedoch sehr kalorienhaltig sein; wer fettreduzierten oder -freien findet: top! Ich bin außerdem ein großer Fan von Käse, und auch wenn ich mich zu rund zwei Dritteln der Zeit vegan ernähre, ist Käse der Grund, warum ich glaube, niemals „Vollzeit-Veganer" werden zu können. Ich persönlich finde, dass Ziegen- und Schafskäse leichter zu verdauen sind als Käse aus Kuhmilch; doch von Zeit zu Zeit kann ich einem typisch deutschen Käsebrot nicht widerstehen.

Eier
Wer sich vegetarisch ernährt, für den können Eier ein wichtiger Nährstofflieferant sein. Auch wenn viele aus Kaloriengründen darauf verzichten, verstecken sich die meisten Nährstoffe im Eigelb – um so viel davon wie möglich aufzunehmen, sollte dieses deshalb bestenfalls nicht überkocht werden. Also: lieber ein weich gekochtes statt ein hartes Ei zum Frühstück verzehren. Am besten kaufst du Eier in Bioqualität oder Eier aus der Region vom Bauern, bei dem die Hühner artgerecht gehalten und gefüttert werden – so erhältst du ein Maximum an Nährwerten und Geschmack. Der Eiweißgehalt eines Eis liegt übrigens bei rund 10 Gramm und ist für den Körper besonders wertvoll, da wir das Eiweiß fast vollständig in Körpereiweiß umwandeln können.

Fisch
Hin und wieder kann ich mir die Lust auf ein Stück frischen Fisch nicht verkneifen, weshalb ich mich im englischsprachigen Raum korrekterweise als „Pescetarian" (statt als Vegetarierin) bezeichne. Fisch liefert große Mengen der für den Körper und Geist so wichtigen essenziellen Omega-3-Fettsäuren und verfügt ebenfalls über Vitamin B_{12}, das für Vegetarier und insbesondere für Veganer oft thematisierte Vitamin, das fast ausschließlich in tierischen Produkten vorkommt.

(Vollkorn-)Getreide
Dinkelpasta, Vollkornreis, Couscous, Bulgur und Co. versorgen deinen Körper mit Kohlenhydraten, die sättigen und Energie liefern. Die meisten Getreidearten enthalten das Klebereiweiß Gluten. Wer also aus gesundheitlichen oder persönlichen Gründen kein Gluten essen darf oder möchte, muss vorsichtig sein. Ich wähle Vollkornvarianten, wann immer es möglich ist, um die Aufnahme von Vitaminen, Mineralstoffen und Eiweiß zu maximieren und um länger satt und fit zu sein!

Pseudogetreide
Das Wort „Pseudogetreide" mag irreführend klingen, doch in der Tat handelt es sich bei Quinoa, Amarant, Buchweizen und Co. streng genommen nicht um Getreide, da sie anders als „echtes" Getreide nicht zur Familie der Süßgräser gehören. Pseudogetreide ist glutenfrei und überzeugt mit hochwertigen Eiweißen, Mineralstoffen und gesundem Fett.

Hülsenfrüchte
Kichererbsen, Linsen, Erbsen, Bohnen und Sojabohnen (siehe auch unter Soja) sind nahezu fettfrei und liefern bis zu 20 Gramm Ballaststoffe pro 100 Gramm. Außerdem sind Hülsenfrüchte für Veganer oder Vegetarierer als pflanzliche Eiweißquelle sehr empfehlenswert. Manche Sorten, wie Kichererbsen oder dicke Bohnen, müssen vor dem Kochen eingeweicht werden; wer spontan ist oder es eilig hat, kommt mit konservierten Hülsenfrüchten auf seine Kosten.

Soja
Ob Tofu, Seitan, Tempeh oder Miso: Soja ist eine exzellente Eiweißquelle und deshalb eine empfehlenswerte Alternative zu Fleisch. Die Bohne beinhaltet alle essentiellen Aminosäuren, die der Körper braucht und zudem leicht aufnehmen und verarbeiten kann. Soja wirkt sich zudem positiv auf den Cholesterinspiegel aus. In Verbindung mit Vitamin C, etwa mit Paprika, Zitrone oder Kohl, sind Sojabohnen zudem eine gute Eisenquelle.

Checkliste: Was du heute tun kannst, um dich gesünder zu ernähren

Trinke heiße Zitrone: Mische den Saft einer halben Zitrone mit einer Tasse kochendem Wasser und trinke diesen „Tee" morgens auf leeren Magen. Er neutralisiert den Säure-Basen-Haushalt des Körpers, wirkt entzündungshemmend, entschlackt, hydriert und fördert die Magen-Darm-Gesundheit.

Reduziere Koffein: Ersetze mindestens eine Tasse Kaffee pro Tag durch eine Tasse koffeinfreien oder grünen Tee.

Sammle Farben: Bereite jede Mahlzeit so bunt wie möglich zu – so landen wie von selbst Obst, Gemüse, Kräuter, Sprossen und Gewürze auf dem Teller.

Setze auf Ballaststoffe: 30 Gramm Ballaststoffe pro Tag empfehlen Ernährungsexperten einem Erwachsenen durchschnittlich pro Tag – die meisten von uns konsumieren nicht einmal die Hälfte. Grundsätzlich gilt: Je natürlicher ein Lebensmittel, umso höher sein Ballaststoffgehalt. Esst Bananen, Haferflocken, Äpfel, Gemüse, Hülsenfrüchte, Nüsse und Samen, um gut mit Ballaststoffen versorgt zu sein.

Gut kauen: Wir neigen dazu, Essen schneller zu schlucken, als gut für uns ist. Für eine gesunde Verdauung und um Nährstoffe richtig aufnehmen zu können, sollte jeder Bissen jedoch so lange wie möglich gekaut werden. Es gibt keine allgemeine Richtlinie, die es zu befolgen gilt; mir persönlich hilft es, jeden Bissen 50-mal zu kauen – wenn ich gestresst oder in Eile bin, entschleunigt mich dieses bewusste Kauen zusätzlich.

Vermeide Snacks und Naschereien: Nimm drei große Mahlzeiten zu dir und versuche, auf Zwischenmahlzeiten zu verzichten. So muss der Körper zwischendurch immer wieder auf seine eigenen Energiespeicher zurückgreifen, und die Fettverbrennung wird in Schwung gebracht. Wer ohne Snack nicht durch den Tag kommt, kann den kleinen Hunger mit Früchten, einem Proteinriegel oder einer Handvoll Mandeln mindern.

Befolge die 80/20-Regel: Wer sich zu 80 Prozent der Zeit ausgewogen und vollwertig ernährt, darf in den verbleibenden 20 Prozent schummeln und sich ohne schlechtes Gewissen auch kleine „Sünden" erlauben – also zum Beispiel etwas Süßes naschen.

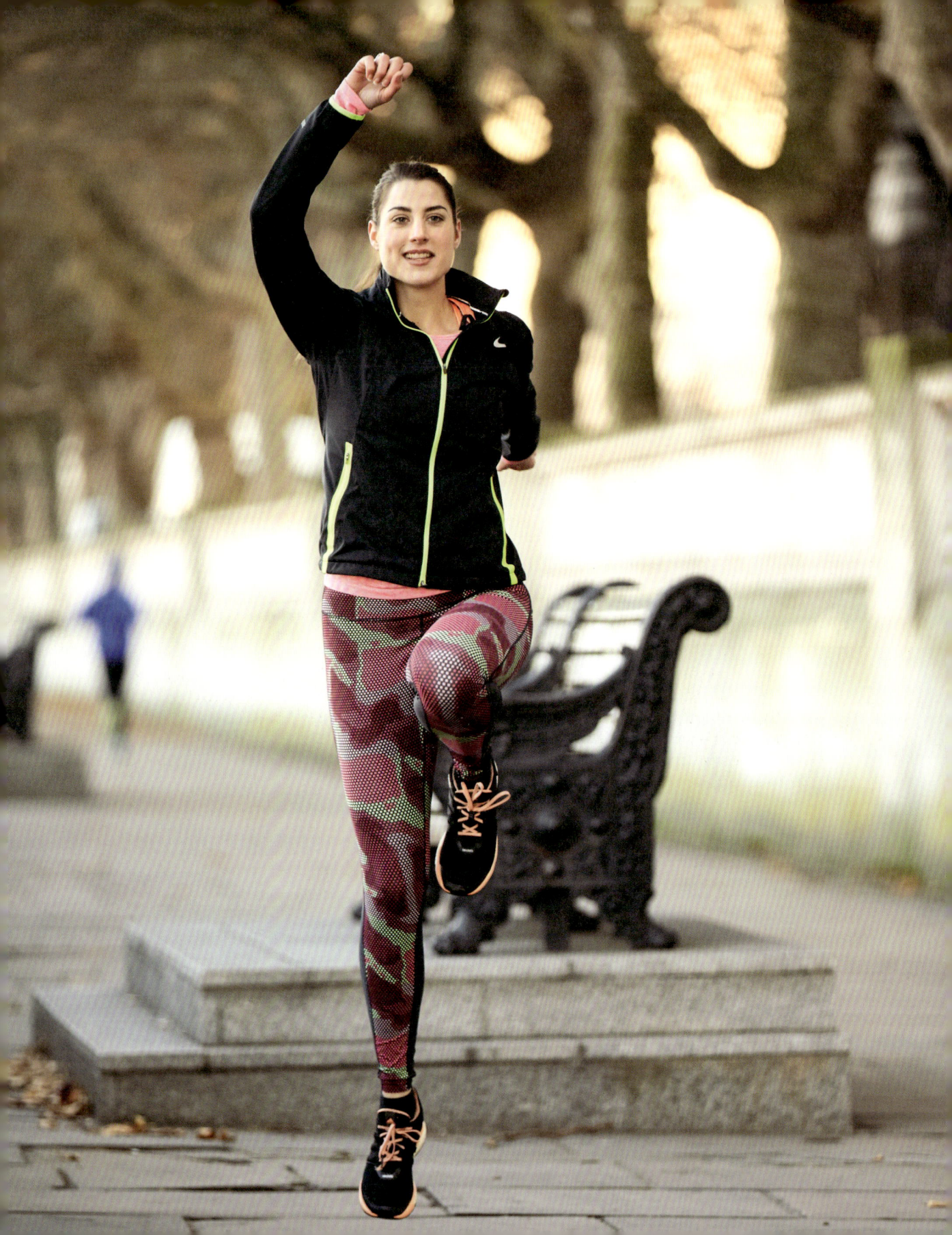

Fitness

Ich hatte das Glück, in einem Dorf inmitten der Natur aufzuwachsen. Oft sind wir dort spazieren gegangen, in die nächste Stadt geradelt oder eine Runde Inliner gefahren. Meine Eltern haben mich zudem ermutigt, verschiedene Sportarten auszuprobieren. Von Turnen über Volleyball bis hin zu Ballett, Reiten und Schwimmen habe ich mich daher immer verausgabt.

Sport und tägliche Bewegung sind für mich also ganz natürlich. Ich muss mich nicht überwinden, zum Sport zu gehen, die Laufschuhe anzuziehen oder ins Yoga-Studio zu radeln. Im Gegenteil: Ich weiß, dass mir das Training guttun wird, dass mein Körper für die Bewegung dankbar ist und ich mich fit und entspannt fühlen werde, auch wenn ich vorher gestresst oder nervös war. Eine vollwertige Ernährung ist eine Sache – doch Bewegung ist mindestens genauso wichtig!

Über die Jahre habe ich festgestellt, dass ich mich mit der Kombination aus Ausdauer- und Krafttraining sowie Yoga fit und ausgeglichen fühle. Ich liebe Schwimmen dafür, dass ich zugleich abschalten und Ausdauer sowie Kraft verbessern kann; ich liebe eine schweißtreibende HIIT-Einheit („High Intensity Interval Training"), bei der mir vor Anstrengung die Luft wegbleibt; ich liebe das Laufen dafür, dass Sorgen und Ängste quasi mit jedem Schritt kleiner werden; und ich liebe Power-Yoga dafür, dass ich sowohl Beweglichkeit als auch Kraft trainieren kann. Mehr zum Thema Yoga findest du ab Seite 46.

Um einen kleinen Teil meiner Trainingsroutine mit dir zu teilen, gehe ich ab Seite 34 detaillierter auf das HIIT ein und stelle dir dort auch eine Trainingseinheit zum Nachmachen vor. Wenn du es bisher immer auf Zeitmangel geschoben hast, der dich am Sporttreiben hindert, lässt dir das HII-Training keine andere Wahl, als einfach loszulegen: Es ist genauso schnell wieder vorbei, wie es angefangen hat, löst Fettpolster im Nichts auf und du kannst es so gut wie überall praktizieren, egal ob drinnen oder draußen, ganz ohne Hilfsmittel.

Aller Anfang ist schwer

Wer gerade erst beginnt, sich mit Sport auseinanderzusetzen, kann leicht überfordert oder demotiviert sein. Vielleicht gibst du den Versuch, eine halbe Stunde ohne Pause zu joggen, schon auf dem Weg in den Park auf, oder findest Ausreden, warum es wirklich unmöglich ist, die Spinning-Stunde, die du dir für den Feierabend in den Kalender notiert hast, zu verschieben. Glaube mir eines: Das ging uns allen schon so. Jeder Anfang ist schwer! Bis wir herausgefunden haben, was uns guttut und woran wir Spaß haben, führt leider kein Weg daran vorbei, durch Hochs und Tiefs zu gehen, aufgeben zu wollen, alles infrage zu stellen und wieder neu anzufangen. Ich glaube, das ist ein ganz natürlicher Prozess, und wenn es eines gibt, was ich mir von Herzen wünsche, ist es, dass du dir niemals selbst sagst, du seist unsportlich, faul, schwach oder gar nutzlos. Das bist du nicht! Du bist so viel stärker, als du denkst.

Versuche doch zunächst einmal, deine Einstellung zum Sport zu ändern: Statt die Welt auf dem Weg ins Fitnessstudio zu verfluchen, betrachte die abendliche Sporteinheit als Belohnung für deinen Körper und Geist. Beide sind dir dankbar für die Bewegung und werden dich hinterher mit Glücksgefühlen, Stolz und Entspannung belohnen. Sport ist nicht nur dazu da, uns fitter, stärker und gesünder zu machen; regelmäßige körperliche Betätigung macht uns zudem selbstbewusster sowie weniger gestresst, nervös und ängstlich.

Sport kann Spaß machen, aufregend sein und entspannend wirken, während er dir gleichzeitig dabei hilft, deinen Körper in Form zu bringen. Stelle dir nur vor, wie schön nach einem langen Tag im Büro eine Laufrunde in der Abendsonne sein kann oder welche interessanten Menschen du in der Spinning-Stunde treffen könntest. Versuche, die frühmorgendliche Trainingseinheit nicht als Monster zu betrachten, das dich zwingt, noch früher als nötig aufzustehen: Glaube stattdessen daran, dass Sport am Morgen der beste Weg für dich ist, Kräfte zu sammeln, von denen du den ganzen Tag lang profitieren kannst. Klar, du wirst die Welt für einen Moment hassen, wenn der Wecker dich bei absoluter Dunkelheit aus dem Schlaf holt. Doch das gute Gefühl beim Laufen oder Sprung ins menschenleere Schwimmbecken macht dann alles wieder gut!

Falls du dich nicht traust, dich im Fitnessstudio anzumelden: Mir ging es lange genauso! Dann hat mir eines Tages der Kassenwart im Schwimmbad ein Sonderangebot für die Fitnessstudio-Mitgliedschaft aufgedrückt, in die auch die Schwimmbadnutzung integriert ist. Der Preis war fantastisch, ich konnte also kaum anders als annehmen. Einen Tag später stand ich dann mit schlotternden Knien im Studio, und als mein Trainer noch auf mich zulief, kam ich nicht umhin zu sagen, wie sehr ich diesen Ort verabscheue. Er schaute mich schief an und erwiderte dann seelenruhig: „Hi Lea. Nice to meet you. Fangen wir also an." Und das taten wir. Er erklärte mir die Geräte, zeigte mir Übungen und eine Übersicht der Kurse, und er erstellte einen Trainingsplan. Ganz schnell merkte ich, dass ich wirklich gar keinen Grund hatte, Angst zu haben.

Heute weiß ich, dass all die gestählten Männerkörper, das Stöhnen und Ächzen kein Grund zur Unruhe ist. Wenn ich mir einer Sache sicher bin, dann, dass sie Besseres zu tun haben, als sich über mich lustig zu machen und mich dabei zu beobachten, wie ich noch immer daran arbeite, zumindest einen einzigen Klimmzug zu schaffen.

In Zeiten, in denen es mir doch mal schwer fiel, mich zum Training zu motivieren, habe ich es oft als hilfreich empfunden, mir das Gefühl, das ich nach dem Sport habe, so gut wie möglich ins Gedächtnis zu rufen. Ich schreibe generell vieles, was mir durch den Kopf geht, in Notizbücher, so also auch kleine Erinnerungen daran, wie viel stärker, ausgeglichener und fröhlicher ich bin, wenn ich den inneren Schweinehund überwunden habe. Ein Film auf der Couch mag für einen Moment in der Tat verführerisch sein – doch langfristig mit Ausgeglichenheit, Glückseligkeit, Entspannung und einem gesunden Körper belohnen wird dich leider eher die Laufrunde (oder das Schwimmtraining oder die Zumba-Stunde …), zu der du dich aufraffst. Es ist wichtig, sich immer wieder ins Gedächtnis zu rufen: Wer den Verführungen und Ablenkungen im Jetzt widersteht, wird langfristig mit einem gesunden, glücklichen Selbst belohnt werden! Und davon mal ganz abgesehen: Den Film kannst du auch nach einer Stunde Schwitzen noch schauen!

Da ich von klein auf immer viel Sport getrieben habe, hatte ich nie den erleuchtenden Moment, von dem viele sprechen, wenn sie etwa das erste Mal eine Stunde am Stück durchlaufen (vielleicht kommt er noch, wenn ich endlich diesen einen Klimmzug schaffe). Und doch habe ich eine prägende Erfahrung gemacht, als ich vor gut zwei Jahren mit Yoga begonnen habe. Ich konnte regelrecht sehen – von fühlen ganz abgesehen –, wie sich mein Körper veränderte: Je mehr Muskeln ich bekam, um mich in die verschiedensten Positionen zu heben, und je beweglicher ich wurde, desto mehr hatte ich das Gefühl, mich auf meinen Körper verlassen zu können. Ich fühlte mich, als bräuchte sich mein Kopf nicht mehr immer um alles zu sorgen und auf mich aufzupassen: Mein Körper war ja auch noch da, stärker und fitter als je zuvor! Sport sollte nicht verflucht werden oder als etwas betrachtet werden, das dich aus deiner Komfortzone holt. Im Gegenteil: Sport hilft dir, dich langfristig wohlzufühlen, gesund zu bleiben und auch mental stärker, belastbarer, ausgeglichener und glücklicher zu sein. Es ist dein Körper, und der muss ein Leben lang funktionieren. Es liegt also an dir, dich gut um ihn zu kümmern und mit Bewegung, Muskel- oder Ausdauertraining und mit Stretching fit zu halten!

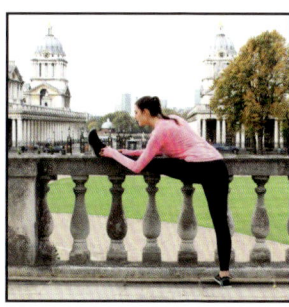

Jeder Topf hat einen Deckel

Natürlich hat es keinen Sinn, dich in die nächste Pilates-Stunde zu kämpfen, wenn du einfach nicht der Pilates-Typ bist. Es ist wichtig, dass du akzeptierst, ein Individuum zu sein und somit andere Schwächen, genauso wie Stärken, Vorlieben und „No-Gos" hast als deine Mitmenschen. Nimm mich als Beispiel: Wenn mir jemand einen Ball in die Hände drückt, ganz egal ob das nun ein Fuß-, Hand- oder Volleyball ist, bin ich hilflos wie ein Kleinkind. Sogar meine Sportlehrer in der Schule haben irgendwann sämtliche Versuche aufgegeben, mir beizubringen wie ich einen Ball weiter als fünf Meter werfen kann, und auch ich habe das Kapitel dann irgendwann abgeschlossen. Ballsport ist nichts für mich, und das ist in Ordnung so.

Um herauszufinden, welcher Sporttyp du bist, frage so viele Leute wie möglich nach ihren Lieblingssportarten, -fitnessstudios, -schwimmbädern, -laufstrecken und -trainern. Wenn möglich, begleite deine Freunde zu ihren Sportstunden, lies Bücher und schau Youtube-Videos über die (neue) Sportart, die du gern ausprobieren würdest. Erstelle eine Playlist mit Musik, die dich regelrecht ansport oder gönne dir ein neues Sportoutfit, in dem du dich wohlfühlst. So kommst du in Stimmung! Vielleicht hast du ja auch ein festes Ziel vor Augen, auf das es sich hinzuarbeiten lohnt: einen Halbmarathon in ein paar Monaten, fit werden für den Skiurlaub oder ein paar Kilogramm Gewicht verlieren für die Sommermonate zum Beispiel. Vergiss dabei nicht, dein Ziel immer messbar zu machen, das heißt konkret: Wie viele Monate bleiben dir bis zum Halbmarathon bzw. bis zum Skiurlaub oder wie viele Kilo möchtest du abnehmen? Halte deine Trainingsfortschritte immer schriftlich fest und mache dir einen genauen Plan, was du bis zu welchem Zeitpunkt erreichen möchtest.

Bedenke jedoch, dass nichts demotivierender ist als unrealistische Ziele! Anfangs eventuell noch übermotiviert, wirst du sehr wahrscheinlich schnell frustriert sein, wenn die Messlatte zu hoch hängt – mit der Folge, dass du ganz schnell (wieder) aufgibst.

Denke auch immer daran, dass du für dich selbst Sport treibst. Nur du selbst bist in der Lage, deine Ziele zu erreichen, es ist deine Aufgabe, hart zu arbeiten, um kontinuierlich fitter, stärker und gesünder zu werden. Vielleicht wirst du ein paar Mal scheitern, doch auch hier gilt: Denke an den langfristigen Erfolg! Fit wird keiner von uns über Nacht, doch mit Zeit, Geduld und Ausdauer wirst du schnell Fortschritte sehen, die von Dauer sind.

Täglich grüßt das Murmeltier

Sport wird nur dann zum festen Bestandteil des Alltags, wenn er auch täglich praktiziert wird. Aber halt, bevor du jetzt gleich weiterblätterst: Damit meine ich nicht, dass du jeden Tag eine Stunde Gewichte stemmen oder dich auf dem Crosstrainer verausgaben sollst, auch wenn ich persönlich in der Tat fünf bis sechs „echte" Sporteinheiten pro Woche absolviere. Es geht darum, dass du Freude an der Bewegung entwickelst und davon täglich etwas in deine Routine integrierst: Treppen steigen, mit dem Rad zur Arbeit fahren, in der Mittagspause 20 Minuten stramm spazieren gehen und abends eine Stretching-Einheit einlegen, um den Tag zu beenden. All das ist Bewegung und das, wonach sich dein Körper sehnt. Genauso wie ich im Essenskapitel von einer Routine gesprochen habe, ist es nötig, eine Fitnessroutine zu entwickeln. Die ersten Schritte dafür sind – im wahrsten Sinne des Wortes – Schritte, die du täglich in deinen Tag integrierst. Schon wer pro Tag nur wenige Minuten lang den Puls in die Höhe treibt, steigert die Fitness, die so wichtig ist, um zum Beispiel Herz-Kreislauf-Erkrankungen vorzubeugen.

Zudem hilft dir die tägliche Bewegung dabei, eine gesunde Körperwahrnehmung zu entwickeln, wenn du zum Beispiel plötzlich spürst, wie es vom vielen Treppensteigen im Hintern kneift oder wie die Oberschenkel vom Laufen strammer werden. Bewegung, am besten gepaart mit frischer Luft, wirkt vitalisierend und gibt Energie. Wer das einmal entdeckt hat, wird schon bald bereit sein, sich auch dem „richtigen" Sportprogramm stellen zu wollen!

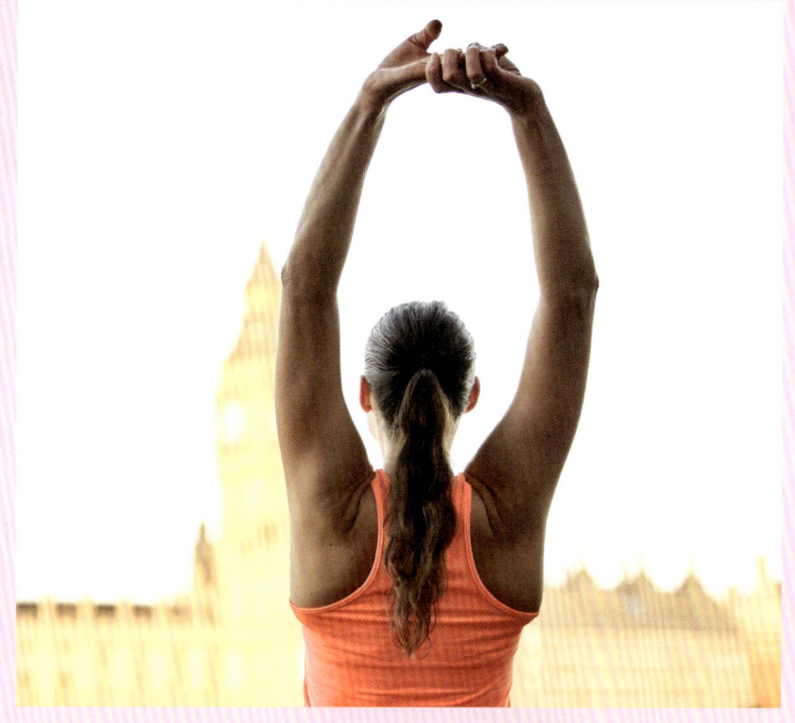

WENN DIR SPORT SPASS MACHT UND DU IHN WIE SELBSTVER-STÄNDLICH IN DEINEN ALLTAG INTEGRIERST, WIRST DU DAS GUTE GEFÜHL NACH DER BEWEGUNG GARANTIERT NIE WIEDER MISSEN WOLLEN!

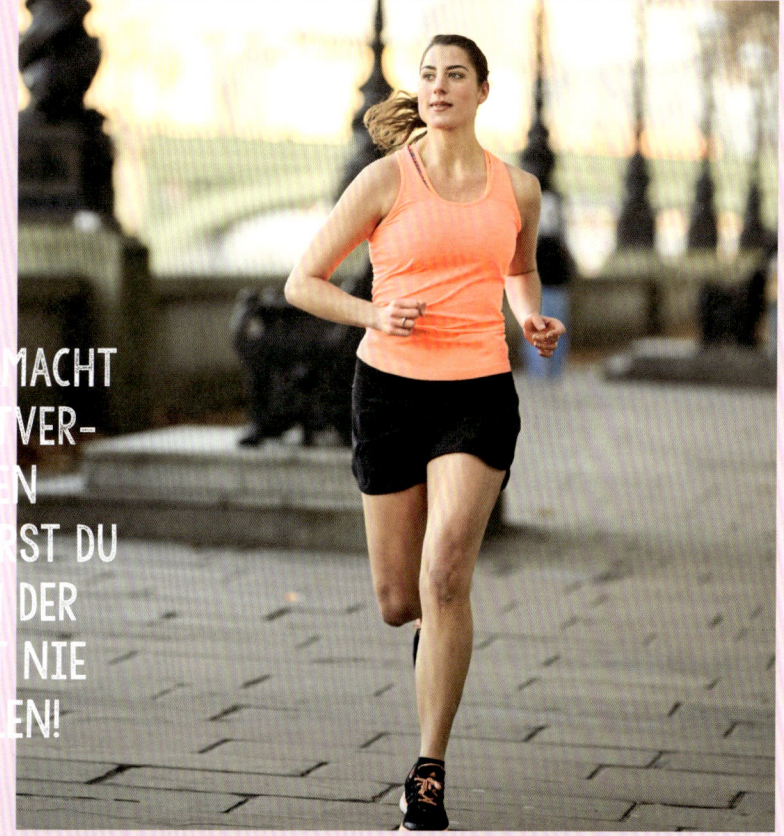

Jetzt oder nie

Oft habe ich den Eindruck, dass viele Menschen mehr Zeit damit verbringen, sich den Kopf darüber zu zerbrechen, wann sie Zeit finden könn(t)en für ihr Sportprogramm, als wenn sie es einfach durchziehen. Es mag ein Meeting sein, das länger dauert als angesetzt, mit der Folge, dass der Plan, am Donnerstag nach Feierabend ins Fitnessstudio zu gehen, verworfen wird. Am Freitag laden dich dann aber spontan Freunde zum Abendessen ein, und am Samstag steht ein Brunch mit dem Partner an – sodass ruck, zuck eine halbe Woche vergeht und du leider wieder keine Zeit für Sport gefunden hast.

Ich habe es schon ein paar Mal erwähnt und muss es noch einmal tun: Organisation ist alles. Strukturiere die Aktivitäten, die du für den Tag planst und setze Prioritäten. Wenn dir eine Sporteinheit wirklich wichtig ist (und ich hoffe, das ist sie), dann findest du dafür auch Zeit. Wo ein Wille ist, ist auch ein Weg – so klischeehaft das klingt! Denke immer daran, wie viel befreiter, entspannter und ausgeglichener du dich danach fühlen wirst. Vielleicht hilft es dir auch, morgens gleich als Erstes Sport zu treiben. Ich zumindest habe für mich entdeckt, dass ich viel entspannter durch den Tag gehe, wenn ich schon vor dem Frühstück eine Sporteinheit von meiner Liste abhake. So bleibt nach Feierabend Raum für spontane Verabredungen, Zeit für Restaurantbesuche, Kino und gemütliche Abende zu Hause.

Ich bin also ein Morgenmensch, und wie schaut es bei dir aus? Wann fühlst du dich am fittesten? Wann kannst du ohne Probleme 30 Minuten für eine HIIT-Einheit einbauen und wann eine Stunde für die Yoga-, Zumba- oder Spinning-Stunde? Auf dem Weg in deine eigene Trainingsroutine ist es wichtig, dir über all diese Fragen Gedanken zu machen. Sobald dein Sportprogramm ein fester Bestandteil deines Alltags ist, wirst du gar nicht mehr darüber nachdenken müssen, ob die Zeit für eine Trainingseinheit reicht oder ob du dich „danach fühlst". Du wirst sie einfach durchziehen, ohne Ausreden, Zweifel, Aufschieben und ganz ohne Frustration. Es mag eine Weile dauern, bis du an diesem Punkt angekommen bist, doch erinnere dich stets daran, deinen langfristigen Zielen eine höhere Priorität zu verleihen als der kurzfristigen Ablenkung. Dann wird es was mit der Alltäglichkeit im Fitnessprogramm!

Bevor ich nun endlich zur HIIT-Einheit übergehe, möchte ich eine Sache noch kurz betonen: Es gibt kein schlechtes Wetter. Das gibt es einfach nicht. Schreibe dir das hinter die Ohren, auf einen Zettel unters Kopfkissen oder lass es dir in die Haut tätowieren (okay, besser nicht). Höchstwahrscheinlich wirst du nach dem Sport ohnehin duschen, also kann dich kein Wetter der Welt – ich meine Wetter, keine Naturkatastrophe – daran hindern, draußen zu sein. Schnell wirst du feststellen, dass Wind erfrischend und Gegenwind eine Extraportion sportliche Herausforderung sein kann und dass es durchaus schön ist, in der Dunkelheit zu laufen, wenn du in einem Wohngebiet mit erleuchteten Häusern joggst. Es hängt alles von deiner Einstellung ab. Sobald die auf „positiv" gepolt ist, sind die Weichen für deine Fitnessroutine gestellt.

Checkliste: Was du heute tun kannst, um fitter zu werden

Laufe Treppen, statt mit dem Fahrstuhl oder der Rolltreppe zu fahren. Oder noch besser: Nimm gleich zwei Stufen auf einmal – und werde mit einem wohlgeformten Po belohnt!

Fahre mit dem Fahrrad, laufe oder jogge zur Arbeit statt Auto, Bus oder U-Bahn zu benutzen. Oder steige eine Station früher aus, als du musst, und gehe den Rest des Weges zu Fuß.

Gehe 20 Minuten stramm in der Mittagspause, bevor du dich zum Essen wieder hinsetzt.

Stehe regelmäßig auf, mindestens einmal pro Stunde, um den Körper zu strecken und durchzustretchen.

Stehe, während du telefonierst. Oder noch besser: Laufe dabei etwas umher.

Stärke die Rumpf- und Gesäßmuskulatur: Wann immer du stehst, stelle die Füße hüftbreit auseinander, die Füße parallel und die Knie leicht gebeugt. Spanne den Bauch an und richte den Oberkörper auf. Lasse den Bauch locker und spanne nun den Hintern an, und lasse wieder locker. Wiederhole dies so oft und wann immer möglich.

Hebe Gewichte: Benutze „Dinge" – Flaschen, Einkaufstüten, Töpfe und Pfannen – und stemme sie mehrmals im Wechsel mit beiden Armen.

Vervielfache Schritte: Statt das Auto oder den Bus zu nehmen, laufe so oft wie möglich zum Supermarkt, zur Post, zum Restaurant …

Schnapp dir deine Lieblings-Playlist und dann **ran an die Hausarbeit:** Boden wischen, Fenster putzen und Wäsche aufhängen hält ohnehin fit; wer im Schnelltakt arbeitet oder die Hausarbeit gar wegtanzt, kommt dabei ordentlich ins Schwitzen!

Mein High Intensity Interval Training (HIIT)

Wenn du zu der Sorte Mensch gehörst, die stets behaupten, ihr Tag hätte nicht genug Stunden für ein regelmäßiges Sportprogramm, lässt dir High Intensity Interval Training (kurz: HIIT) keine andere Wahl, als endlich durchzustarten. Es ist kurz, intensiv, baut Muskeln auf und Fett ab und kann so gut wie überall durchgeführt werden: im eigenen Zimmer, im Garten, im Park oder im Fitnessstudio. Für eine HIIT-Einheit benötigst du keine Gewichte, sondern bloß dein eigenes Körpergewicht und nicht mehr als rund 30 Minuten Zeit.

Jede HIIT-Einheit ist eine Reihe aufeinanderfolgender kurzer, sehr anstrengender Übungen, zwischen denen du dich jeweils in einer weniger intensiven Phase kurz erholst, bevor du den Puls wieder in die Höhe treibst. Sprünge, Sprints, Bergsteiger und Burpees machen dich atemlos, während du im anaeroben Bereich trainierst, in dem deine Muskeln jede Menge Sauerstoff benötigen, um weiterhin funktionieren zu können. HIIT treibt dich an deine Grenzen, doch während es zwar wichtig ist, dass du so viel gibst, wie du kannst, darfst du dich gleichzeitig nicht übernehmen. Wie alles im Leben hat auch das HII-Training seine Schattenseiten, und eine davon ist, dass es keine klar definierten Grenzen gibt. Schnell hast du deinen Körper überfordert. Wer es beim HIIT übertreibt, kann anschließend von Muskelschmerzen geplagt werden; in seltenen Fällen kann es gar zu einer Rhabdomyolyse kommen, der Auflösung von Muskelfasern, die im allerschlimmsten Fall zu einem Nierenversagen führen kann. Wer jedoch auf seinen eigenen Körper hört und Grenzen respektiert, der kann mit HIIT eine schnelle und effektive Wirkung erzielen. Denn nicht nur die Ausdauerfähigkeit wird verbessert, sondern auch der Fettabbau wird damit beschleunigt – was zur Folge hat, dass sich bei regelmäßigem Training dein Grundumsatz erhöht und du somit quasi auch auf der Couch liegend mehr Kalorien verbrauchst als jemand, der sich nicht regelmäßig beim HIIT auspowert. Zudem wird die Insulinresistenz gemindert, und ein regelmäßiges HII-Training reduziert das Risiko für Herz-Kreislauf-Erkrankungen.

So funktioniert das HII-Training

Viele Fitnessstudios bieten HII-Training als festen Bestandteil ihres Kursprogramms an, doch ich bevorzuge es, mein eigenes Training durchzuführen. Ich habe es schon immer geliebt, draußen Sport zu treiben, und mag es, meine Trainingseinheit abhängig von meiner Zeit und meiner jeweiligen Leistungsfähigkeit zu gestalten. Mein eigenes HII-Training ist quasi ein Topf voller Übungen, aus dem ich stets ein paar auswähle und jede Übung zwei- bis dreimal wiederhole. So bin ich nach 15 bis 20 Minuten regelrecht fix und foxi!

<u>Wenn du mein Work-out eins zu eins kopieren möchtest, laufe dich locker zehn Minuten lang ein, wiederhole dann die Übungen auf den nächsten Seiten je zwei- bis dreimal, jeweils gefolgt von einer langsamen Laufphase (etwa 30 Sekunden lang). Laufe dich am Ende für ein „Cooldown" fünf bis zehn Minuten langsam aus.</u>

Falls du es bevorzugst, zu Hause zu trainieren, achte darauf, dass du dich auch in diesem Fall ausreichend aufwärmst: Nutze die Treppen, ein Springseil oder eine Fitnessmatte, um dich warm zu laufen, springen oder tanzen … Deine Kreativität ist gefragt! Oder schau dir auf Youtube eine HIIT-Einheit an, dort wird der Aufwärmprozess meist gut zum Mitmachen vorgemacht. Stretche deine Muskeln gut durch, sobald du wieder zu Hause angekommen bist, andernfalls überrascht dich am Folgetag gegebenenfalls ein böser Muskelkater. Übernimm dich nicht bei deiner HIIT-Einheit, achte stattdessen lieber darauf, zwei- bis dreimal wöchentlich zu trainieren für beste und vor allem langfristige Erfolge!

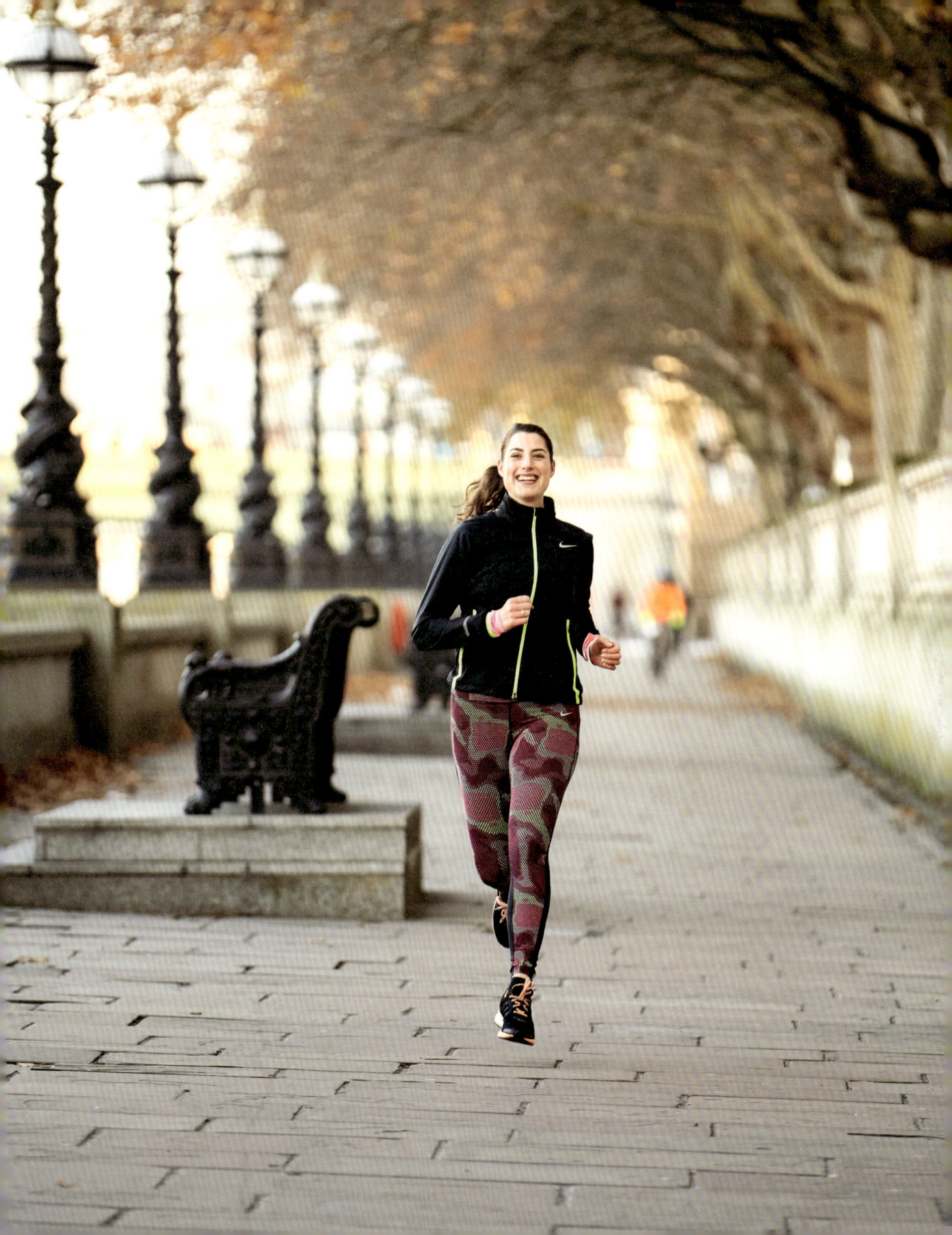

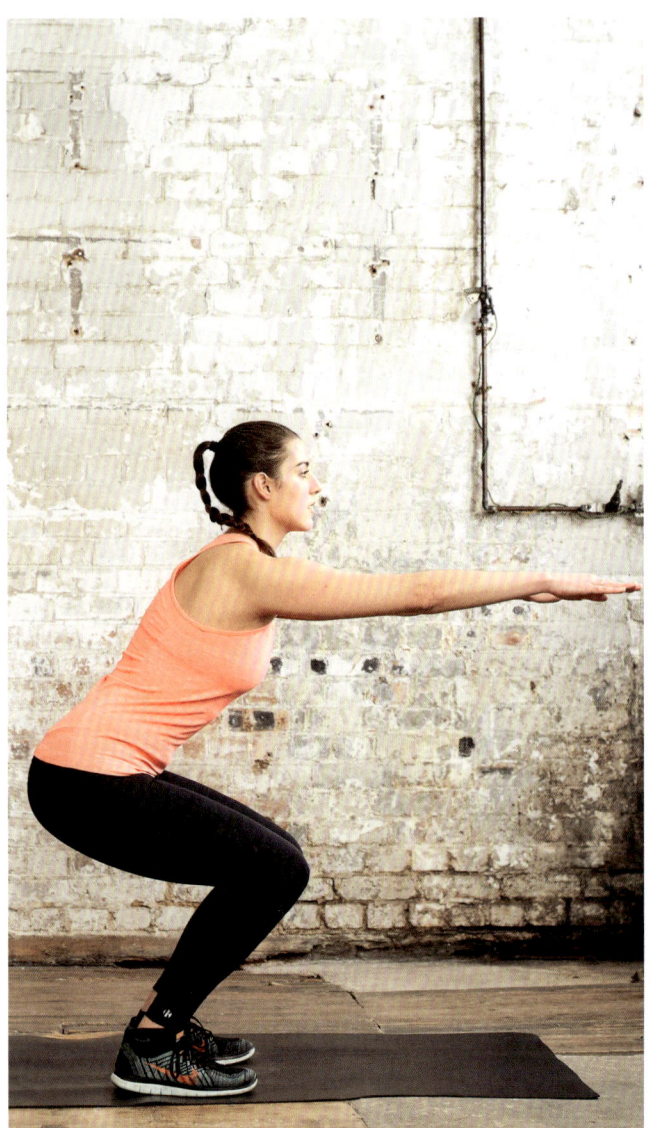 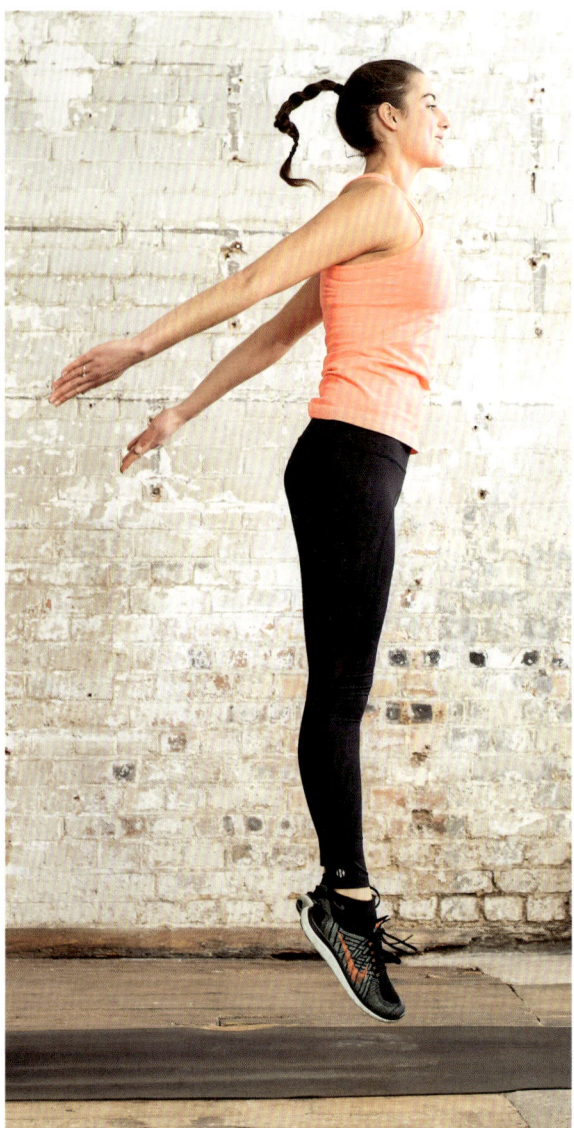

Aufwärmen: 10 Minuten langsames Einlaufen. Wer zu Hause trainiert, hält sich anderweitig in Bewegung, zum Beispiel mit Treppenlaufen, Seilspringen oder Hampelmann-Sprüngen.

Squat jumps: Füße schulterbreit aufstellen, in eine tiefe Kniebeuge gehen, mit gerade nach vorne gerichtetem Blick. Aus der Kniebeuge heraus explosiv hochspringen, sodass der Körper gestreckt ist. Die Arme gehen dabei gestreckt hinter den Körper. Wieder in der Ausgangsposition landen und erneut hochspringen. 15- bis 20-mal wiederholen.

Danach 20 bis 30 Sekunden langsam joggen.

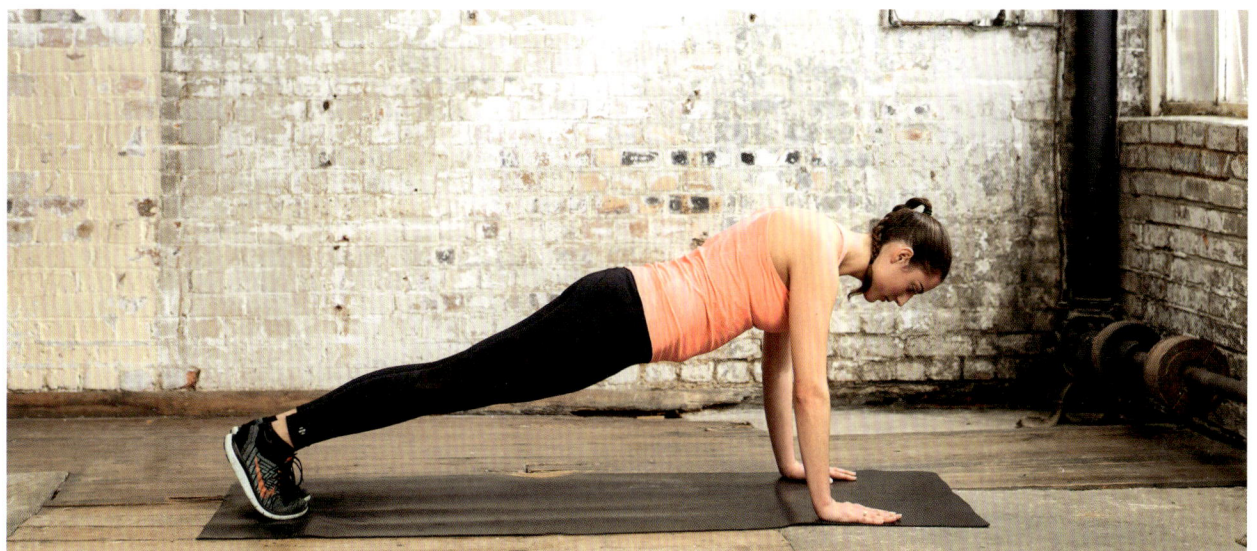

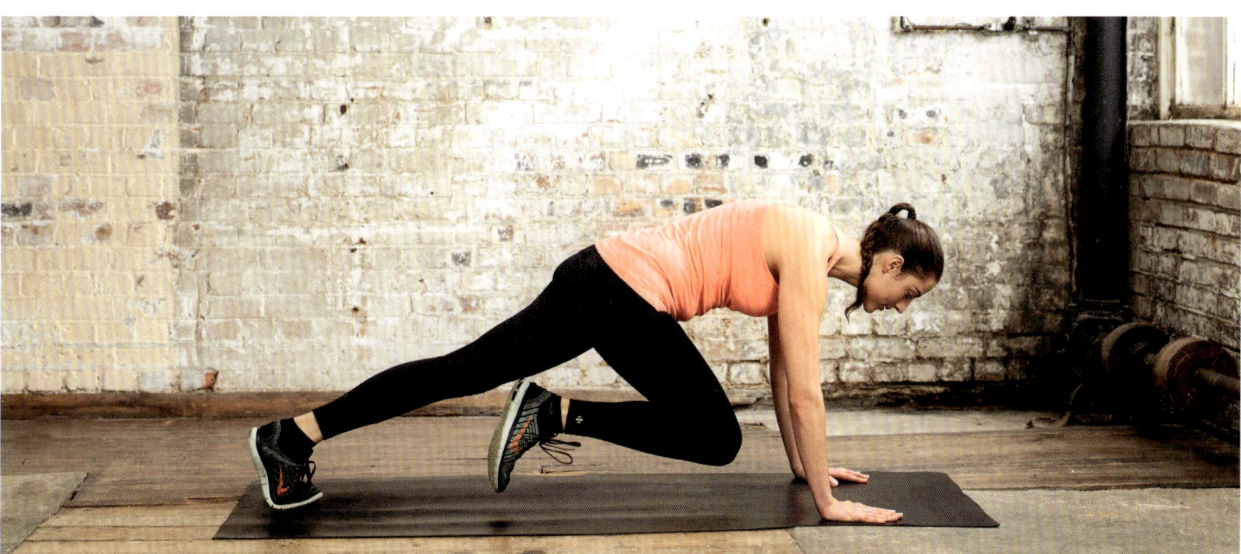

Bergsteiger: Eine Liegestütz-Position einnehmen, die Hände etwas breiter als schulterbreit aufstellen, dabei darauf achten, dass die Handgelenke und die Schultern eine senkrechte Linie bilden. Der Blick geht nach unten zwischen die Fingerspitzen. Zunächst das rechte Knie in Richtung Brust ziehen, dann im Sprung das linke Knie nach vorne ziehen, das rechte Bein geht dabei zurück in die Ausgangsposition. Die Beine so schnell wie möglich im Wechsel bewegen und darauf achten, dass der Körper in einer geraden Linie bleibt. 20- bis 30-mal so schnell wie möglich wiederholen.

Danach 20 bis 30 Sekunden langsam joggen.

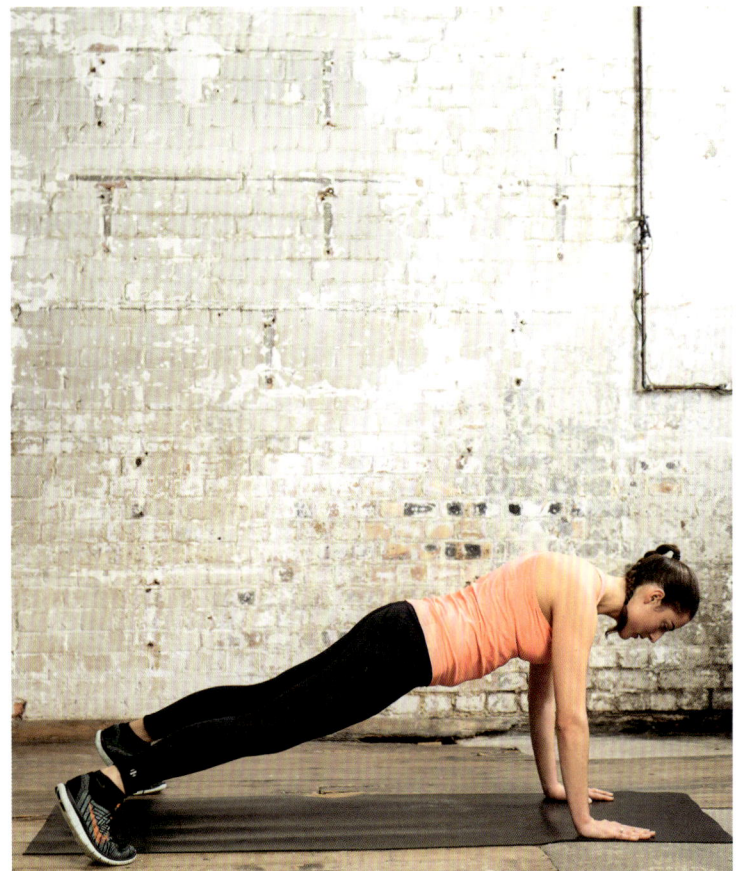 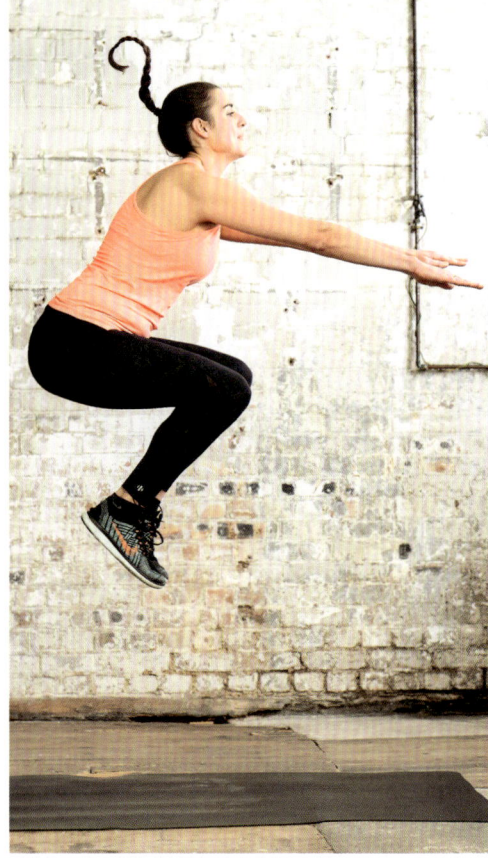

Liegestütz-Sternsprünge: In der Liegestütz-Position bleiben, die Füße berühren sich. Jetzt mit den Beinen so weit wie möglich auseinanderspringen, dann in einer weiteren Sprungbewegung wieder zusammenbringen. Darauf achten, dass der Bauch angespannt ist und der Körper eine gerade Linie bildet. 15- bis 20-mal wiederholen.

Danach 20 bis 30 Sekunden langsam joggen.

Sprünge: Mit aufgerichtetem Oberkörper und geradem Blick nach vorne hinstellen, die Füße hüftbreit aufstellen. Mit beiden Füßen gleichzeitig explosiv hochspringen, dabei die Knie so weit wie möglich zur Brust hin anziehen, die Arme sind dabei gestreckt vor den Körper. Die Übung 10- bis 20-mal wiederholen.

Danach 20 bis 30 Sekunden langsam joggen.

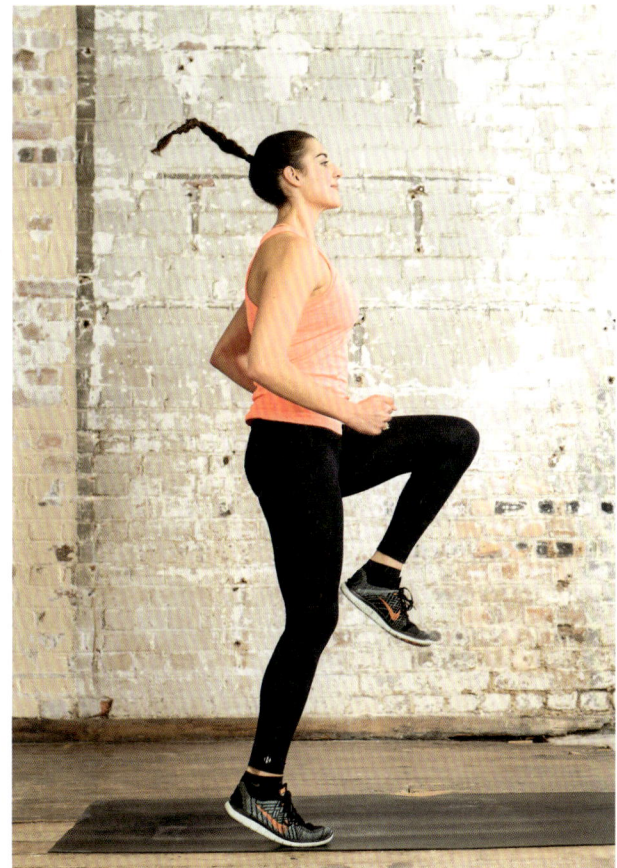 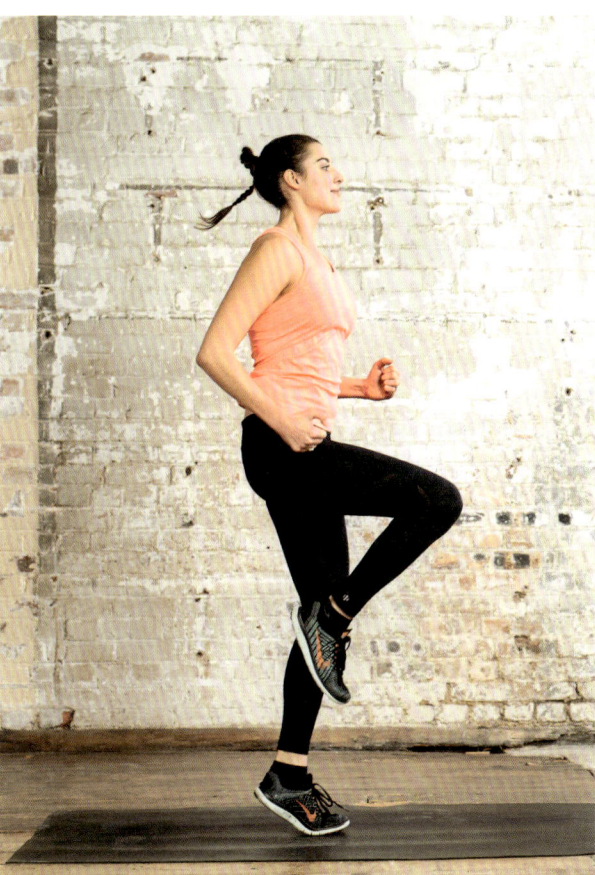

Knieheber: Mit aufgerichtetem Oberkörper und geradem Blick nach vorne hinstellen, die Füße hüftbreit aufstellen.

Abwechselnd das rechte und linke Knie so schnell wie möglich in Brustrichtung anheben, dabei vom rechten auf den linken Fuß springen. Die Arme im Takt mitbewegen. 40- bis 60-mal wiederholen.

Danach 20 bis 30 Sekunden langsam joggen.

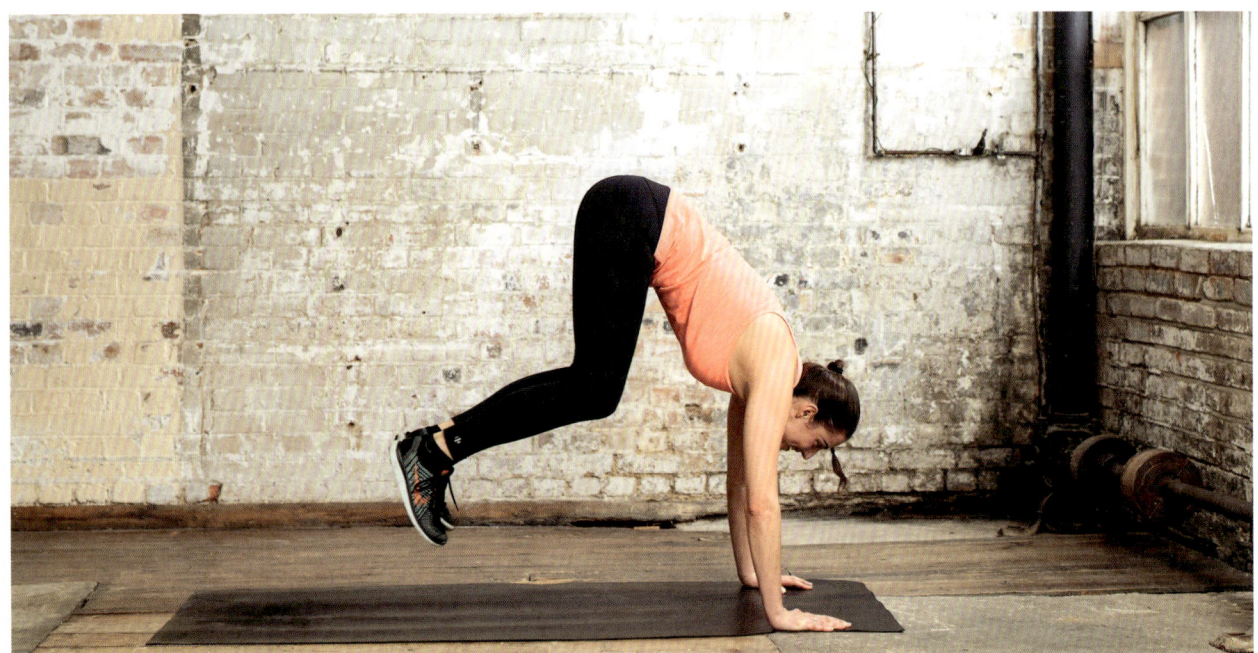

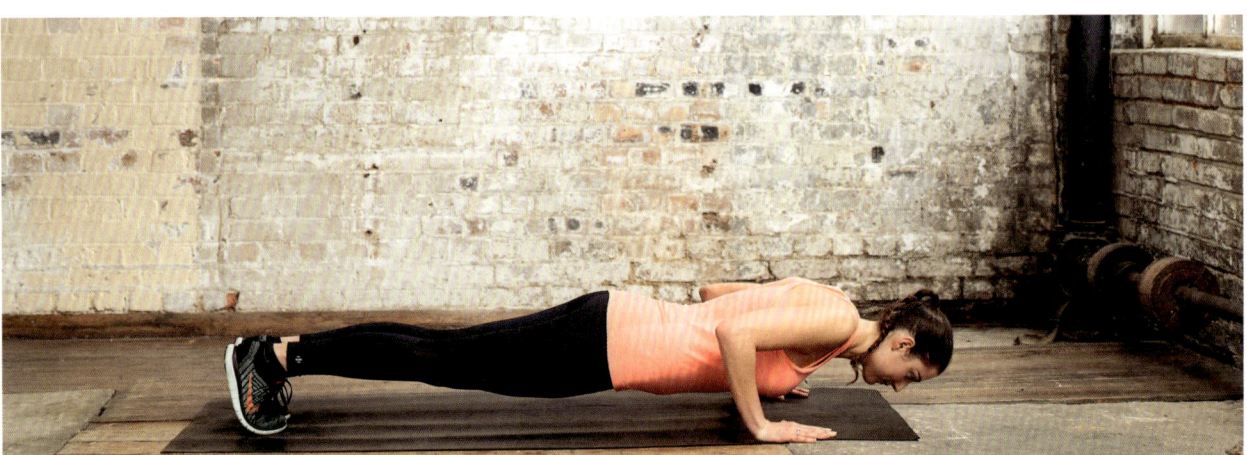

Burpees mit Liegestütz: Aus dem Stand die Hände vor den Füßen auf dem Boden platzieren, dann mit den Beinen nach hinten in eine Liegestütz-Position springen. Den Oberkörper durch Beugen der Ellbogen Richtung Boden senken, anschließend die Arme wieder hochdrücken. Dabei den Bauch anspannen und darauf achten, dass der Körper eine gerade Linie bildet. Dann mit den Füßen direkt hinter die Hände springen und den Oberkörper aufrichten. Einmal in die Luft springen, dabei im besten Fall die Beine anwinkeln (siehe Bild rechts unten). Die Hände wieder zum Boden bringen und von vorne beginnen. 5- bis 8-mal wiederholen.

Danach 20 bis 30 Sekunden langsam joggen.

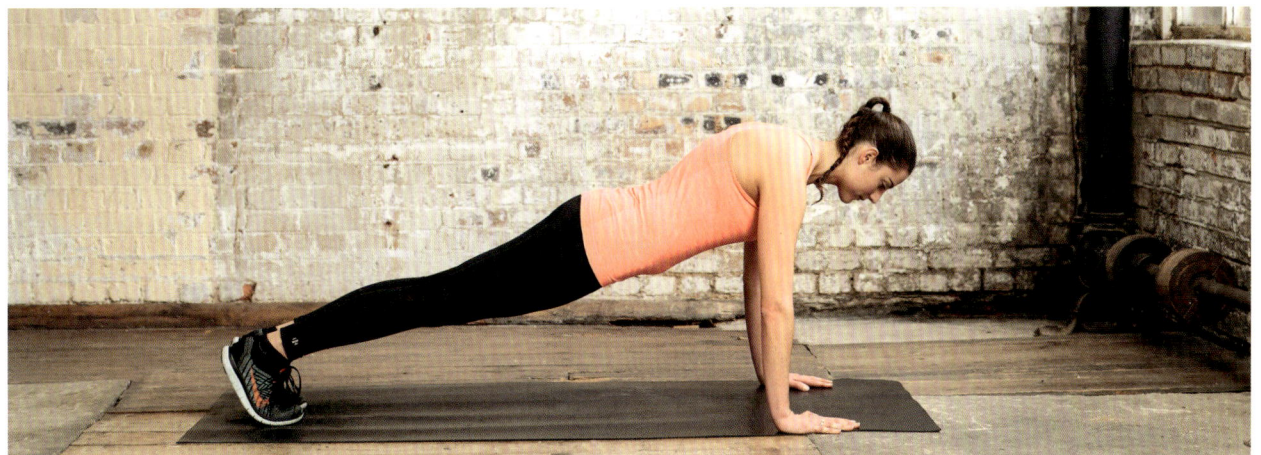

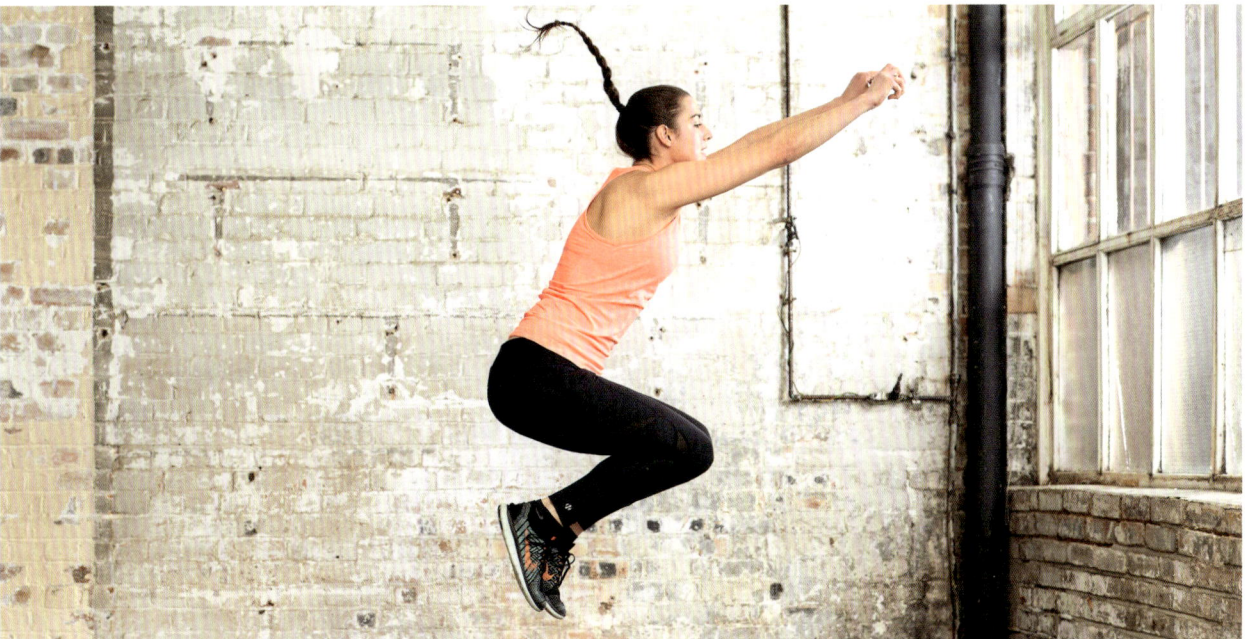

Burpees: Wie links beschrieben fortfahren, jedoch auf den Liegestütz verzichten. Also: Hände aus dem Stand vor den Füßen auf den Boden bringen, in eine Liegestütz-Position springen, dann mit den Füßen wieder nach vorne springen und einen Luftsprung machen. 5- bis 10-mal wiederholen.

Danach 20 bis 30 Sekunden langsam joggen.

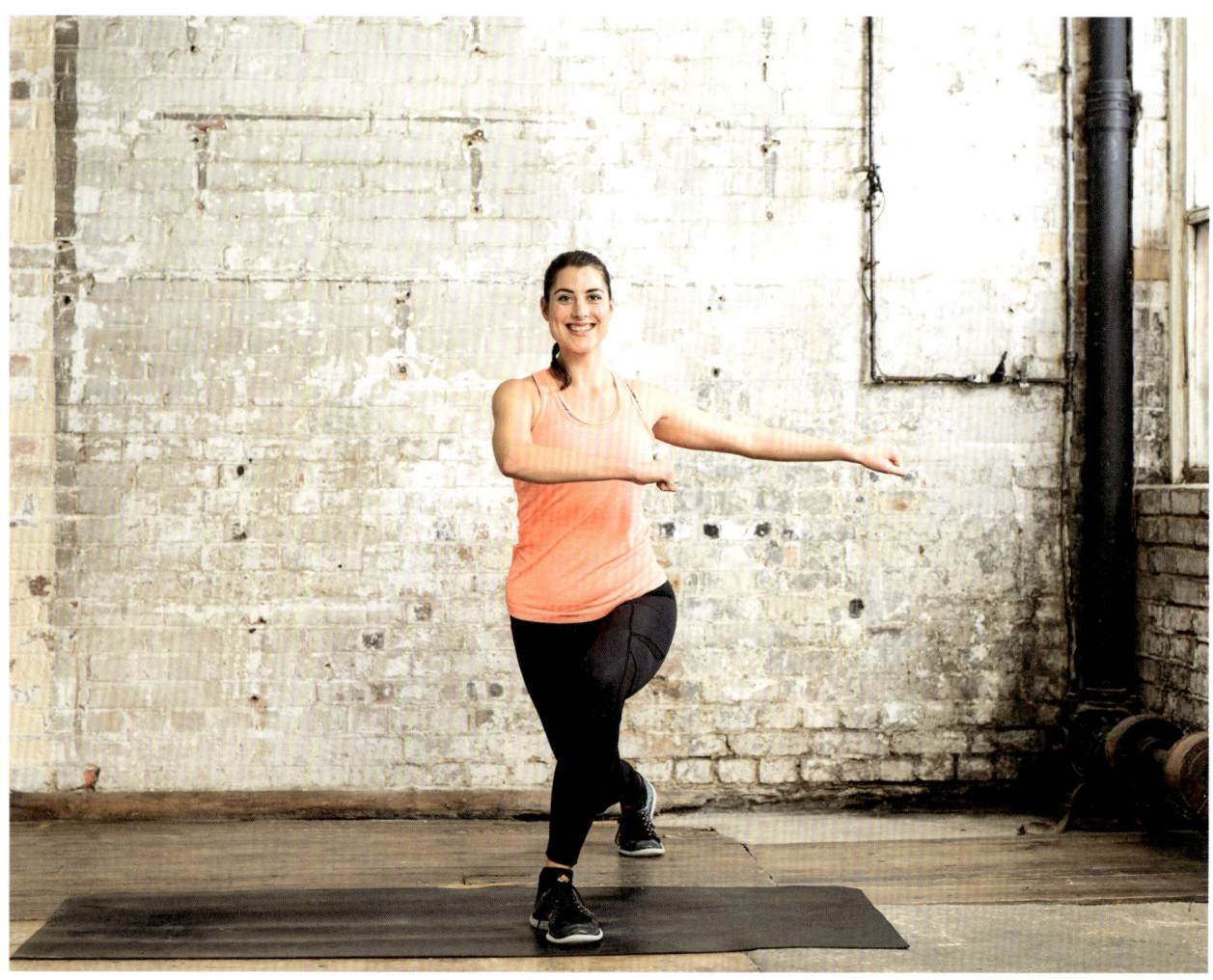

Skater-Sprünge: Beine weit auseinander stellen, Knie leicht beugen, Arme vor dem Körper anwinkeln. Mit dem rechten Fuß hinter den linken springen, den rechten Fuß außerhalb des linken platzieren, dabei die Knie tief beugen. In einem Sprung auf den rechten Fuß springen, linkes Bein nachziehen, linken Fuß hinter dem rechten aufsetzen und tief die Knie gehen. Arme im Takt jeweils zur Seite des nach hinten gehenden Fußes mitbewegen. 15- bis 25-mal wiederholen.

Danach 20 bis 30 Sekunden langsam joggen.

Sprints: Auf einer geraden Strecke 50 Meter so schnell wie möglich sprinten (nur, wenn draußen trainiert wird).

Danach 20 bis 30 Sekunden langsam joggen.

Jetzt kannst du alle HIIT-Übungen 1- bis 2-mal wiederholen (gegebenenfalls die Anzahl der Übungen dabei reduzieren).

Das große Finale

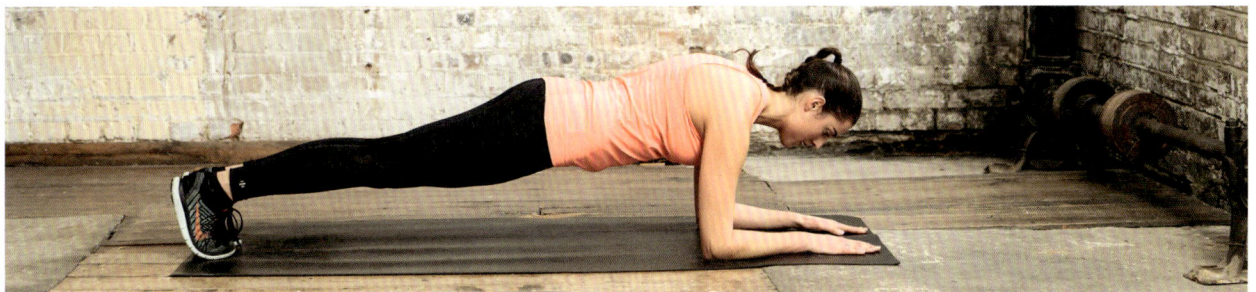

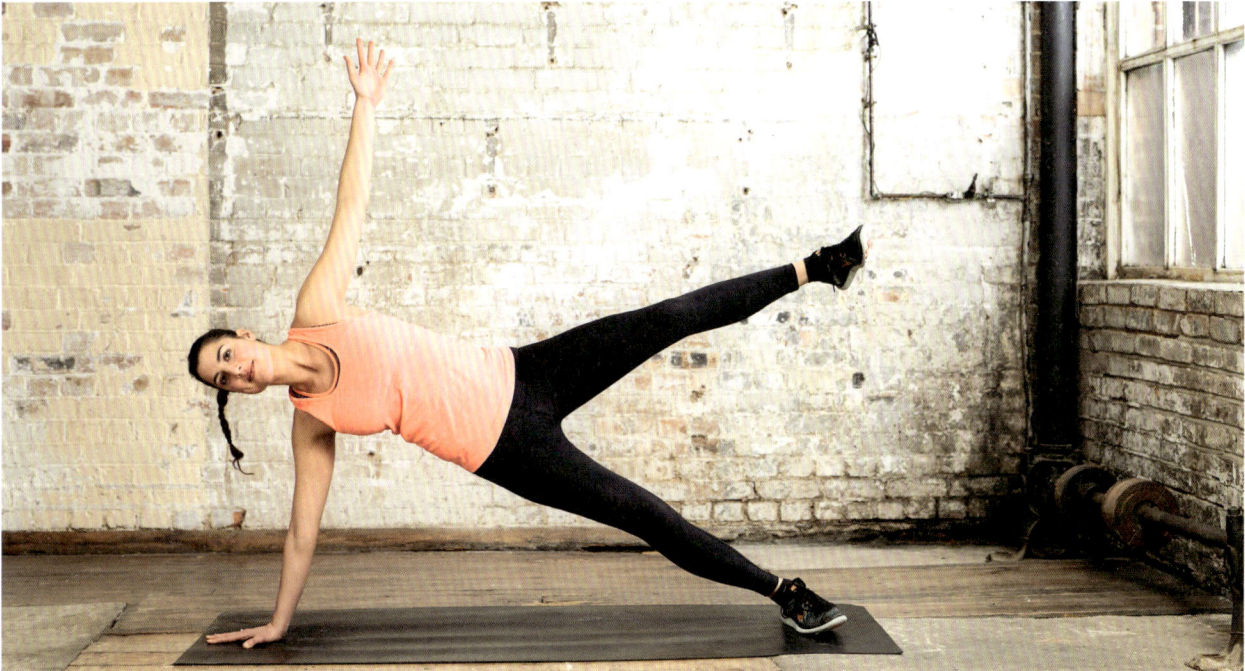

Plank-Position: In Unterarmstütz-Postition gehen, die Ober- und Unterarme bilden einen rechten Winkel. Der Blick geht gerade nach unten zwischen die Hände. Bauch- und Gesäßmuskeln anspannen und in einer geraden Linie verharren (Bild oben). 20 bis 40 Sekunden halten.

Danach 20 bis 30 Sekunden langsam joggen.

Seitliche Plank-Position mit Beinheber: Aus der Plank-Position in eine Liegestütz-Position mit gestreckten Armen kommen. Dann zunächst den Körper zur rechten Seite drehen, dabei das Gewicht auf die Außenkante des rechten Fußes verlagern und den linken Arm senkrecht in die Luft strecken. Jetzt das linke Bein 10- bis 15-mal gestreckt anheben und wieder senken (Bild unten). Dann zur linken Seite drehen und das rechte Bein 10- bis 15-mal anheben und senken.

Cool-down: 10 Minuten langsames Joggen.

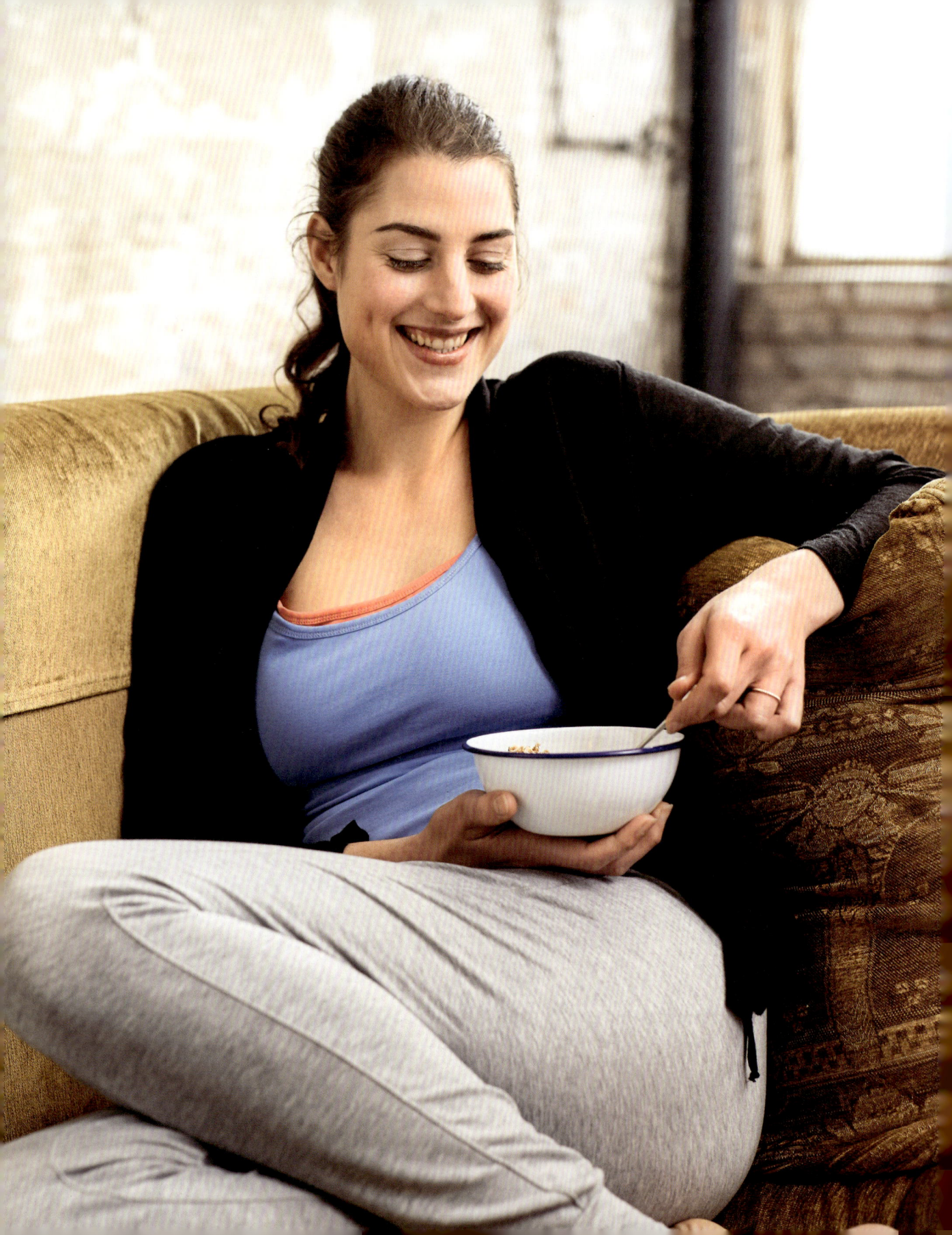

Achtsamkeit

Ein gesunder, starker Körper alleine reicht nicht – ein gesunder Geist ist mindestens ebenso wichtig. Während regelmäßiger Sport unsere Fitness verbessern kann, verbessert ein gesunder Geist unser mentales Wohlbefinden. Ängste, Stress und Sorgen sind Gefühle, die jede(n) von uns regelmäßig überkommen: Zu wünschen, alles Negative wäre nicht existent, sollte nicht unser Ziel sein, da dies ohnehin unmöglich ist und somit zu Enttäuschung und einem geringen Selbstwertgefühl führt. Eine positive Einstellung hilft jedoch dabei, mit negativen Gefühlen besser umzugehen.

Achtsamkeit, auf Englisch „mindfulness", ist derzeit ein oft verwendetes Wort und kann Verschiedenes bedeuten. Ob du dir zum Ziel setzt, dir mehr Zeit für Meditation zu nehmen oder ob du selbstbewusster, effizienter oder bedachter mit alltäglichen Herausforderungen umgehen möchtest:

Achtsamkeit zielt darauf ab, eine Pause von allen äußeren Einflüssen zu nehmen und den Blick nach innen zu wenden, um zu prüfen, wie es um dein Selbst steht. Während wir uns im Alltag oft an andere Orte sehnen, uns ablenken lassen und sowohl nach vorne als auch zurück blicken, ist das Ziel von Achtsamkeit, das Hier und Jetzt zu reflektieren, um zu Ausgeglichenheit, Zufriedenheit und Glückseligkeit zu finden. Kurz: Wer sein Leben achtsam lebt, dem wird es zunehmend leichter fallen, auch in hektischen Momenten in Balance zu bleiben.

Computer, Telefone und die Schnelllebigkeit unseres Alltags, Konkurrenz- und Zeitdruck im Job, Verkehr in Großstädten und die ständige Verfügbarkeit durch digitale Medien sind nur wenige der Störfaktoren, die quasi auf Kriegsfuß mit dem achtsamen Leben stehen. Und trotzdem braucht es nur ein paar ruhige Momente und eine Routine, um Achtsamkeit in deinen Alltag zu integrieren. Kurz gesagt hilft uns die Achtsamkeit dabei zu überprüfen, wie sich sowohl unser Geist als auch unser Körper fühlen, ob sie eins miteinander sind oder ob es etwas gibt, woran es für die notwendige Balance zu arbeiten gilt.

Über Yoga und Meditation

Yoga und Meditation sind wohl die geläufigsten Methoden, um im Alltag zu entschleunigen. Yoga hat gleichermaßen heilende Kräfte auf den Geist und unseren Körper; es hilft uns, ruhig zu werden und an einen Ort des Friedens, der Harmonie, der Gleichheit und der Liebe zu gelangen. Zudem beruhigt Yoga das Nervensystem, es mindert Stress, Ängste und Sorgen und es hilft, den Schlaf und die Konzentrationsfähigkeit zu verbessern – und obendrein hält es den Körper fit und beweglich.

Wenn ich an meine Yogaanfänge zurückdenke, muss ich oft schmunzeln: Lange habe ich mich geweigert, ein Yogastudio zu besuchen. Zu absurd schien es mir, einen weiteren Punkt in meine ohnehin überfüllte Agenda zu schreiben. Noch einen Termin, um Stress abzubauen und ausgeglichener zu werden? Das schien paradox. Zudem fürchtete ich, dass mir das Yoga schnell langweilig wird, dass da nicht „genug" passiert, ich nicht ins Schwitzen komme. Nichtsdestotrotz faszinierte mich die Idee schon lange, und immer wieder empfohlen mir Freunde und mein Vater, mit dem Yoga zu beginnen – wissend, dass ich so gut wie nie zur Ruhe komme, ständig auf dem Sprung bin und Unmengen an Energie habe. Also las ich Bücher und schaute mir Youtube-Videos an, um mir meine eigenen Yogastunden zusammenzustellen. Als ich im Sommer 2015 dann nach London zog, war ich bereiter für Veränderungen als zuvor. Meine Mitbewohnerin war überzeugte „Yogini", sodass ich sie gleich in der ersten Woche zu einem ihrer Hatha-Yogakurse begleitete. Ab diesem Tag ging ich jede Woche in den Kurs! Nach und nach begann ich, auch andere Kurse in anderen Studios zu besuchen: Ich machte Ashtanga-Yoga für ein paar Monate und entdeckte schließlich das kraftvolle sowie dynamische Vinyasa-Flow-Yoga und Power-Yoga für mich.

Eines ist sicher: Hätte ich Yoga nur mit der Hilfe von Büchern und Videos praktiziert, hätte ich nicht das Level erreicht, auf dem ich jetzt bin, und damit meine ich nur meine Fähigkeiten, bestimmte Asanas (Postionen) zu bewältigen. Nur dadurch, dass ich regelmäßig Yogastunden besuche, habe ich Pranayama (Atmung) gelernt sowie Grundkenntnisse über Dhyana (Meditation). Ich würde es keinem empfehlen, sich das Yoga selbst beizubringen. Stelle es dir etwa so vor wie mit einer Fremdsprache: Mithilfe von Büchern bist du vielleicht in der Lage, Grammatik und Vokabeln zu beherrschen – doch wenn es dann darum geht, ein Gespräch mit einem Einheimischen zu halten, bist du, vielleicht aufgrund eines Dialekts, auf den dich deine Bücher nicht vorbereitet haben, aufgeschmissen. Es ist ähnlich im Yoga: Die Lehrer sind dafür da, dir zu helfen, deine Asanas zu verbessern, dein Pranayama zu kontrollieren und Ratschläge zu geben, auf welche Körperteile und -stellen du dein Training fokussieren solltest. Eine Yogastunde mit anderen Kursteilnehmern wird dich motivieren, und das Ambiente im Studio und die Energie der Trainerin können eine Yogastunde zu einer einzigartigen Erfahrung machen.

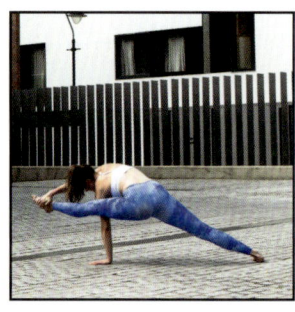

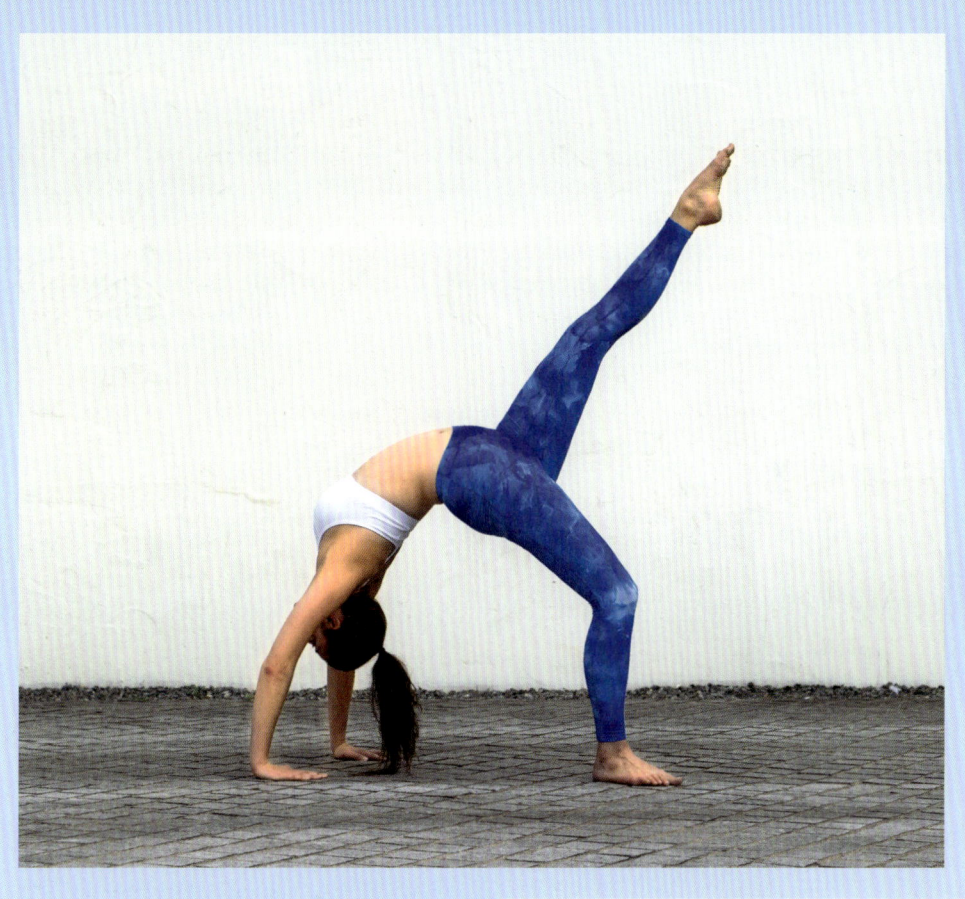

BALANCE IS KEY –
AUSGEGLICHENHEIT IST
DER SCHLÜSSEL.

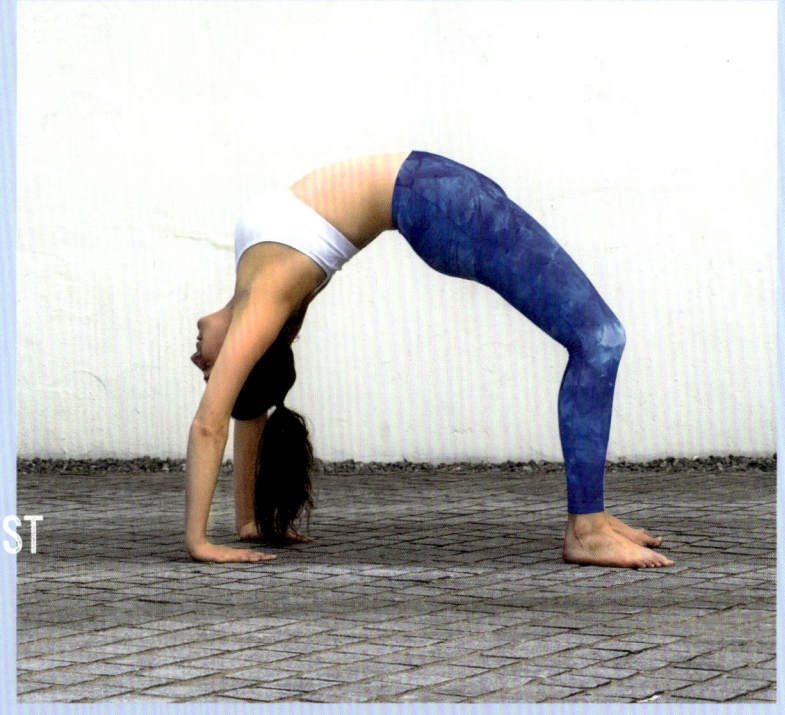

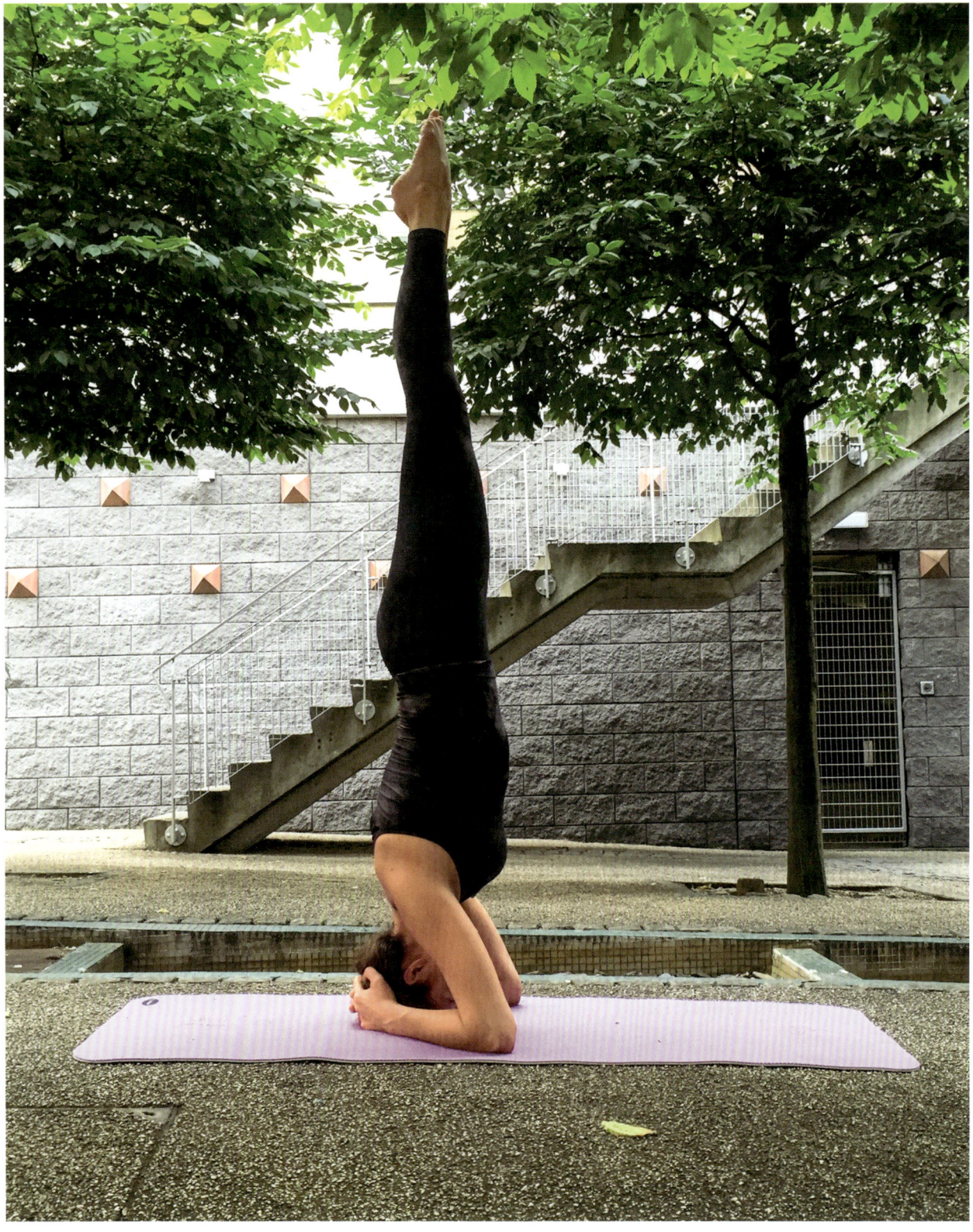

Über Yoga und Meditation

Jeder Mensch ist anders. Wenn du gerade erst anfängst, wirst du schnell merken, dass manche Übungen, die du im Schlaf bewältigst, für andere unmöglich durchzuführen sind – und genauso wird es mit anderen Übungen umgekehrt sein. Ich selbst habe die Erfahrung gemacht, dass manche Posen, von denen ich anfangs nicht dachte, sie je zu meistern, nun kinderleicht für mich sind. Oft bedarf es nicht nur Kraft und Dehnbarkeit, die dich etwa in einen Kopfstand, in die „Krähe" oder den Standspagat heben werden, sondern die richtige Atmung und Technik, Konzentration, Balance sowie eine gute Portion Selbstbewusstsein und Furchtlosigkeit, dich einfach fallen zu lassen. Ich werde den Moment nie vergessen, als ich auf einmal ganz selbstverständlich beide Beine in einen Tripod-Kopfstand gehoben habe – nach monatelanger harter Arbeit an meiner Schulter- und Rumpfmuskulatur, viel Frustration und noch mehr Angst zu fallen. Es stellte sich heraus, dass mir bei meinen unzähligen Versuchen einfach das Vertrauen in mich selbst gefehlt hat. Und so stand ich dann da: kopfüber, in einem perfekten Tripod-Kopfstand! Ich war so überwältigt, dass ich die Beine ganz schnell wieder Richtung Boden bringen musste, um vor Überraschung nicht doch wieder umzufallen.

Yoga ursprünglich ...

Jetzt haben wir bereits über Atmung, über Positionen, Kraft, Konzentration und Furchtlosigkeit gesprochen und doch ist Yoga noch viel mehr als das. Streng genommen machen der körperliche Aspekt, also die Yogapositionen (Asanas) und die Atmung (Prayanama) nur zwei der acht Säulen des Yoga aus. Diese Säulen wurden von dem weisen Inder Patanjali in den „Yogasutras" vor mehr als 2.000 Jahren festgehalten. Die „Sutras", Lehrsätze der indischen Literatur, gelten weltweit noch heute als Leitpfade des Yoga und erinnern stets daran, dass es das höchste Ziel des Yoga sein soll, Samadhi zu erfahren: Das ist innere Freiheit, einen Geisteszustand, in dem wir vollkommen vertieft in uns selbst und daher gänzlich befreit von äußeren Einflüssen sind.

Neben Asanas, Pranayama und Dhyana (Meditation) gehören zu den acht Säulen des Yoga auch Yama – das sind Leitsätze, die auf unser Benehmen mit der Umwelt abzielen und unter anderem vorschreiben, keine Gewalt anzuwenden, nicht zu stehlen und ehrlich zu sein. Niyama fordert dich heraus, dich selbst besser zu und zu reflektieren, genügsam zu sein sowie dich Gott oder der Schöpfung hinzugeben. Ähnlich verhält es sich mit Pratyahara, der Fähigkeit, unsere Sinne nach innen zu kehren. Pratyahara hilft uns, den Geist zu beruhigen und zu stärken, indem wir uns auf uns selbst fokussieren statt auf unser Umfeld. Dharana lehrt uns Konzentration und hat vieles mit dem zuvor beschriebenen Pratyahara gemeinsam – mit dem Unterschied, dass Dharana nicht vorschreibt, die Sinne nach innen zu kehren, sondern hin zu einem bestimmten Ort, Menschen oder Geschehen. Die achte und letzte Säule ist Samadhi: die vollständige meditative Versunkenheit in uns selbst, in der wir nichts mehr denken oder fühlen.

Yoga in seiner ursprünglichen Form ist also viel spiritueller und umfassender, als heute weitgehend bekannt ist. Ich gebe zu, dass die Theorie komplex und wenig greifbar klingt, doch ich finde es wichtig, die vielen Aspekte des Yoga zumindest grob anzureißen. Yoga ist so viel mehr als ein „Sport" oder eine Methode zur Entspannung und körperlichen Betätigung. Es ist ein Training, das dir immer genau das geben kann, was du gerade brauchst: Es lehrt dich, mit dir selbst, mit deinem Körper, mit der Umwelt, mit dem Atem, mit den Sinnen und mit dem Geist umzugehen.

Über Yoga und Meditation

... und heute

Insbesondere in der heutigen Zeit, in der wir einen Großteil des Tages sitzend verbringen, ist es wichtig, den Körper beweglich zu halten und dem Geist Pausen zu gönnen. Durch regelmäßiges Yoga wirst du dich mehr und mehr „eins" mit dir selbst fühlen, jede Übung und Pose erfüllt einen anderen Zweck. Zum Beispiel „öffnen" wir unsere Hüften, um negative Erfahrungen aus der Vergangenheit zu verarbeiten. Das soll nicht heißen, dass du ein Kindheitstrauma mit dir herumträgst, nur weil deine Hüften unflexibel sind. Doch die Hüfte ist der Ort, an dem wir Erinnerungen aus der Vergangenheit lagern. Auch fordert dich Yoga heraus, dein Herz zu öffnen: Mit Posen wie Urdhva Dhanurasana (Rad), Setu Bandha Sarvangasana (Brücke) und Camatkarasana („Wild thing") dehnen und weiten wir unseren Brustkorb und öffnen unsere Herzen.

Physiologisch tragen die Positionen zudem dazu bei, Risiken für Herzkrankheiten zu mindern, Kopfschmerzen vorzubeugen und den Blutdruck auszugleichen. Stell dir die gesundheitliche Wirkung der einzelnen Übungen vor wie verschiedene Lebensmittel: Der Sonnengruß (Surya Namaskar) erzeugt Hitze im Körper und entschlackt; die halbe Kerze (Viparita karani) wirkt hormonell ausgleichend, mindert Ängste und hilft, Verdauungsprobleme zu beheben, die Totenstellung (Savasana) beruhigt unser Nervensystem. Yoga heilt Körper und Geist – ob du gestresst, müde, besorgt oder schwach auf deine Matte steigst, du wirst sie entspannt, ausgeglichen, erleichtert und gestärkt verlassen.

Lege eine Intention fest

Wir praktizieren Yoga, um uns selbst näherzukommen und um uns selbst zu akzeptieren und lieben. Aber das Yogatraining ist auch immer ein selbstloses. Am Anfang einer jeden Yogastunde wird eine Intention, also ein Vorsatz, festgelegt. Jeder definiert diesen für sich selbst, er kann von Mal zu Mal unterschiedlich sein. Er erlaubt dir, dein Yoga für andere aufzuopfern. Das kann jemand sein, der genau an diesem Tag positive Energien braucht, oder jemand, dem es nicht gut geht. Ich persönlich widme mein Yoga nicht immer jemand anderem, sondern oft auch einem Gefühl, das mir neu ist und das ich mir einprägen möchte, einem Konflikt, den ich beseitigen möchte, einer Erkenntnis oder einer Herausforderung.

Seit ich mit dem Yoga begonnen habe, ertappe ich mich selbst immer öfter dabei, wie ich alles, was ich im Training lerne, auch in meinen Alltag umsetze. Wenn ich gestresst bin, mache ich eine beruhigende Atemübung. Oder ich gebe einem Tag oder bloß einer bestimmten Situation einen Vorsatz – so wie ich es am Anfang eines jeden Yogatrainings mache.

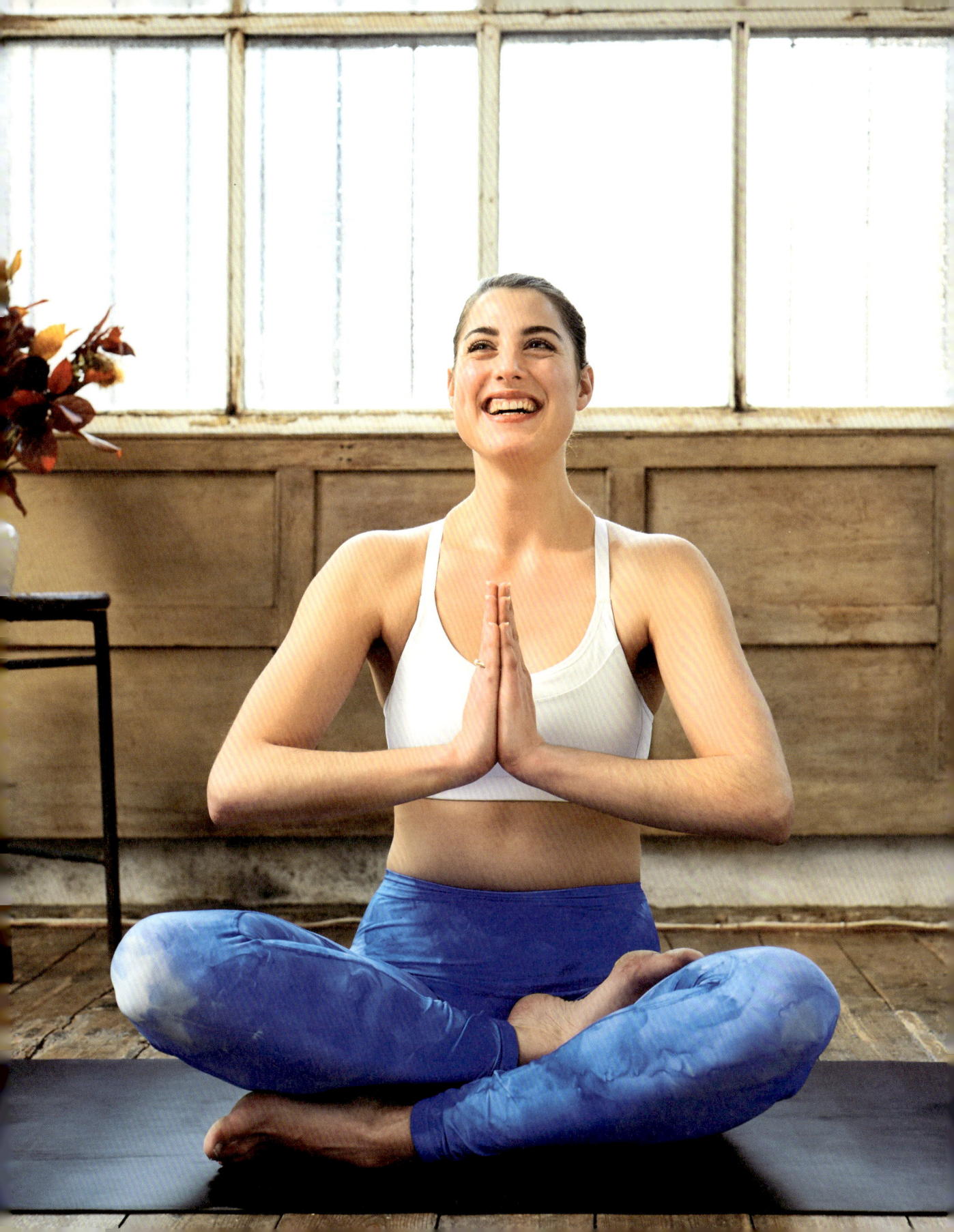

Welches Yoga passt zu dir?

Als ich begonnen habe, mich über Yoga zu informieren, war ich schnell überwältigt von der Vielfalt, die an Informationen zur Verfügung steht. Einfach nur „Yogakurs" und eine Stadt oder einen Stadtteil bei Google einzutippen, kann locker mehrere Tausend Suchergebnisse liefern! Somit macht es also Sinn, dir zunächst klar darüber zu werden, welche Art von Yoga die richtige für dich ist. Wenn du zum Beispiel extrovertiert sowie generell aktiv und fit bist, dann ist es vielleicht das langsame Yin-Yoga, das dich herausfordert, mal runterzukommen. Selbstverständlich ist diese Art von Yoga auch empfehlenswert für alle, die gerade erst mit dem Yoga anfangen, ebenso wie für alle, die schlichtweg keine großen Fans von sportlicher Betätigung sind. Auf der anderen Seite: Trifft Letzteres auf dich zu, dann ist eine dynamische, kraftvolle und schweißtreibende Yogastunde vielleicht das Einzige, das deine Einstellung ändern kann! Ich empfehle dir, verschiedene Stunden zu besuchen, um dir ein Bild zu machen.

Ashtanga-Yoga
Dem Ashtanga-Yoga wird oft nachgesagt, die körperlich herausforderndste Art aller Yogaformen zu sein; demnach ist es hauptsächlich empfehlenswert für dich, wenn du generell fit bist. Es entstammt einem System aus den 1930er-Jahren, das Sri K. Pattabhi Jois entwickelt und bis zu seinem Tod in seinem Yogazentrum in Südindien gelehrt hat. Das Ashtanga-Yoga nach Pattabhi Jois ist eine dynamische Yogaform, bei der eine Übung fließend mit der nächsten verknüpft wird. Obwohl Ashtanga-Yoga insgesamt sechs Sequenzen umfasst, wird in den meisten Kursen nur die erste Sequenz gelehrt. Manchmal wird Ashtanga-Yoga im Mysore-Style angeboten, bei dem die Kursteilnehmer(innen) selbstständig die Ashtanga-Sequenzen durchführen und der Lehrer oder die Lehrerin mit jedem(r) Schüler(in) individuell an den Positionen und an der Atmung arbeitet.

Hatha-Yoga
In Sanskrit bedeutet Hatha „Sonne-Mond", und ich finde, dass diese Übersetzung die Idee des Hatha-Yoga perfekt beschreibt: die Balance zu finden zwischen zwei Punkten. Die Übungen setzen sich zusammen, um sowohl körperliche Anstrengung als auch vollkommene Hingabe zu erzeugen. Das Training ist langsam und achtsam. Eine zentrale Rolle spielt auch die Atmung im Hatha-Yoga. Kurz gesagt lehrt dich das Hatha-Yoga die Bausteine des Yoga und ist demnach empfehlenswert für dich, wenn du gerade erst in die Welt des Yoga eintauchst.

Jivamukti-Yoga
Hier werden sowohl die physischen als auch die psychologischen und spirituellen Aspekte des Yoga vereint. Jivamukti ist stark und dynamisch; fließende Übungen werden mit Atemtechnik sowie mit Meditations- und

Entspannungselementen kombiniert. Um den spirituellen Geist besonders zu stimulieren, wird Jivamukti-Yoga meist zu Musik praktiziert, es wird gelegentlich etwas vorgelesen sowie in Sanskrit gesungen.

Power-Yoga (Rocket-Yoga)
Meine wohl liebste und am häufigsten praktizierte Form des Yoga! Die Kurse sind schnell, dynamisch, schweißtreibend und kraftvoll; im typischen Vinyasa-Stil werden die Bewegungen mit der Atmung synchronisiert, sodass du auf allen Ebenen herausgefordert wirst. Rocket-Yoga baut auf dem traditionellen Ashtanga-Yoga auf, zusätzlich werden jedoch Inversionen, also Umkehrungen aller Art trainiert: Kopfstände, Handstände und Unterarmstände zum Beispiel. In meinem Yogastudio in Südlondon heißt es, zum Power-Yoga brauche man am besten mindestens sechs Monate Yogaerfahrung; wenn du grundsätzlich fit und beweglich bist, kannst du aber sicher auch mit weniger Erfahrung mithalten.

Vinyasa-Flow-Yoga
Kreiert, um den Körper herauszufordern und den Geist zu beruhigen, besteht der Vinyasa-Flow („flow" bedeutet auf deutsch „fließend") aus einer Reihe an komplexen und anspruchsvollen Positionen und Übungen, die mit der Atmung synchronisiert werden. Übersetzt bedeutet „Vinyasa" die Angleichung von Übungen und Atmung; statische Übungen werden also in einen dynamischen Fluss umgewandelt. Meist beginnen Vinyasa-Flow-Kurse mit dem klassischen Sonnengruß, um dann von verschiedenen stehenden und sitzenden Übungen ergänzt zu werden und mit einer Umkehrung, zum Beispiel dem Schulterstand sowie dem traditionellen Savasana beendet werden. Wann immer ich voller Energie bin und noch keine Zeit für ein Work-out gefunden habe, kommt mir der Vinyasa-Flow wie gerufen: Es bringt mächtig ins Schwitzen!

Yin-Yoga
Als langsames, harmonisches Yoga ist es die Aufgabe des Yin-Yoga, dich zum Loslassen, Entspannen und zur Hingabe einzuladen. Die Übungen und Positionen sind simpel und werden lange gehalten: Das „Yin" im Yoga bezieht sich auf alle meditativen Positionen, die im Sitzen durchgeführt werden. Doch Yin-Yoga ist nicht nur für Anfänger und alle tendenziell Unsportlichen geeignet. Auch fortgeschrittene Yogis profitieren von dem Training, da es die Faszien, Muskeln und Sehnen vorsichtig dehnt und entspannt. Das Yin-Yoga ist also sehr achtsam; während des Trainings wirst du aufgefordert, tief in dich zu blicken und zu reflektieren, was in deinem Körper und Geist geschieht. Ob Anfänger oder Fortgeschrittene(r): Wenn du nach Wegen suchst, einen Gang runterzuschalten, deinem Körper etwas Gutes zu tun, und auf achtsame Weise entspannen möchtest, ist Yin-Yoga dein Ding.

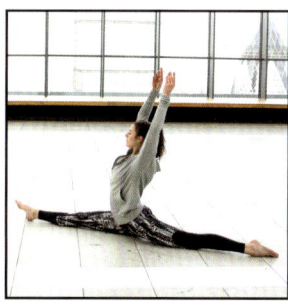

Guten Morgen, gute Nacht: Eine Vinyasa-Yogastrecke für jeden Tag

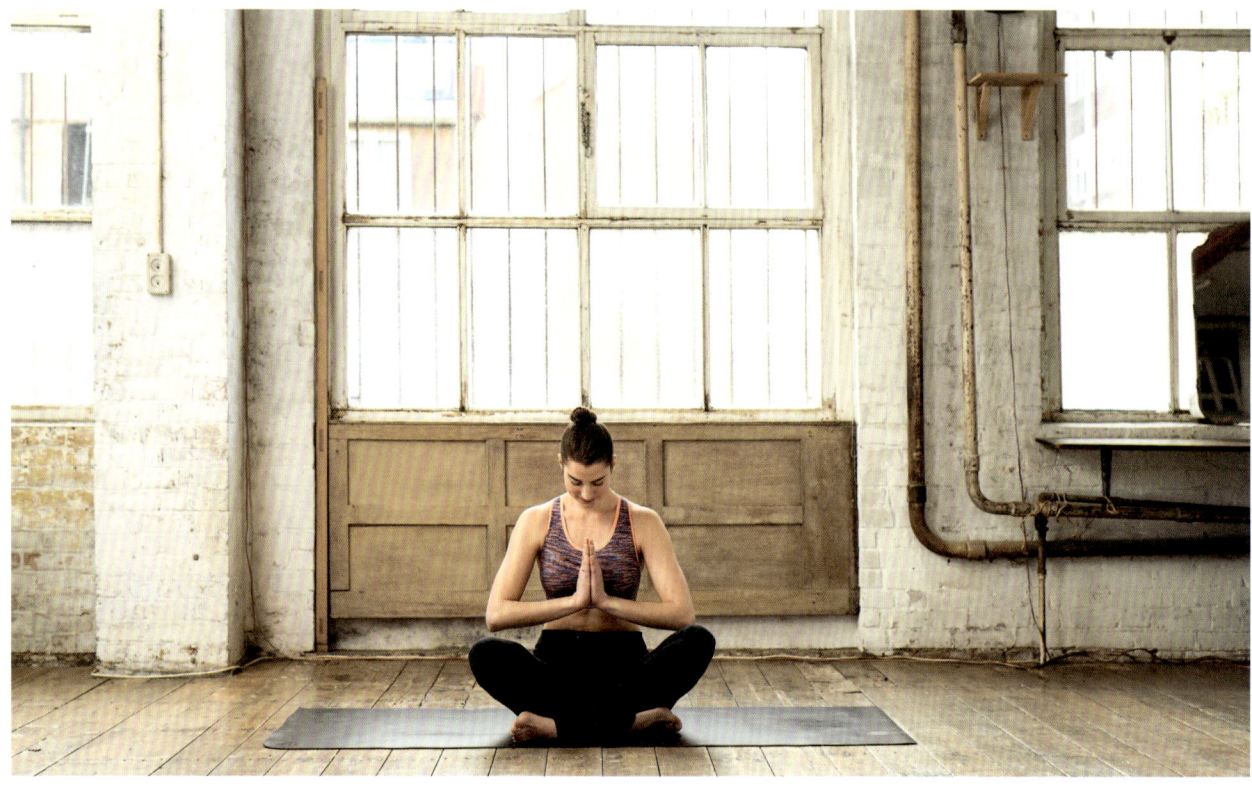

Die folgende Vinyasa-Yogastrecke ist sowohl für Anfänger als auch für Fortgeschrittene geeignet. Ich habe sie aus einer Kombination an Positionen und Übungen kreiert, die ich sowohl aus dem Vinyasa-Yoga als auch aus dem traditionellen Ashtanga-, dem Power- und Hatha-Yoga kenne. Die Yogastrecke besteht aus kräftigenden Elementen, die hauptsächlich die Rumpfmuskulatur, Beine und Arme stärken sowie aus Übungen, die deine Dehnbarkeit und Balancefähigkeit verbessern. Die Strecke endet mit der „Totenstellung" (Savasana), dem klassischen finalen Entspannungselement des Ashtanga-Yoga.

Vorbereitung: Ujjayi-Atemübung

Schneider- oder Lotussitz einnehmen, die Hände ruhen auf den Knien. Augen und Mund schließen, dann durch beide Nasenlöcher tief in den Brustkorb einatmen. Stelle dir dabei vor, du hättest ein drittes Nasenloch in deinem Hals, mit dem du einen sanften Ton erzeugst. Halte die Luft für eine Sekunde ein, dann atme auf die gleiche, rauschende Art gleichmäßig wieder aus. Das Geräusch erinnert ein wenig an das Meeresrauschen; atme auf diese Weise eine Minute lang gleichmäßig ein und aus, um im Körper Wärme zu erzeugen und den Geist zu beruhigen.

Falte die Hände vor dem Herzen und lege deine Intention fest (Bild oben).

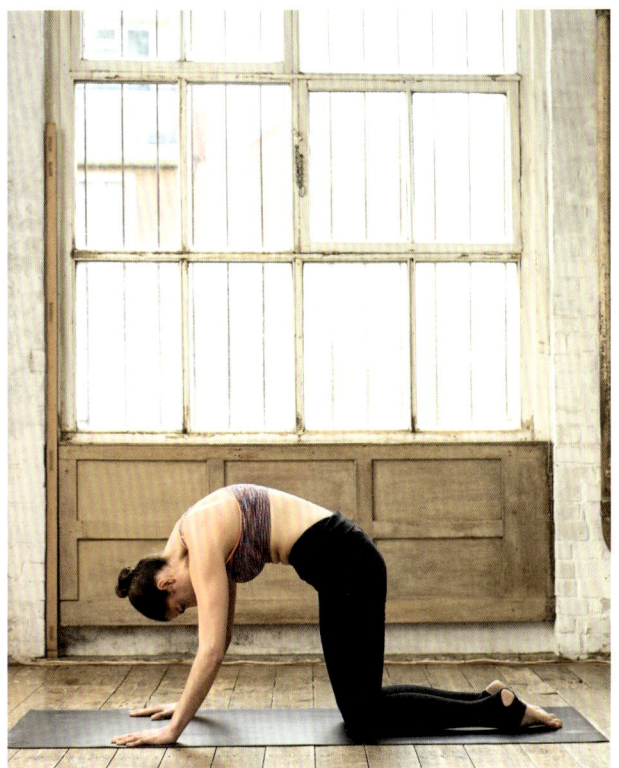 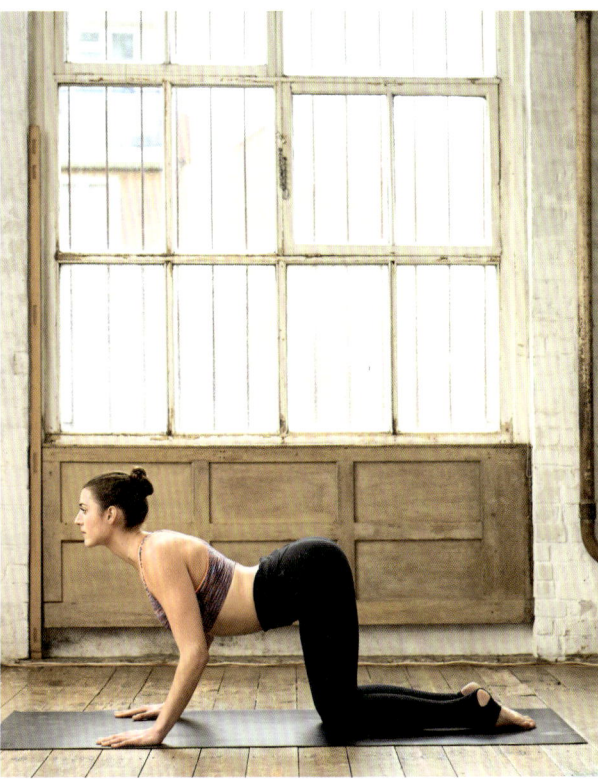

Katze / Kuh (Marjaryasana / Bitilasana)

Auf alle viere kommen, die Füße flach auf den Boden legen, Hände senkrecht in einer Linie unter den Schultern platzieren. Einatmen, dabei den Rücken rund machen und das Kinn in Richtung Brust führen (Katze; Bild links). Beim Ausatmen den Bauchnabel in Richtung Boden drücken und die Schultern in die entgegengesetzte Richtung ziehen (Kuh; Bild rechts). 3-mal wiederholen.

Hitze erzeugen

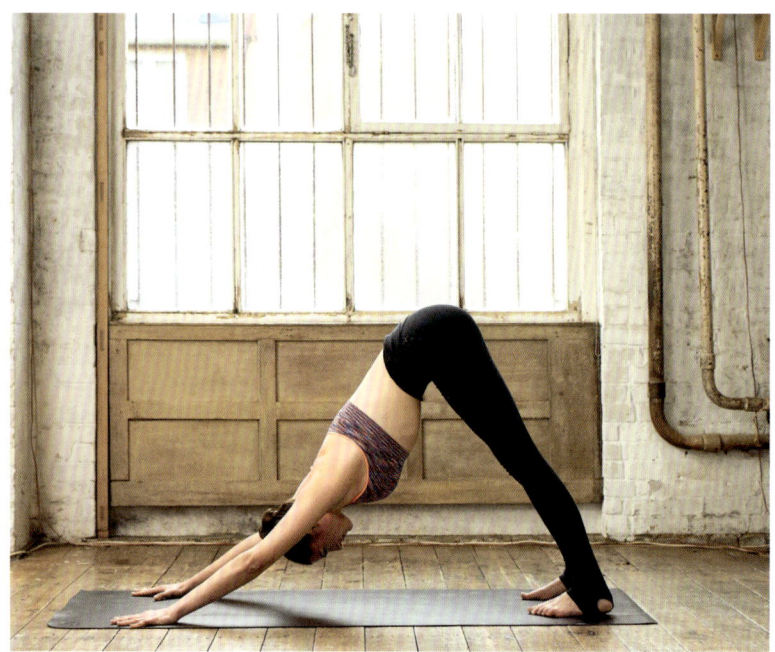

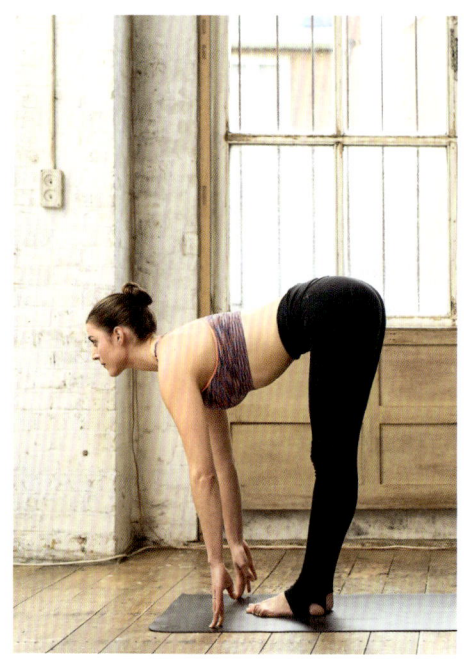

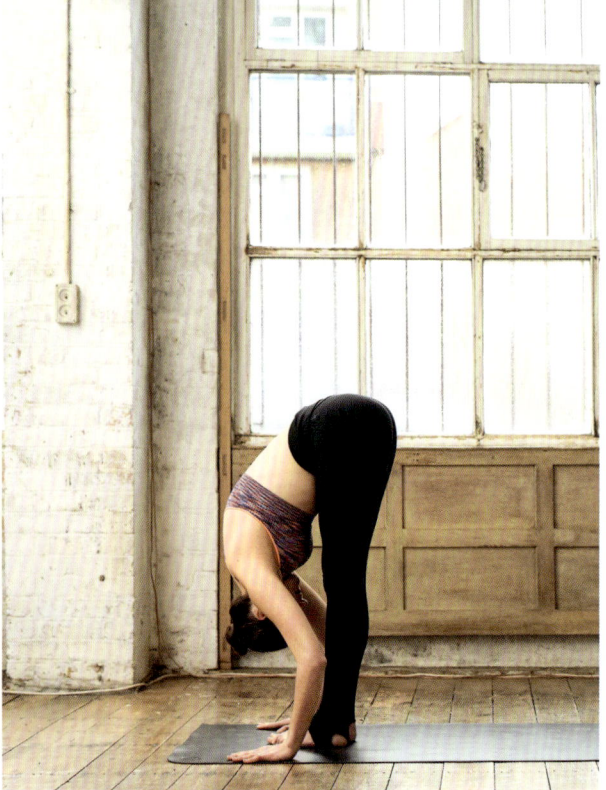

Herabschauender Hund (Adho Mukha Svanasana)

Von der letzten Kuh-Position die Zehen auf dem Boden aufstellen, Knie vom Boden heben und den Körper in die Form eines umgedrehten „Vs" bringen – den herabschauenden Hund. Becken nach oben drücken, Hände flach auf den Boden legen, Finger weit spreizen, Arme und Oberkörper in eine gerade Linie bringen, Schultern weg vom Körper rollen. Beine durchstrecken. Fersen in Richtung Boden drücken. Fünf Atemzüge halten (Bild oben links).

Jetzt erst das rechte, dann das linke Bein zwischen die Hände führen, die Wirbelsäule strecken und beim Einatmen nach vorne schauen (Ardha Uttanasana; Bild oben rechts).

Beim Ausatmen die Stirn zum Schienbein bringen und die Wirbelsäule leicht einrollen (Uttanasana; Bild unten).

Oberkörper aufrichten, Arme und Blick nach oben richten, Handflächen zeigen zueinander. Beim Ausatmen die Hände vor dem Herzen falten oder seitlich vom Körper ausstrecken, die Handflächen zeigen nach vorne (Samasthiti, Bild Seite 57).

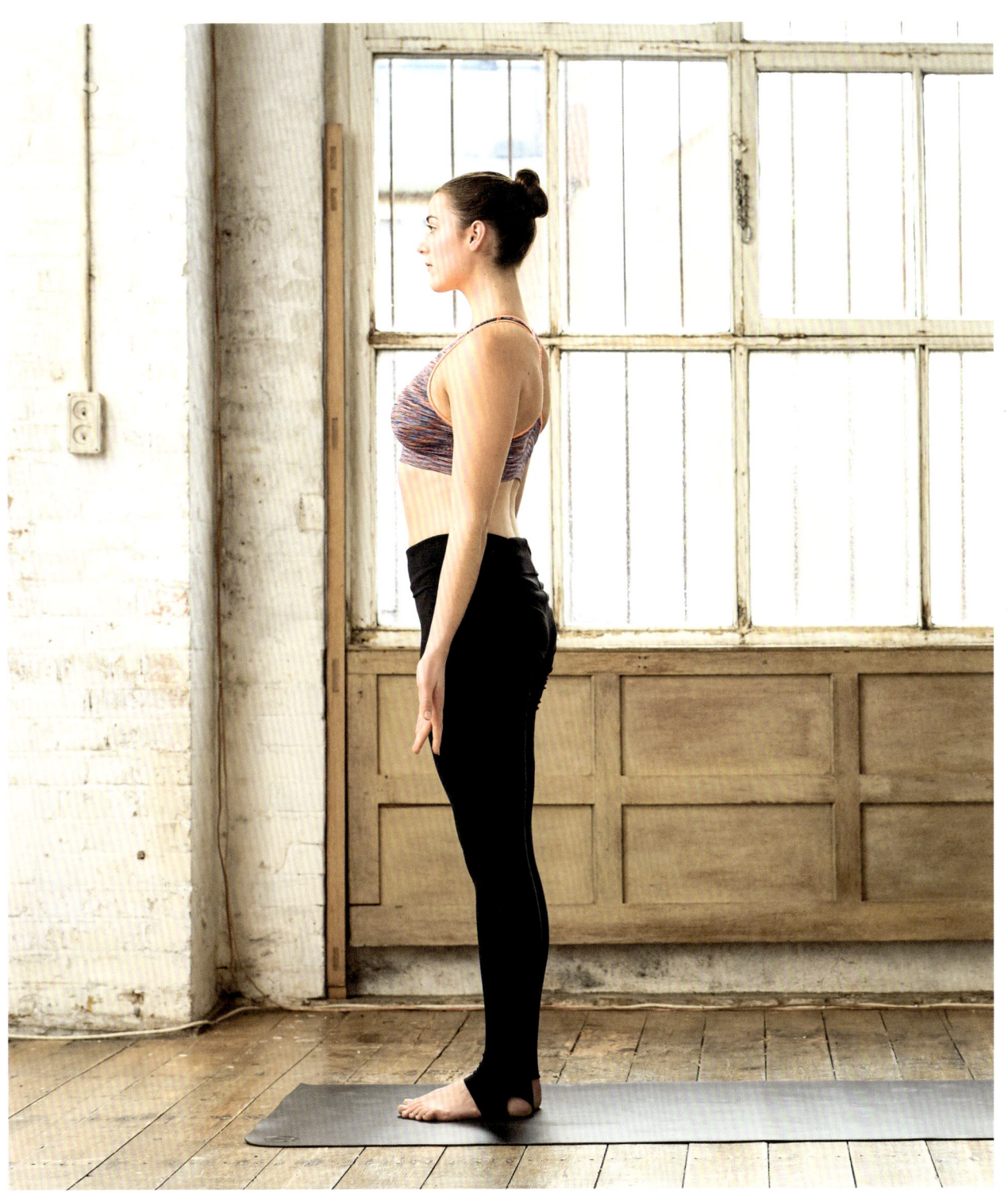

Eine Vinyasa-Yogastrecke für jeden Tag | 57

Sonnengruß A

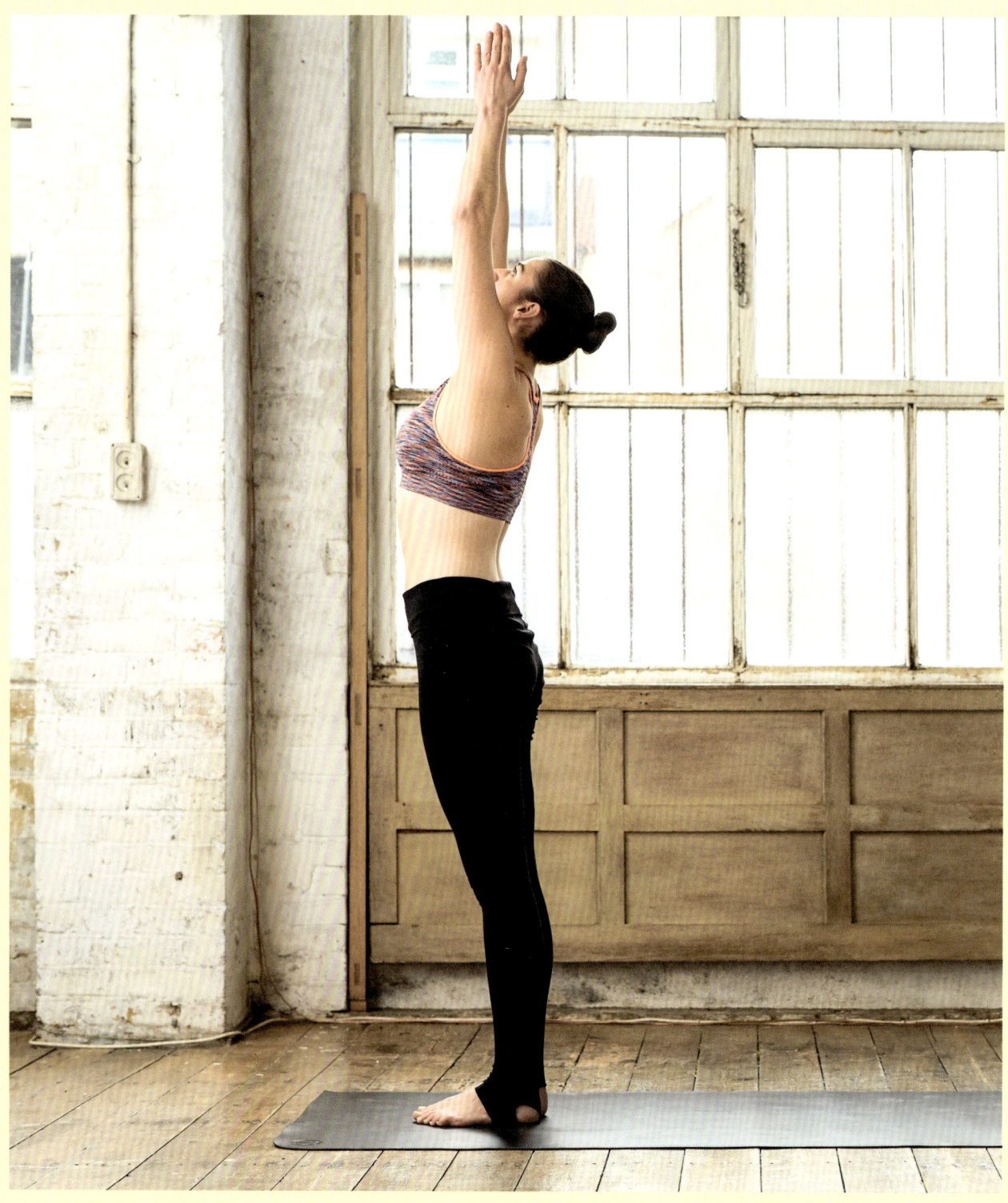

Sonnengruß A (Surya Namaskara A)

Einatmen und die Arme über den Kopf heben, der Blick folgt den Händen (Bild Seite 58). Ausatmen und den Oberkörper nach vorne fallen lassen, die Hände vor den Füßen platzieren. Einatmen, dabei die Wirbelsäule strecken und nach vorne schauen (Ardha Uttanasana, siehe Seite 56). Dann ausatmen und die Stirn zum Schienbein bringen (Uttanasana, siehe Seite 56).

Das Gewicht auf die Hände verlagern und mit den Beinen in eine Liegestütz-Position springen oder erst einen, dann den anderen Fuß nach hinten bringen (Bild oben).

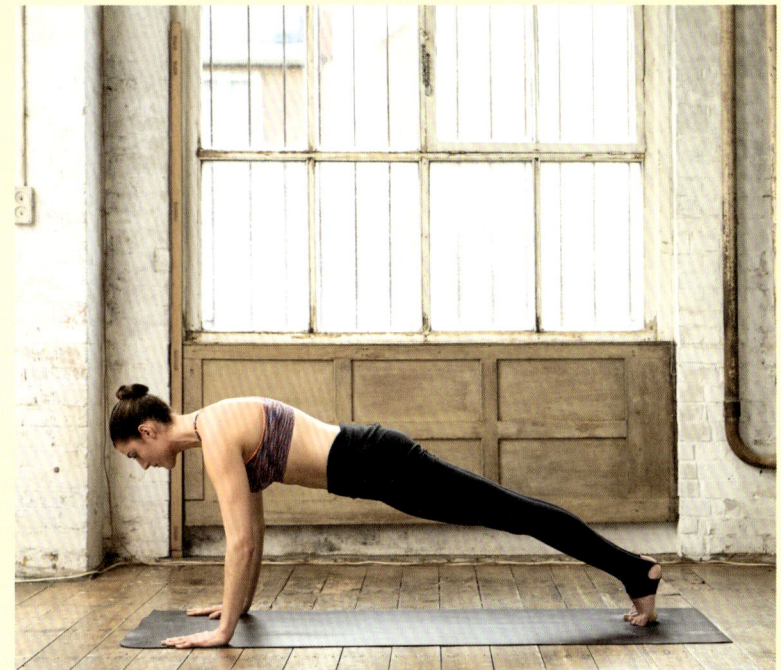

Ein Vinyasa durchführen: Aus der Liegestütz-Position den Körper in einer geraden Linie absenken (Chaturanga Dandasana, Bild mittig).

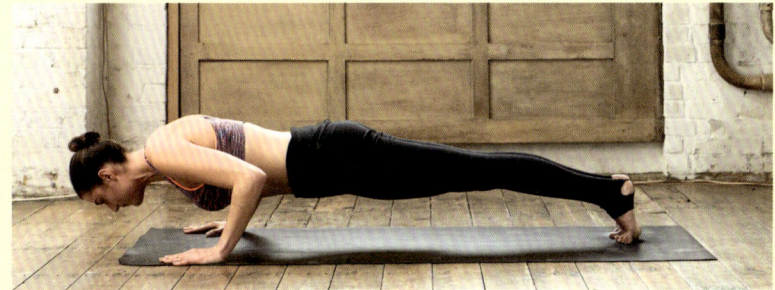

Dann den Oberkörper durch Strecken der Arme aufrichten in den heraufschauenden Hund (Urdhva Mukha Svanasana). Dabei nach vorne oben schauen, die Oberseiten der Füße berühren den Boden (Bild unten).

Von hier aus den Oberkörper in den herabschauenden Hund bringen (siehe Seite 56) und fünf Atemzüge halten. Mit den Füßen zwischen die Hände springen, einatmen, dabei den Rücken strecken und nach vorne schauen (Ardha Uttanasana, siehe Seite 56), dann ausatmen und die Stirn zum Schienbein bringen (Uttanasana, siehe Seite 56). Den Körper aufrichten, nach oben schauen und die Arme vor dem Herzen falten oder seitlich ausstrecken (Samasthiti, siehe Seite 57).

Sonnengruß A 3- bis 5-mal wiederholen.

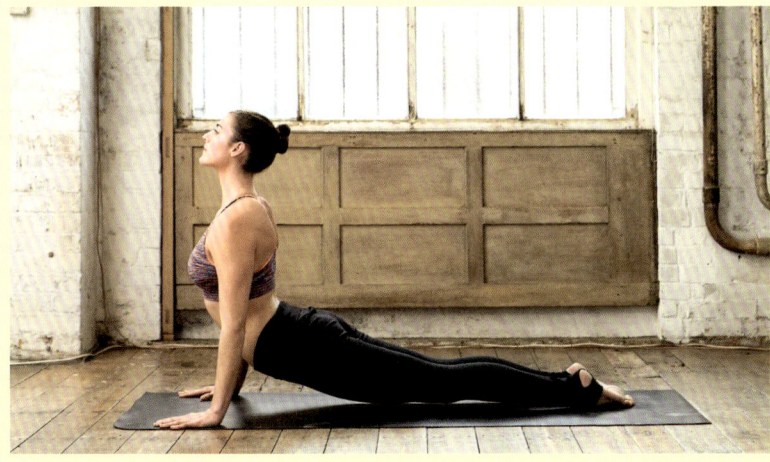

Sonnengruß B

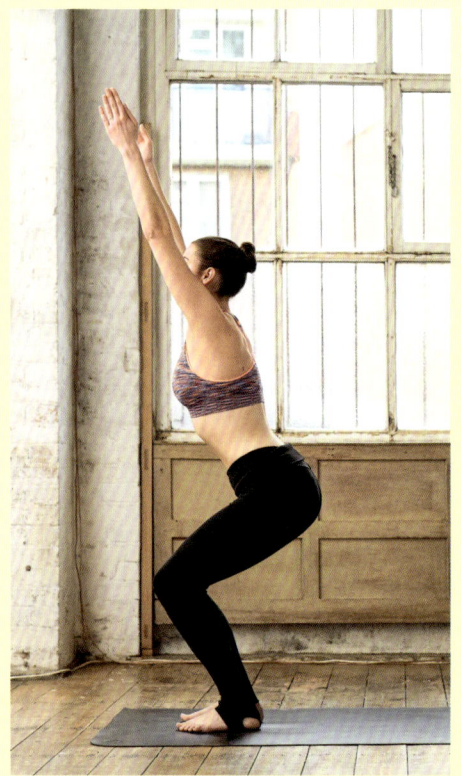
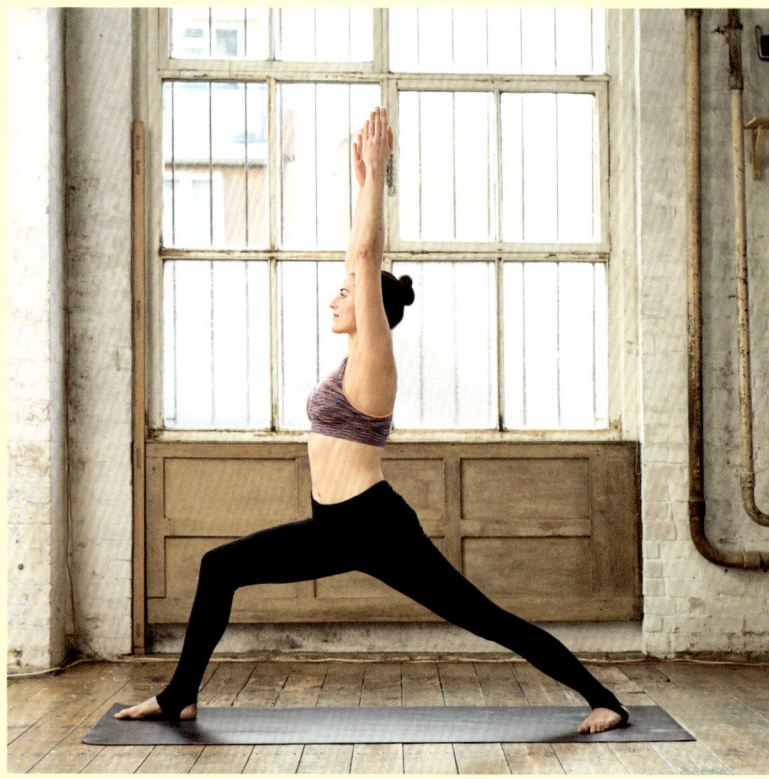

Sonnengruß B (Surya Namaskara B)

Aus Samastithi (siehe Seite 57) das Gesäß tief herab senken in die Stuhl-Position (Utkatasana, Bild links). Beim Einatmen die Arme seitlich der Ohren nach oben ausstrecken. Beim Ausatmen die Arme neben die Füße auf dem Boden platzieren und wie beim Sonnengruß A fortfahren – Ardha Uttanasana, Uttanasana, Liegestütz-Position, Chaturanga Dandasana, herabschauender Hund. Dann das rechte Bein nach vorne und den Fuß zwischen die Hände bringen. Jetzt die Arme und den Oberkörper anheben, der hintere (linke) Fuß nimmt einen 60°-Winkel ein. Arme seitlich der Ohren in die Luft strecken (Krieger 1, Bild rechts) und einen Atemzug halten, dann die Arme wieder auf den Boden bringen, ein Vinyasa durchführen und die Übung mit dem linken Bein wiederholen.

Ein weiteres Vinyasa durchführen bis zum herabschauenden Hund, hier fünf Atemzüge verharren. Mit den Füßen zwischen die Hände springen, erneut die Stuhl-Position (Utkatasana) einnehmen. Einen Atemzug halten, dann den Sonnengruß B 3-mal wiederholen, zuletzt die Stuhl-Position fünf Atemzüge halten.

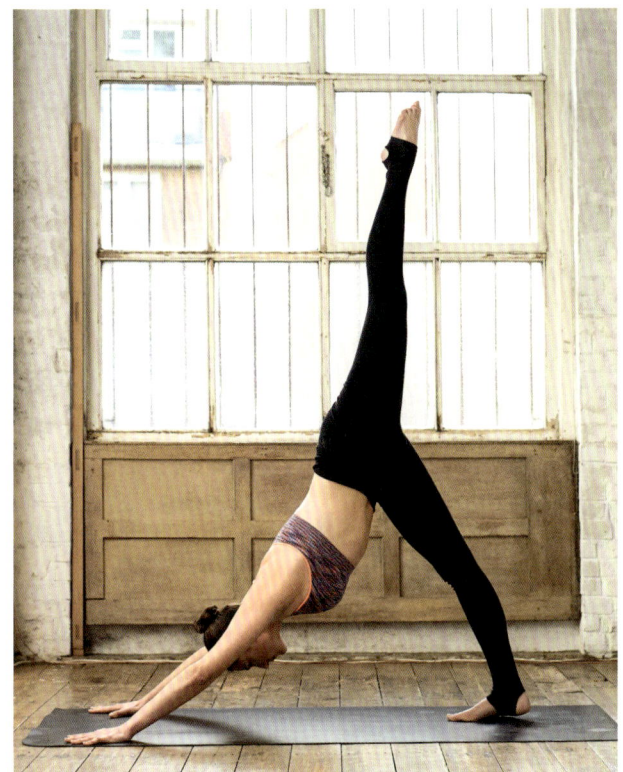 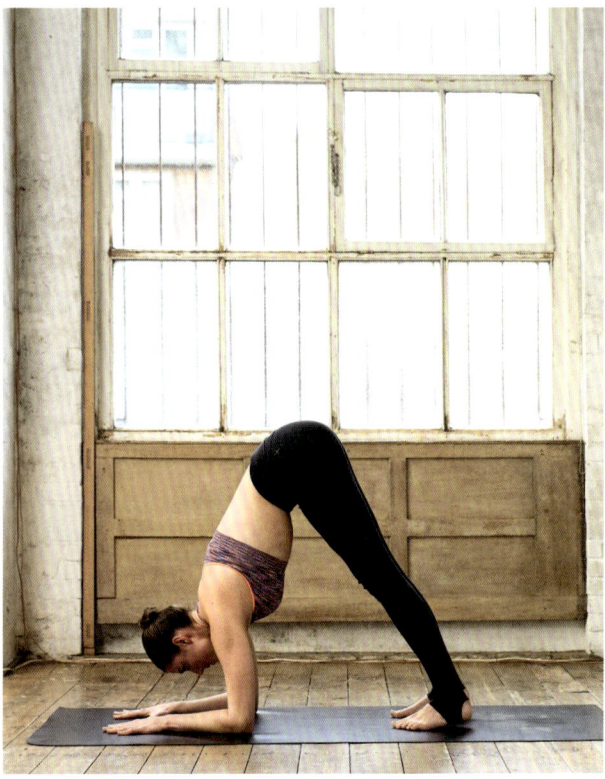

Einbeiniger herabschauender Hund (Eka Pada Adho Mukha Svanasana)

Sonnengruß A bis zum herabschauenden Hund wiederholen, dann das linke Bein hoch in die Luft strecken, einen Atemzug halten. Nun das Knie zum Kinn führen, Schultern runden und Kopf in Richtung Brust senken. Das Bein wieder nach oben ausstrecken, jetzt zum linken Oberarm führen, dabei den Oberkörper so tief wie möglich in einer geraden Linie in Richtung Boden herabsenken. Das Bein erneut nach oben ausstrecken, jetzt diagonal zum rechten Arm führen, dann wieder nach oben ausstrecken. Die Sequenz mit dem rechten Bein wiederholen (Bild links).

Delfin-Position (Ardha Pincha Mayurasana)

Ein Vinyasa durchführen und aus dem herabschauenden Hund die Unterarme auf den Boden herabsenken. Mit den Füßen so nahe wie möglich in Richtung Ellbogen laufen, die Delfin-Position (Bild rechts) drei Atemzüge halten (optional: zunächst das rechte, dann das linke Bein nach oben ausstrecken und jeweils drei Atemzüge halten).

Stehende Positionen

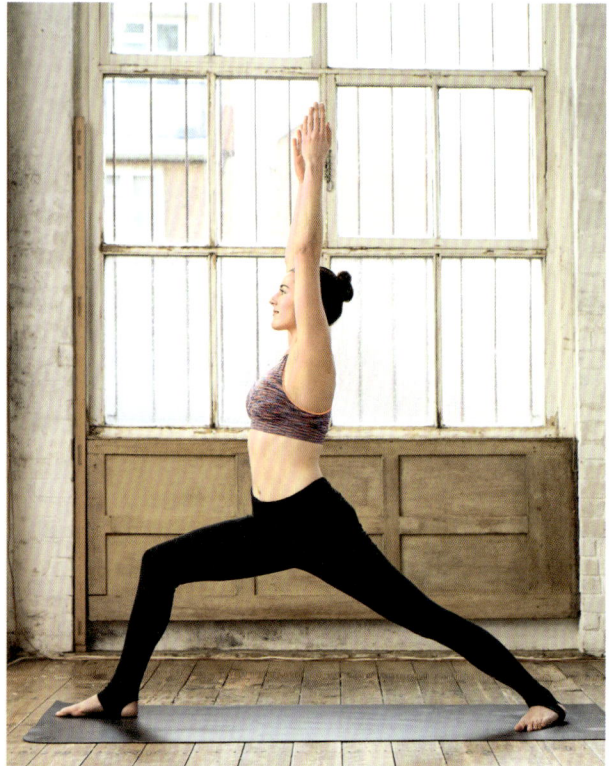 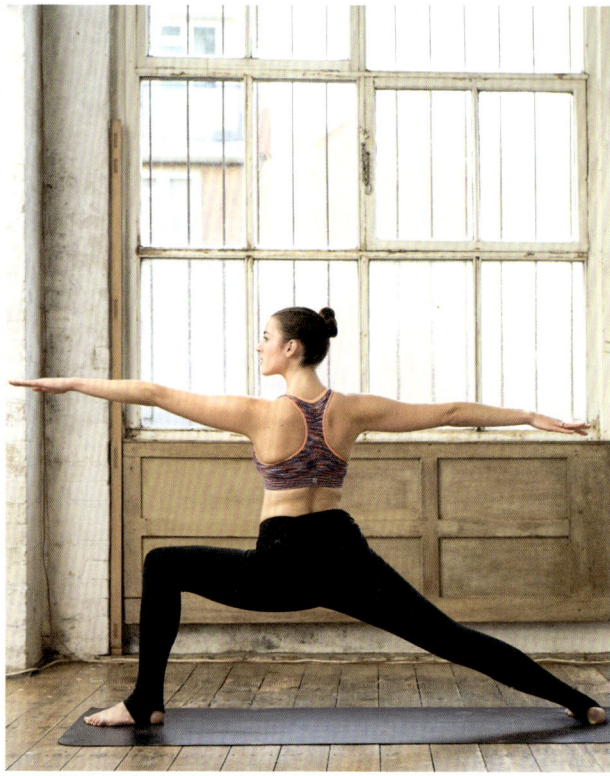

Krieger 1 und 2 (Virabhadrasana 1 und 2)

Ein Vinyasa bis zum herabschauenden Hund durchführen, das rechte Bein nach vorne führen, den Fuß zwischen den Händen platzieren. Oberkörper aufrichten, die Arme gerade nach oben strecken, der linke Fuß zeigt im 60°-Winkel nach außen. Das rechte Knie so tief wie möglich beugen, dabei darauf achten, dass das Knie in einer Senkrechte mit der Ferse bleibt. Krieger 1 (Bild links) fünf Atemzüge halten.

Den Oberkörper nach rechts drehen, die Arme seitlich ausstrecken. Der linke Fuß zeigt zur vorderen kurzen Seite der Matte, jetzt das Knie so tief beugen wie möglich, idealerweise bilden der linke Oberschenkel und der Boden eine Parallele. Krieger 2 fünf Atemzüge halten (Bild rechts).

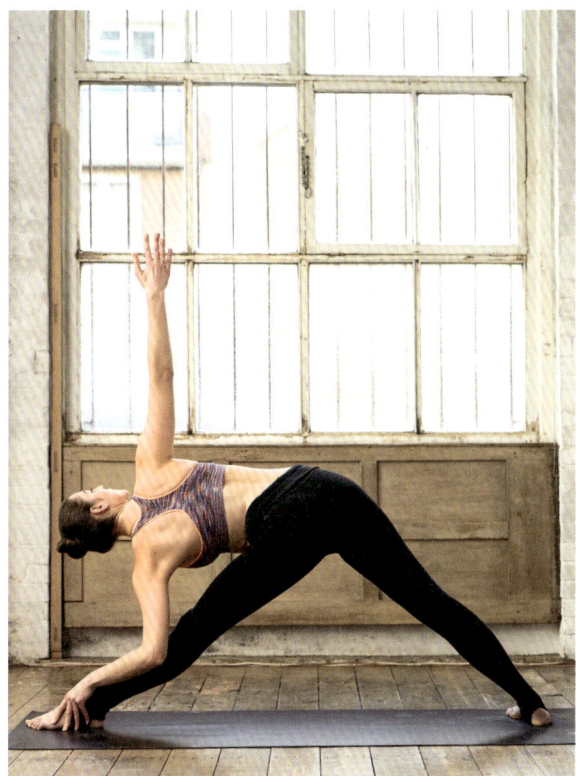 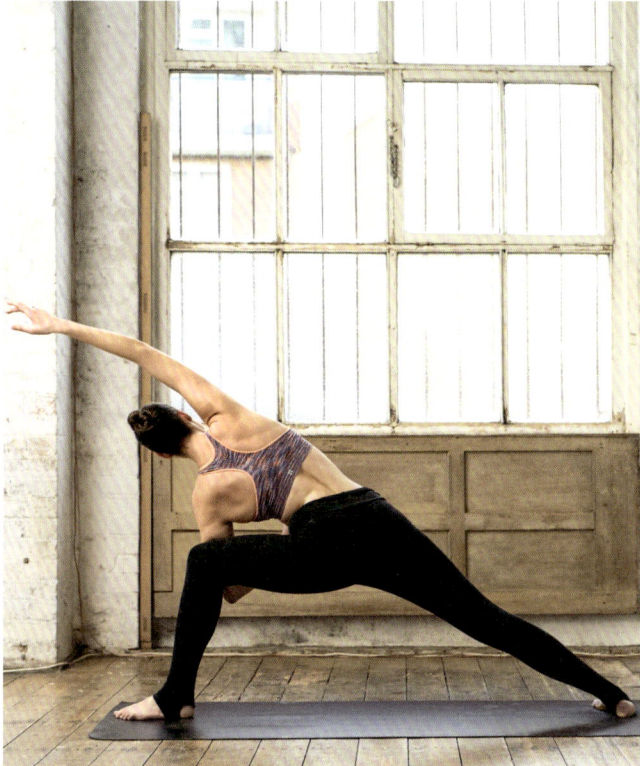

Dreieck-Position (Utthita Trikonasana)

Das vordere Bein strecken. Vom Hüftgelenk aus den Oberkörper nach vorne beugen, mit der linken Hand das Schienbein oder den Fuß fassen, der rechte Arm zeigt gestreckt nach oben. Der Blick geht über die rechte Schulter hin zur rechten Hand (Bild links). Fünf Atemzüge halten.

Gestreckte seitliche Winkelhaltung (Utthita Parsvakonasana)

Den Oberkörper zurück in den Krieger 2 aufrichten, das linke Knie beugen und den linken Arm auf den linken Oberschenkel ablegen oder zur Außenseite des Fußes führen. Rechten Arm über den Kopf nach vorne strecken (Bild rechts). Fünf Atemzüge halten.

Oberkörper aufrichten in einen weiten Ausfallschritt, Arme und Rumpf zeigen nach vorne.

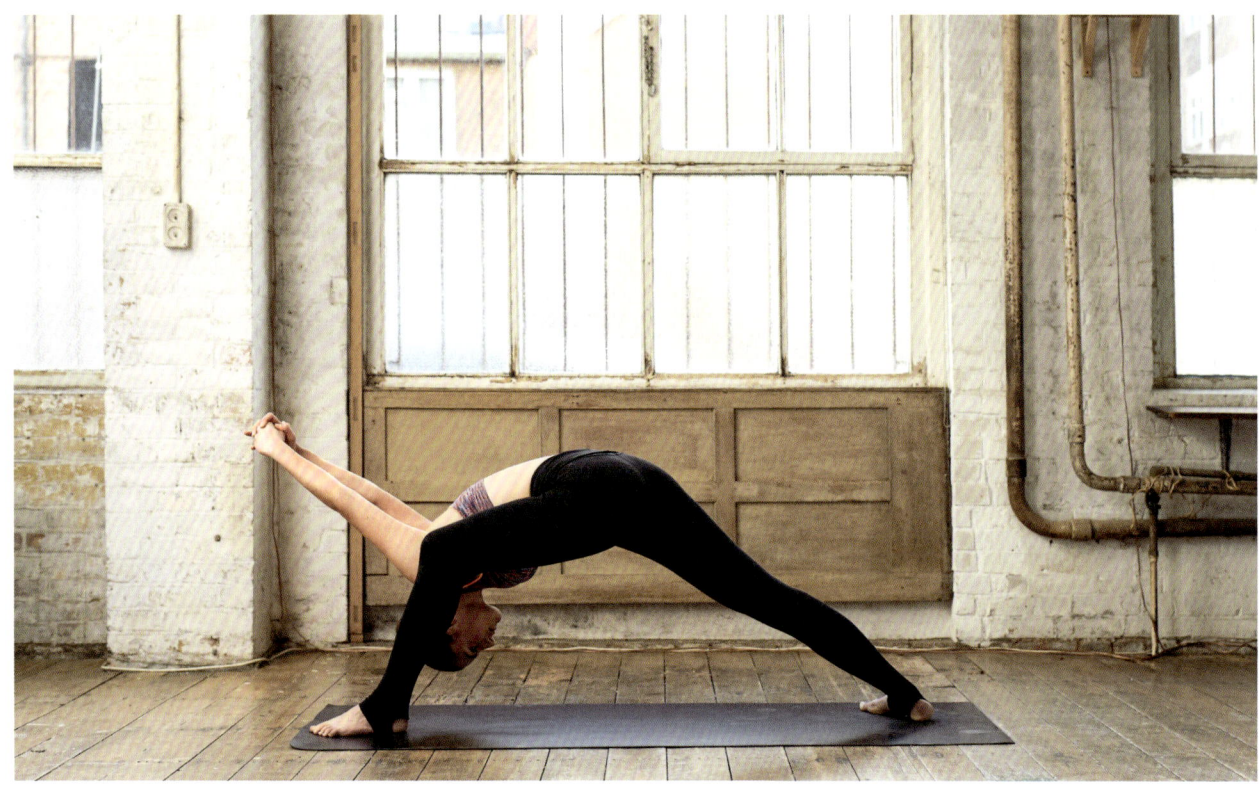

Krieger-1-Variation – der „bescheidene Krieger" (Baddha Virabhadrasana)

Die hintere Ferse im 60°-Winkel auf den Boden bringen, Hände hinter dem Körper verschränken, dann den Oberkörper absenken und das Kinn in Richtung Knie führen. Die Arme über den Kopf nach vorne führen und darauf achten, dass das Becken gerade und das vordere Knie parallel zur Ferse bleibt (Bild oben). Fünf Atemzüge halten.

Zurück in den weiten Ausfallschritt kommen, ein Vinyasa durchführen und nun das rechte Bein nach vorne bringen. Krieger 1 und 2, verlängerte Dreiecks-Position und Krieger-1-Variation mit dem rechten Bein vorne wiederholen.

Gedrehtes Dreieck (Parivrtta Trikonasana)

Oberkörper aufrichten, Körper um 180° drehen, sodass nun das linke Bein vorne ist. Die linke Hand auf das Steißbein legen, den rechten Arm ausstrecken. Oberkörper gerade nach vorn beugen, die linke Hand außen neben dem rechten Fuß platzieren, Blick geht über die Schulter zur rechten Hand (Bild Seite 65). Fünf Atemzüge halten. Dann die Übung mit dem anderen Bein wiederholen.

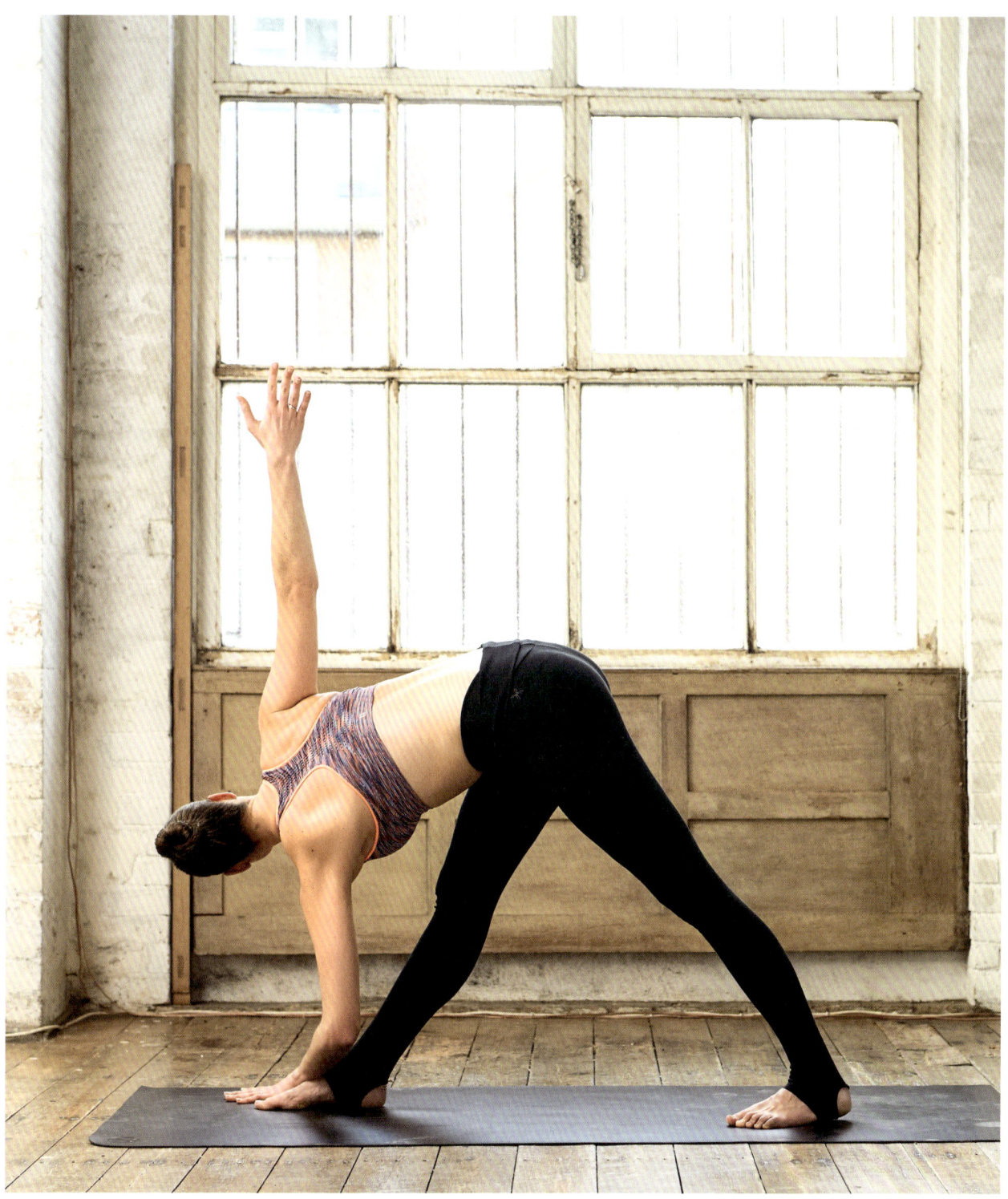

Eine Vinyasa-Yogastrecke für jeden Tag | 65

Sitzende Positionen

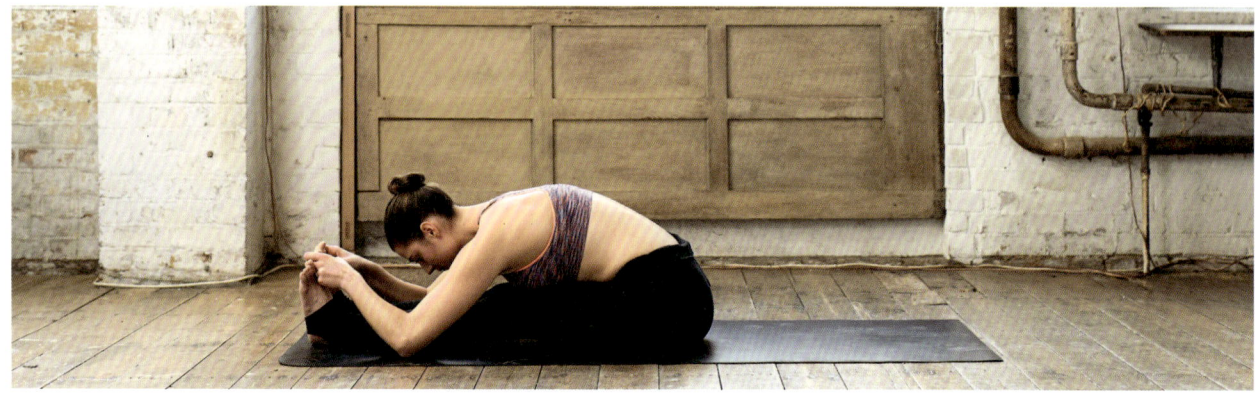

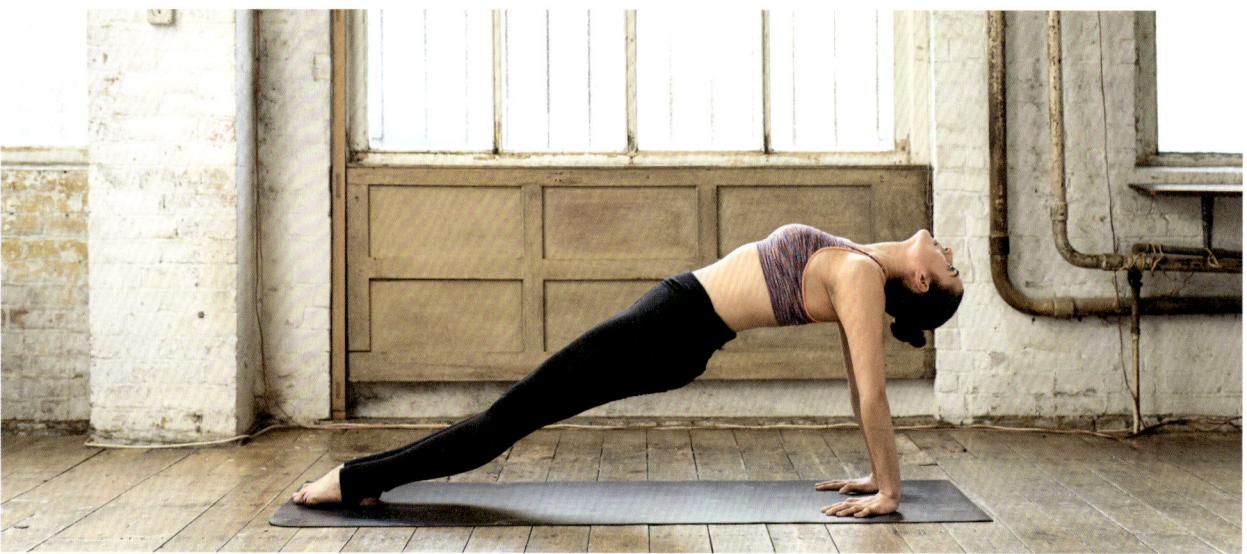

Sitzende Vorbeuge (Paschimottanasana)

Ein Vinyasa durchführen und vom herabschauenden Hund mit den Beinen durch die Arme springen und im Sitzen landen (oder zunächst einen, dann den anderen Fuß zu den Händen bringen). Beine ausstrecken, Füße anziehen. Einatmen, dann vom Hüftgelenk mit gerader Wirbelsäule nach vorne beugen. Mit Daumen und Zeigefinger den großen Zeh umschließen (oder die Außenkanten der Füße umschließen oder die Handgelenke hinter den Füßen fassen) und den Oberkörper langsam in Richtung Beine ziehen. Fünf Atemzüge halten (Bild oben).

Umgedrehtes Brett (Purvottanasana)

Zurück ins Sitzen kommen, die Hände hinter dem Körper aufstellen, Finger zeigen nach vorne. Das Gesäß langsam vom Boden heben, bis Beine und Oberkörper eine gerade Linie bilden. Den Kopf vorsichtig nach hinten fallen lassen, Beine fest zusammendrücken. Fünf Atemzüge halten (Bild unten). Langsam wieder ins Sitzen kommen. Erneut ein Vinyasa durchführen und aus dem herabschauenden Hund mit den Beinen durch die Arme erneut ins Sitzen springen.

Positionen aus Rückenlage

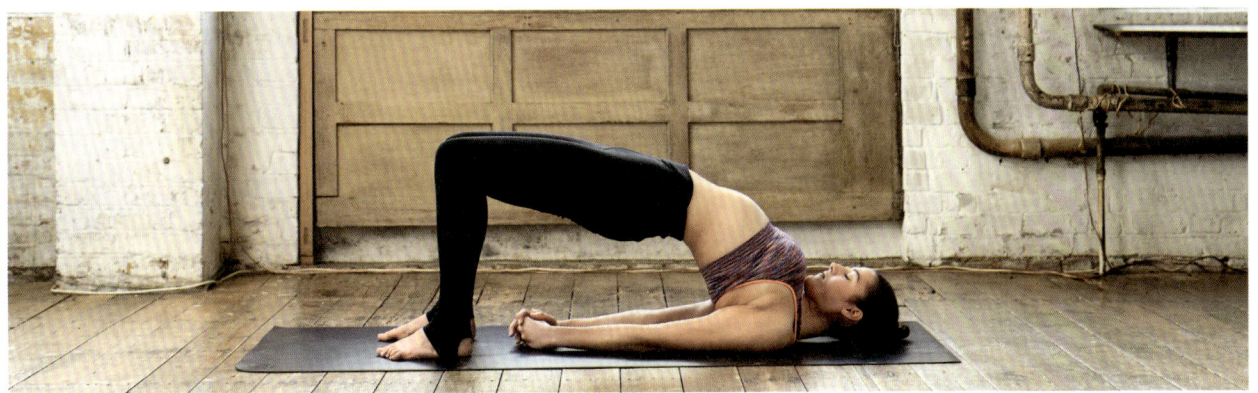

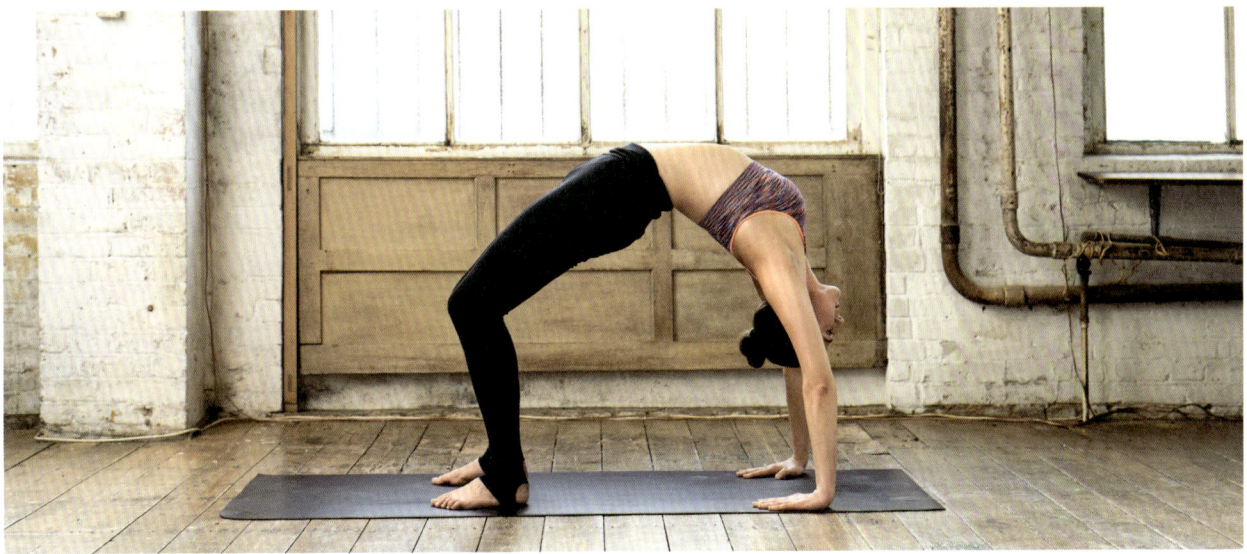

Brücke (Setu Bandha Chakrasana) oder Rad (Chakrasana)

Wirbel für Wirbel abrollen, bis du flach auf dem Boden liegst. Beine anwinkeln und die Füße so nah wie möglich am Körper aufstellen, Fersen mit den Fingerspitzen berühren. Langsam das Gesäß vom Boden heben, Wirbel für Wirbel anheben, bis Oberkörper und Oberschenkel eine gerade Linie bilden. Die Hände verschränken, fünf Atemzüge halten (Bild oben).

Oberkörper langsam auf den Boden bringen, 1- bis 2-mal wiederholen oder ins Rad kommen (Bild unten).

Dann die Beine vor dem Körper anwinkeln und die Knie mit den Armen an den Körper drücken. Langsam vor und zurück und von links nach rechts rollen, um die Wirbelsäule zu entlasten.

Umkehrung (Inversion)

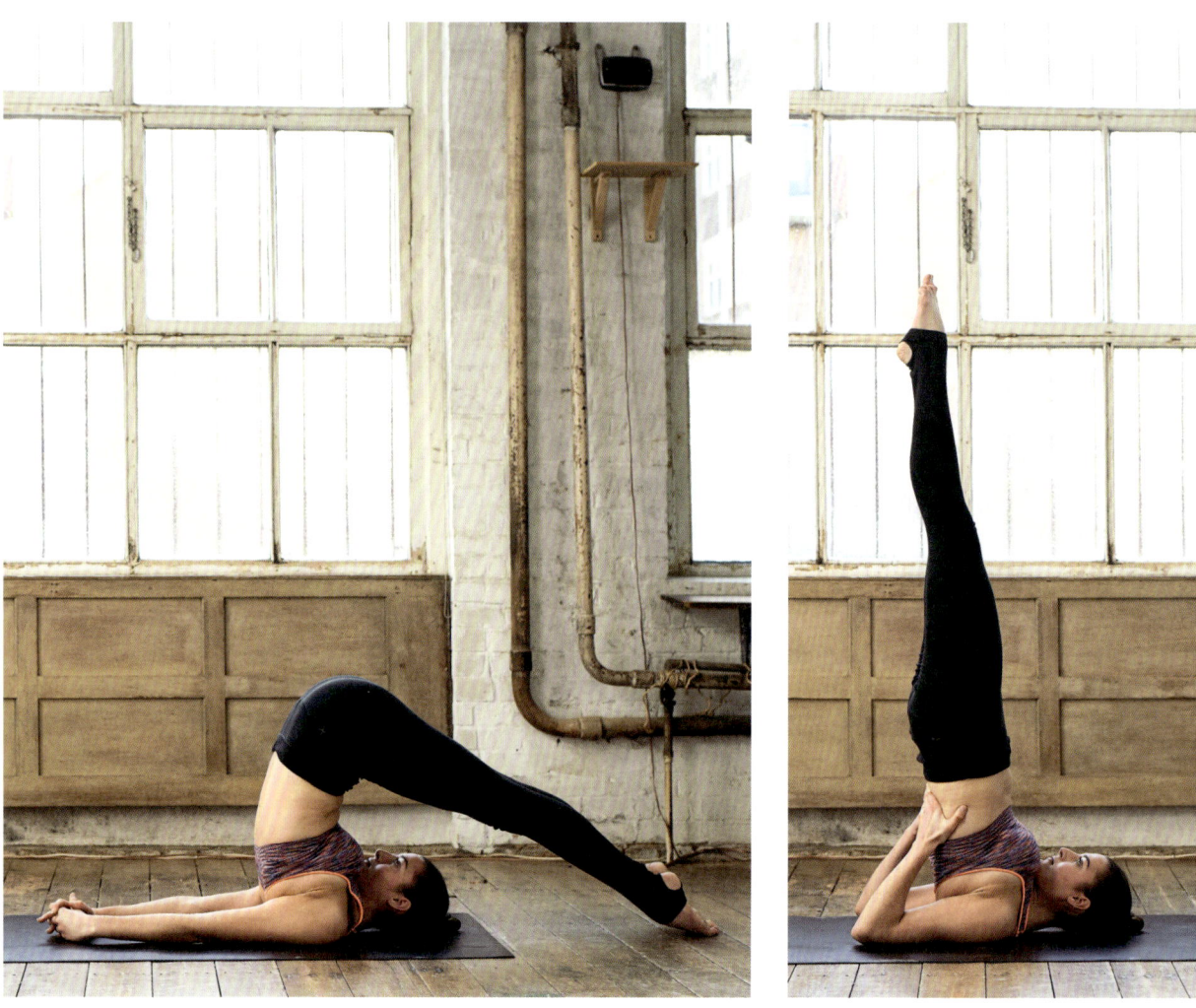

Schulterstand (Salamba Sarvangasana)

Auf den Rücken legen, die Beine gestreckt über den Kopf bringen, mit den Fußoberflächen den Boden hinter dem Kopf berühren. Finger unter dem Rücken verschränken (Bild links). Fünf Atemzüge halten. Jetzt die Hände zum unteren Rücken führen und die Beine langsam senkrecht nach oben ausstrecken. Zehenspitzen strecken, die Beine zusammenpressen, Bauchnabel einziehen. Den Schulterstand zehn Atemzüge halten (Bild rechts). Langsam Wirbel für Wirbel abrollen.

Alternative für Könner: In den Kopfstand gehen und zehn Atemzüge darin verharren.

Danach die Beine zurück auf den Boden führen, ein Paket formen und die Arme entspannt seitlich des Körpers auf dem Boden ruhen lassen. Diese Kind-Position fünf Atemzüge halten.

Entspannung

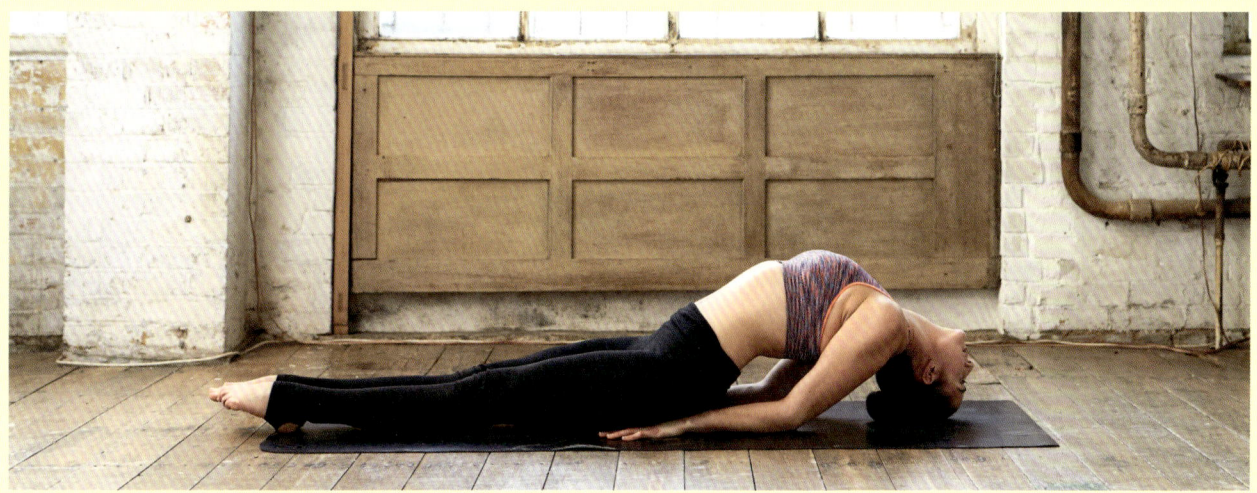

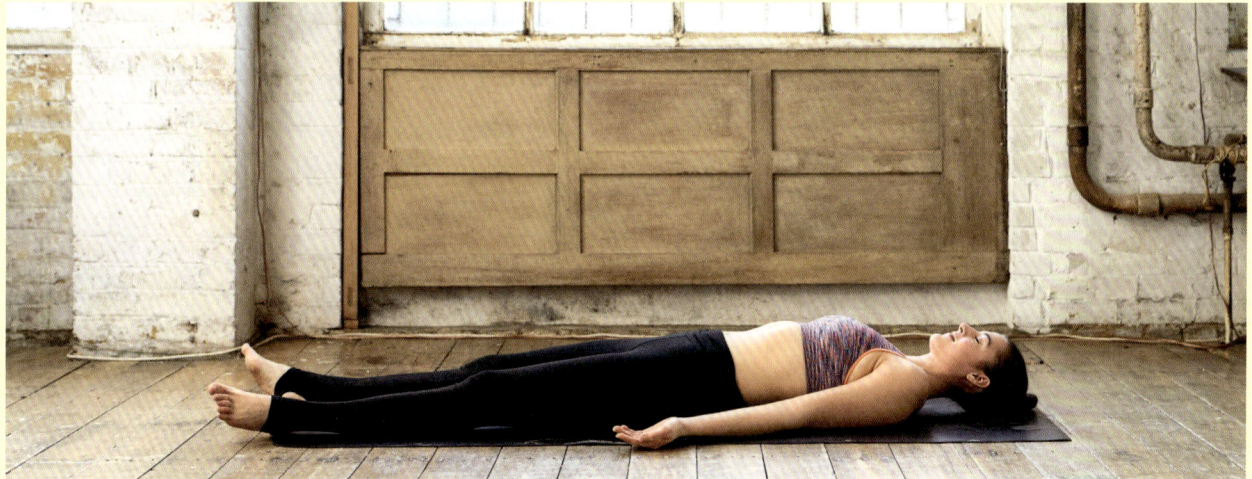

Fisch-Position (Matsyasana)

Die Hände unter dem Gesäß auflegen, Beine und Füße ausstrecken. Oberkörper mithilfe der Arme hochdrücken, dabei den Kopf nach hinten fallen lassen und mit dem Scheitel den Boden berühren. Den Brustkorb so weit wie möglich öffnen (Bild oben). Fünf Atemzüge halten, dann langsam den Oberkörper zurück auf den Boden bringen.

Totenstellung (Savasana)

Auf den Rücken legen, die Arme seitlich vom Körper gestreckt, die Handflächen zeigen nach oben. Augen schließen, Füße nach außen fallen lassen, mehrmals tief ein- und ausatmen. Drei bis fünf Minuten mit geschlossenen Augen entspannen (Bild unten).

Einatmen, ausatmen: Eine einfache Atemübung für mehr Entspannung im Alltag

Eine flache Atmung, bei der wir wortwörtlich nach Luft schnappen, oft bedingt durch Stress, Nervosität oder Angst, kann zu schnellem Herzklopfen und dadurch zu Benommenheit, Schwächegefühl und, im schlimmsten Fall, zur Hyperventilation führen. Ich selbst habe lange und oft mit Flachatmung zu kämpfen gehabt und kann bis heute nicht ausschließen, dass mein Herz zu rasen anfängt, wenn ich erschrocken, gestresst, besorgt oder verängstigt bin. Durch Yoga und Meditieren habe ich meine Atmung schon sehr viel besser verstehen und verbessern können, und ich habe gelernt, dass selbst die simpelste Atemübung helfen kann, mich an einem turbulenten Tag ein paar Minuten lang auszuklinken, tief durchzuatmen und einen kühlen Kopf zu bewahren.

Führe die folgende Atemübung durch, wann immer du das Gefühl hast, dein Atem ist schneller und flacher als gewöhnlich, egal ob das mehrmals täglich oder bloß alle paar Wochen vorkommt.

Setze dich in den Schneider- oder Lotussitz, die Augen geschlossen, Gesicht und Schultern entspannt. Lasse die linke Hand auf dem linken Knie ruhen, und halte die rechte Hand vor das Gesicht. Schließe den Mund, und dann schließe das rechte Nasenloch mit dem Zeigefinger. Atme tief ein durch das linke Nasenloch, halte den Atem für eine Sekunde, verschließe das linke Nasenloch und atme dann langsam durch das rechte Nasenloch wieder aus. Atme tief durch das rechte Nasenloch ein, halte den Atem eine Sekunde, indem du beide Nasenlöcher geschlossen hältst und atme dann wieder durch das linke Nasenloch aus. Fahre so fort wie zuvor: einatmen, einhalten, ausatmen; mit dem Daumen das andere Nasenloch schließen: einatmen, einhalten, ausatmen.

Fülle deine Lungen mit jedem Atemzug mit mehr Luft und spüre, wie der ruhige, regelmäßige Atem deinen Körper reinigt. Sitze einfach so da und atme; konzentriere dich nur auf deine Atmung, lasse den Geist nicht abdriften und beobachte, was in deinem Körper geschieht, wie er mit jedem Atemzug mehr zur Ruhe kommt.

Fahre fort, solange es sich gut für dich anfühlt – zwei Minuten, drei, fünf … – und öffne dann langsam wieder beide Nasenlöcher, den Mund und die Augen.

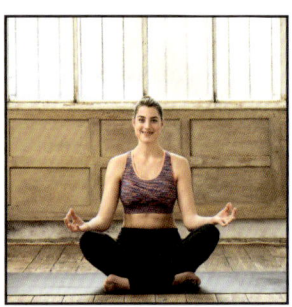

Checkliste: Was du heute tun kannst, um gesünder und achtsamer zu werden

Versuche, **täglich ungefähr zur gleichen Zeit** aufzustehen und ins Bett zu gehen.

Starte richtig in den Tag: Statt Mails zu checken, nimm dir drei Minuten Zeit für einen achtsamen Start. Denke an etwas, wofür du dankbar bist oder an etwas, worauf du dich freust, und lege deine Intention für den Tag fest.

Trinke über den Tag verteilt **mindestens zwei Liter** Wasser oder Kräutertee.

Reinige die Zunge morgens mit einem Zungenschaber. So werden Bakterien, Essensreste und tote Zellen entfernt.

Erlaube deinen Augen regelmäßig Auszeiten von Bildschirmen und schaue so oft wie möglich in die Ferne.

Gehe jeden Tag an der frischen Luft spazieren, auch wenn bloß für ein paar Minuten.

Übe dich in Aufmerksamkeit und Selbstreflexion: Beobachte, wie du mit bestimmten Situationen umgehst und dich anderen gegenüber verhältst. Das erlaubt es, Verhalten, Einstellungen und Gewohnheiten zu überdenken.

Entschleunige dich: Schalte bewusst einen Gang zurück, wenn du dich das nächste Mal dabei ertappst, dich aus reiner Gewohnheit zu beeilen – beim Essen, beim Beantworten von Mails, beim Einkauf ... – und schaue, was passiert, wenn du dir mehr Zeit lässt (nämlich: nichts).

Hilf anderen: Selbstloses Handeln kann unser Wohlbefinden verbessern. Frag den alten Nachbarn, ob er Hilfe benötigt; biete dem Kollegen an, ihm Arbeit abzunehmen; übernimm den Abwasch für deinen Mitbewohner, der morgens früh das Haus verlassen musste. Indem wir anderen einen Gefallen tun, tun wir auch uns selbst Gutes.

Nimm **maximal zwei Stunden** bevor du zu Bett gehst die letzte Mahlzeit ein, um deine Schlafqualität zu verbessern.

Gewöhne dir eine „**Gute-Nacht-Routine**" an: Lasse den Tag Revue passieren, dehne Rücken, Faszien, Muskeln und Sehnen und massiere Verspannungen weg.

Schlafe bei geöffnetem Fenster.

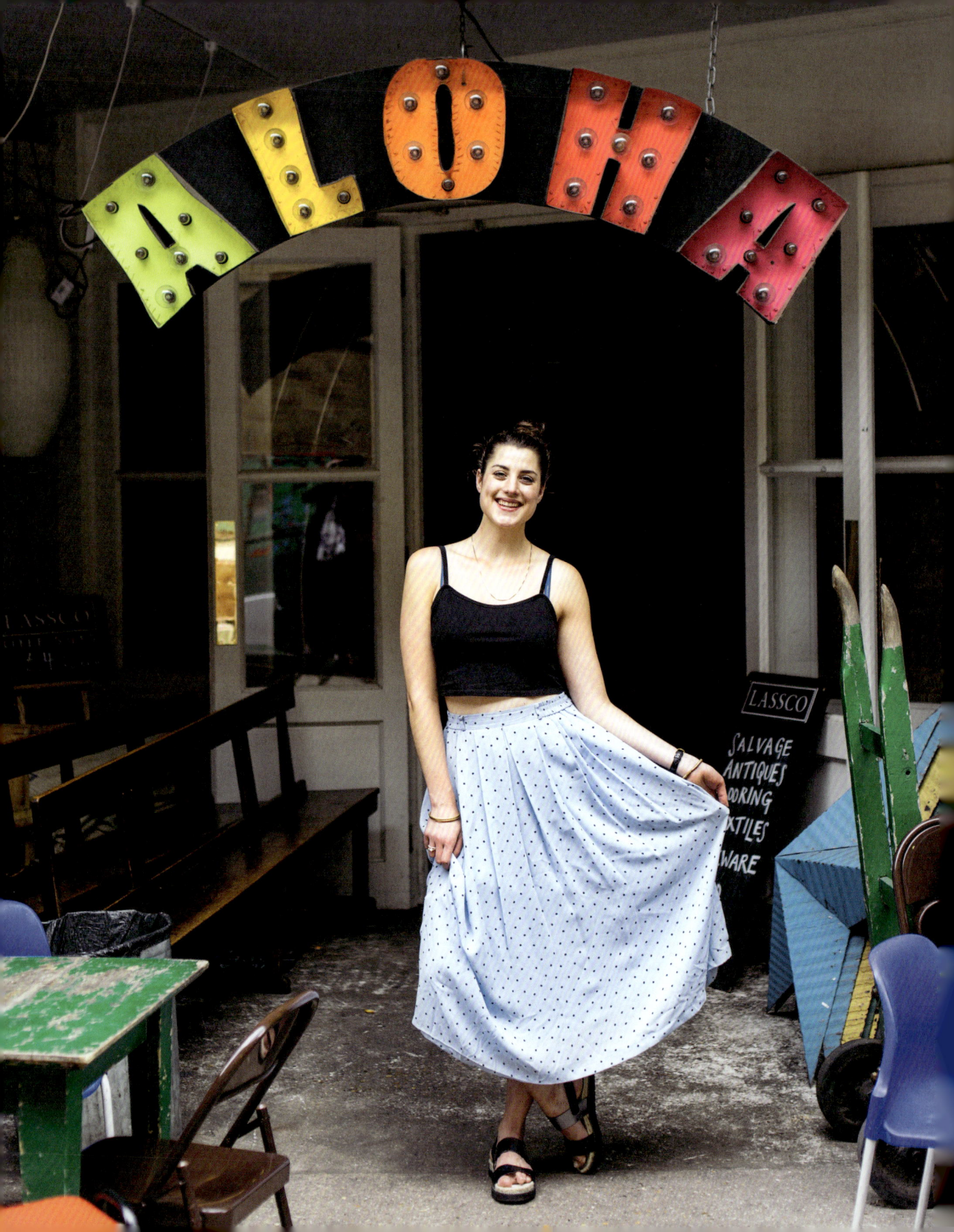

Happiness

Soweit ich es aus eigener Erfahrung und meinem Umfeld beurteilen kann, sind Selbstbewusstsein und eine positive Lebenseinstellung oft die natürliche Konsequenz eines gesunden, achtsamen Lebensstils. Nichtsdestotrotz bin ich mir bewusst, dass das eine mit dem anderen nicht zwingend Hand in Hand geht. Wer krampfhaft versucht, „gesund" zu leben, der kann schnell in einen Strudel der Zwanghaftigkeit geraten, in dem Überehrgeiz, ein starker Wille und die von mir in diesem Buch so oft angepriesene Routine zu Frustration führen können. Besonders seit ich in London lebe, fühle ich mich häufiger von derartiger Energie umgeben als zuvor in meinem Leben. Menschen, die scheinbar das „perfekte" Leben leben, die beruflich sowie privat erfolgreich sind, eine Beziehung führen und Kontakte pflegen, die gut aussehen, sich sportlich betätigen und gesund ernähren, sind hier leicht zu finden. Und doch habe ich erstaunlich viele dieser angeblich so „perfekten" Leute auf den zweiten Blick besser einzuschätzen gelernt und schnell gemerkt, dass sich hinter zu viel Perfektion leicht das Unbewegliche verbirgt. Wer dem „Leben" in seinem Leben keinen Platz lässt, der ist schnell einsam, unsicher oder traurig, das ist mein Eindruck. Deshalb liegt mir dieses letzte Kapitel so besonders am Herzen – weil es hin und wieder nichts Wichtigeres gibt, als einfach mal locker zu lassen, etwas Verrücktes zu machen, alle Pläne über den Haufen zu werfen, nachts um zwei singend durch die Straßen zu laufen und vor lauter Lachen kaum Luft zu bekommen.

Mein eigenes Lebensziel ist es, glücklich zu sein, und ich glaube fest daran, dass eine positive Einstellung das Fundament ist für ein ausgeglichenes, glückseliges Leben. Selbstverständlich ist es mindestens genauso erstrebenswert, gesund zu sein und das auch zu bleiben, doch während wir im Krankheitsfall oft leider keinen Einfluss auf unseren Zustand haben, so können wir für ein gesundes mentales Wohlbefinden immerhin an unserer Haltung dem Leben gegenüber arbeiten.

Alles Kopfsache

Wann immer mich jemand fragt, ob ich glücklich bin, lautet meine Antwort: Ja, das bin ich. Selbstverständlich gibt es Tage, an denen das mehr zutrifft als an anderen; an einem sonnigen Samstagmorgen auf meinem Lieblingsmarkt, in netter Begleitung und mit einem Kaffee in der Hand, bin ich glücklicher als nach einer schlaflosen Nacht, wenn gefühlt alles schiefläuft, Fristen mich einholen und ich mir über einen Streit den Kopf zermartere. Doch tief in mir drin, und das ist der Clou, bin ich glücklich, bedingungslos.

Allerdings kam die Zufriedenheit nicht eines Tages bei mir vorbeispaziert und hat an die Tür geklopft. Ich bezeichne mich als lebensfrohen, positiv gestimmten Menschen, weil ich mich dazu entschieden habe. Glücklich zu sein ist eine Entscheidung, und es liegt alleine in deinem Ermessen, dich ebenso dafür (oder dagegen) zu entscheiden. Das Glück wird nirgends auf dich warten – nicht auf einer Weltreise, nicht in einem Yoga-Camp in Indien und nicht in Form der Liebe deines Lebens. Glückseligkeit muss kreiert werden, und sie zu halten bedarf stetiger Wartung, die in deinem Kopf stattfinden muss.

Das Fundament für eine glückliche Lebenseinstellung ist ein positives Gedankenset, und überraschenderweise bedarf es nicht allzu viel Arbeit, um eine negativ gestimmte Einstellung in eine positive zu verwandeln. Ein sehr inspirierendes und prägendes Buch, das ich im letzten Jahr gelesen habe, ist „10 Steps To A Positive Living" von Windy Dryden. Ich beziehe mich im Laufe dieses Kapitels öfter darauf, doch wenn du detailliert in die Materie einsteigen und mehr über mentale Gesundheit und positive Einstellungen erfahren willst, empfehle ich dir, das Buch zu lesen. Meine eigene Einstellung, Gefühle und Selbstwahrnehmung hat es auf jeden Fall stark beeinflusst!

„Shit happens"

Fangen wir mit Spontanität an! Na, habe ich da gleich einen wunden Punkt getroffen? Leider ist es jedoch so: Um glücklich zu werden und zu bleiben, ist ein bestimmtes Maß an Spontanität nötig. Spontane Gedanken, Gefühle und Handlungen zu akzeptieren, führt dazu, dass sich deine psychologische Flexibilität festigt. Diese ist notwendig, um in einer bestimmten Situation aus einer ganzen Reihe an emotionalen Reaktionen zu wählen, sowohl für dich selbst als auch im Umgang mit anderen Menschen.

Eine ausgeprägte psychologische Flexibilität macht es möglich, dass wir mit vermeintlich negativen Situationen bestmöglich umgehen können: Wir ertragen Negatives schlichtweg besser. Statt eine Situation zu verfluchen und uns (vergebens) zu wünschen, sie wäre nie eingetreten, macht es die psychologische Flexibilität möglich, die Situation kritisch zu reflektieren. Statt bloß zu schimpfen: „Warum passiert mir immer so ein Mist?!", hilft dir

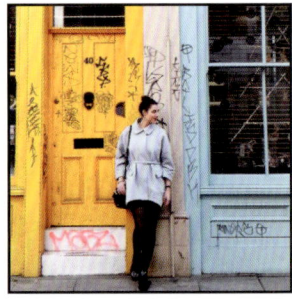

ein flexibles Denken, zwar verärgert zu sein, gleichzeitig jedoch nach Lösungswegen zu suchen.

Demnach ist es wichtig, zunächst die Realität zu akzeptieren. Im Englischen schreibt Dryden: „If you demand that a situation does not exist, you are failing to accept reality", also: Wenn du dir wünschst, eine Situation würde gar nicht erst existieren, scheiterst du daran, die Realität zu akzeptieren. Statt dir eine „falsche", eine vermeintliche Realität herbeizusehnen (wie mit „Ich wünschte, das wäre nie passiert!"), müssen wir akzeptieren, dass im Leben nicht alles immer gut laufen kann, um dann, mithilfe unserer psychologischen Flexibilität, nach Wegen aus der Misere suchen.

Traurigkeit und Besorgnis zu fühlen, sind beispielsweise völlige normale Emotionen – um sie führt selbst im „perfektesten" Leben kein Weg vorbei. Im Gegenteil: Negative Gefühle sind notwendig, um die „echte" Realität zu erkennen. Nur mit der Hilfe von negativen Gefühlen wie Trauer, Besorgtheit und Verärgerung können wir uns von einer vermeintlich schlechten Situation frei machen und sie konstruktiv betrachten, um sie dann zu ändern und aus ihr zu lernen.

Weniger theoretisch bedeutet das Ganze: Wir müssen manchmal niedergeschlagen, verärgert und besorgt sein, um mit der gesamten Realität – also auch mit Schicksalsschlägen und negativen Zuständen – umgehen zu können. Gesunde negative Gefühle zu haben ist ein Indikator für eine positive mentale Einstellung, so paradox das klingt! Die Realität heißt Realität, weil sie nicht ideal oder utopisch ist. Je früher wir beginnen, negative Emotionen zu akzeptieren und Nutzen aus ihnen zu ziehen, desto stärker und allgemein positiver eingestellt können wir sein.

Gesunde negative Gefühle

Um die beschriebene Negativität in unserem Leben zu kontrollieren und auf positive Weise von ihr Gebrauch zu machen, gibt es hilfreiche Tipps und Tricks, die wir mit ein wenig Übung in den Alltag integrieren können. Oft übertreiben wir, wenn wir Negatives empfinden; zum Beispiel rutscht uns leicht ein fluchendes „Ich bin so wütend" raus, obwohl wir, wenn wir ganz ehrlich zu uns sind, eigentlich nur verärgert sind. Verärgert zu sein ist eine ganz natürliche und sogar gesunde negative Emotion, weil sie uns erlaubt, nach Wegen zu suchen, das Gefühl zu beheben. Jemand, der hingegen behauptet, sauer – oder gar fuchsteufelswild – zu sein, hat in seinem Zorn keinen Raum mehr, um konstruktiv der Ursache des Gefühls auf den Grund zu gehen und es im nächsten Schritt zu beheben. Ich selbst war mal in einer unangenehmen Situation, in der eine ehemalige Mitbewohnerin mich anschrie, ich hätte etwas – ich weiß nicht einmal mehr, was es war – an die falsche Stelle zurückgelegt. Ich wusste sofort, dass hinter

Alles Kopfsache

ihrer Wut mehr stecken musste, und so war es dann auch: Eine halbe Stunde später entschuldigte sie sich und erzählte mir, was wirklich los war. Persönlich hat mich ihr Wutanfall jedoch so getroffen, dass ich mir in dem Moment geschworen habe, jedes Mal, wenn ich selbst wütend bin, einen Moment innehalte und mich frage, woher mein vermeintlicher Zorn stammt. Somit verhindere ich, jemanden falsch zu verurteilen, und gleichzeitig werde ich recht wahrscheinlich realisieren, dass meine Wut tatsächlich Verärgerung ist: Es gibt Schlimmeres, und sie wird vorübergehen.

Ähnlich verhält es sich mit dem Unterschied zwischen Angst und Besorgtheit. Wer denkt oder gar sagt: „Diese Abgabefrist macht mir riesige Angst!", der darf sich später nicht wundern, wenn er sie vor lauter Negativität in der Tat nicht einzuhalten vermag. Stattdessen zu sagen: „Ich mache mir Sorgen, dass ich die Frist heute Abend nicht einhalten kann", macht die Lage viel erträglicher und lässt gleichzeitig zu, ruhig zu bleiben und zu atmen und es trotz der Sorge zu versuchen – wohingegen mit Angst alle Hoffnung erloschen ist.

Auch interessant ist der Vergleich von verletzt und enttäuscht sein. Ersteres ist wenig konstruktiv, wenn wir uns zum Beispiel vorstellen, wie jemand sich beklagt: „Wie kann er mich nur so verletzen?!" Enttäuschung hingegen erlaubt uns, mit einer Lebensphase oder Situation Frieden zu schließen, sie zu beenden und daraufhin zwar enttäuscht und sicherlich traurig, jedoch auch gestärkt und hoffnungsvoll einen Schritt nach vorne zu gehen – zum Beispiel so: „Ich habe ihm vertraut, und jetzt fühle ich mich im Stich gelassen."

Zu guter Letzt lasst uns Trauer mit Depression vergleichen. Ich möchte mich nicht zu weit aus dem Fenster lehnen und bin mir dessen bewusst, dass das Thema Depression ein sehr ernstes ist, das zu diskutieren meine Fähigkeiten und mein Wissen übersteigt. Doch wer lax behauptet, er sei depressiv, wenn er eigentlich „nur" traurig ist, gerät schnell in einen Strudel aus negativen Energien. Traurig zu sein bedeutet, trotz des negativen Gefühls noch Hoffnung zu haben, dass sich schon bald alles wieder legt. „Ich bin sehr traurig, doch ich weiß, dass es vorübergehen wird" ist so viel gesünder für eine positive Einstellung, als zu behaupten (und irgendwann tatsächlich zu glauben): „ich werde nie wieder glücklich sein können."

Die Glücksstudie

In der Business-Schule, an der ich meinen Master of Business Administration (MBA) gemacht habe, haben wir mal eine interessante Frage diskutiert, der ich den Titel „Die Glücksstudie" geben möchte. Stelle dir eine Skala von eins bis zehn vor, und dann stelle dir die Frage: Wie viel Glück im Leben hast du auf dieser Skala? Hier sollte ich vielleicht dazusagen, dass das Spiel im Englischen einfacher funktioniert als im deutschen: „How lucky are you?" bezeichnet eher, worum es gehen soll. Die Frage ist heute eine beliebte Frage im Vorstellungsgespräch, da die Antwort Auskunft darüber gibt, wie positiv (oder negativ) ein Mensch eingestellt ist: Sie ist ein Indikator für unsere mentale Gesundheit, sagt aus, wie „lucky" wir uns selbst einschätzen – also: wie viel Glück wir denken zu erfahren. Wenn wir annehmen, dass eins „unlucky" und zehn „very lucky" bedeutet, und du antwortest auf die Frage mit einer Zahl zwischen eins und fünf, dann lässt sich daraus schließen, dass du zu negativem Denken tendierst: Das Glas ist halb leer; du fühlst dich oft negativ behandelt („Warum wird mein Kollege befördert, aber nicht ich? Ich habe immer Pech!") und neigst zu einem geringen Selbstwertgefühl („Ich wünschte, ich wäre so talentiert wie meine Schwester; sie hatte einfach mehr Glück mit ihrer Veranlagung"). Jemand, der hingegen behauptet, er hätte (sehr) viel Glück im Leben, der ist grundsätzlich ganz einfach viel positiver eingestellt. Das Glas ist immer halb voll!

Das Ganze lässt sich an einem einfachen Beispiel erläutern, um den Unterschied zwischen einer positiven und einer negativen Einstellung zu erläutern. Kommen wir auf das Vorstellungsgespräch zurück und stellen uns Person A, „the unlucky one", und Person B, „the lucky one", vor. Beiden Personen wird eine Zeitung gegeben mit der Aufgabe, zu zählen, wie oft das Wort „Haus" in der Zeitung vorkommt. Beide Personen wissen nicht, dass sich auf der ersten Seite ein Störer befindet, in dem steht, die Antwort laute 36, und dass sie aufhören können, weiterzuzählen. So beginnen also beide mit der Aufgabe, Person A vorsichtig, konzentriert und keinerlei Bilder betrachtend, um Ablenkungen auszuschließen. Person B hingegen freut sich, dass Bilder hier und da die langweilige Aufgabe des Zählens unterbrechen. B lässt den Blick also umherschweifen, betrachtet die Bilder – und siehe da, gelangt zur Antwort auf die Frage viel früher und mit sehr viel weniger Mühe als Person A!

Die Moral der Geschichte ist: Menschen, die behaupten, sie hätten wenig Glück im Leben, suchen oft gar nicht erst danach. Sie halten ihren Kopf gesenkt und isolieren sich von allem, was für sie unbekannt ist. Demnach wird ihnen ein „glücklicher Zufall", wie wir immer so schön sagen, eher nicht zustoßen. Menschen mit positiver Einstellung hingegen laufen erhobenen Hauptes durch das Leben, Augen und Herz offen für Neues, unbesorgt, furchtlos. Sie heißen jegliche Art von Ablenkungen willkommen und sie sind Veränderungen und Herausforderungen gegenüber offener als Person A in dem Test, „the unlucky one".

Nun frage dich selbst ganz ehrlich: Wie viel Glück hast du im Leben? Und dann überlege, ob du nicht ein, zwei Einheiten auf der Messlatte nach oben rücken möchtest und kannst!

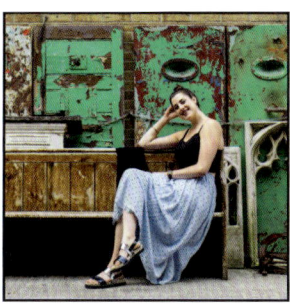

Du bist einzigartig

Wir sind alle komplexe Individuen: Es ist unmöglich, auf diesem Planeten jemanden zu finden, der genauso ist wie du. Du bist einzigartig – mit deinen Stärken, Schwächen, Motivationen, Interessen und Gefühlen! Ist das nicht großartig? Manchmal taucht dieser Gedanke in meinem Kopf auf, und dann komme ich nicht umhin, von Ohr zu Ohr zu grinsen. So viele Menschen, so viele Persönlichkeiten, so viele Geschichten, die darauf warten, erzählt zu werden!

Bei den 7,4 Billionen Menschen, die aktuell unseren Planeten bewohnen, ist es ganz natürlich, dass du auf Leute treffen wirst, mit denen es weniger Klick machen wird als mit anderen. Es lässt sich nicht ausschließen, Menschen zu begegnen, deren Meinungen du nicht teilst und Ansichten du als falsch empfindest; genauso wirst du immer wieder Leute treffen, die ähnlich handeln und denken wie du selbst. Um gesunde, positive Gedanken zu pflegen, ist es notwendig zu akzeptieren, dass niemand perfekt ist und dass wir nicht von allen Menschen auf die gleiche Art geliebt werden und mit allen übereinstimmen können. Deine eigene Persönlichkeit – und damit deine Schwächen, Fehler und Unzulänglichkeiten – zu akzeptieren bedeutet, deine Einzigartigkeit zu akzeptieren. Und das ist ein wichtiger Schritt in Richtung mentale Gesundheit. Es braucht vielleicht etwas Zeit, doch sobald du bereit bist zu akzeptieren, wer du bist, hast du einen großen Schritt auf der Leiter zur mentalen Stärke gemacht. Statt Fehler zu bereuen, dich für Meinungen und Taten zu schämen und Interessen sowie Gewohnheiten zu leugnen, wird es dich sehr viel stärker und glücklicher machen, zu dir selbst zu stehen.

Nimm mich als Beispiel und lass uns über Peinlichkeiten sprechen! Anscheinend ist es, wenn ich meinen Freunden, Schwestern und der Gesellschaft generell Glauben schenke, peinlich, als 27-jährige Justin Bieber toll zu finden. Ich weiß nicht ganz, warum, ich finde ihn gut oder sagen wir es so: Seine Musik macht mich fröhlich. Eine Vielzahl der Rezepte in diesem Buch sind zu seinen Songs entstanden: Ich singe, tanze und koche im Akkord – na und!? Soll ich mich dafür schämen und meine Vorliebe lieber geheim halten? Ich sehe keinen Grund dazu!

Ich gebe zu, das ist ein wenig tiefgründiges Beispiel dafür, zu uns selbst stehen zu können (und zu wollen), doch was ich meine, ist, dass wir nur mit anderen ehrlich sein können, wenn wir mit uns selbst im Reinen sind. Nur weil die Gesellschaft, die Mode, deine Familie oder dein Umfeld vorschreibt, bestimmte Dinge zu tun, andere zu lassen, dieses zu mögen und jenes peinlich, unangebracht oder schlecht zu finden, heißt das noch lange nicht, dass du nicht widersprechen darfst. Erinnere dich stets daran, dass du einzigartig bist und dass dein Gedankenset anders ist als das der anderen. Also: Warum solltest du nicht deine ganz eigene, vielleicht peinliche, aber einzigartige Geschichte erzählen wollen? Ich bin sicher, du hast so viel Größe zu beweisen! Zelebriere deine Einzigartigkeit und fange an, dich selbst zu lieben – am besten noch heute, jetzt gleich! „Love yourself" singt auch Justin Bieber, und wenn du mich fragst, weiß es keiner besser als er (stelle dir hier bitte ein zwinkerndes, nicht ganz ernstes Smiley vor).

Sei gut zu dir selbst

Indem du dich selbst verwöhnst, tust du dir selbst jeden Tag etwas Gutes. „Treat yourself" geht im Englischen so leicht über die Zunge, und gemeint sein kann alles, was du dir vorstellen kannst: einen Blumenstrauß als Geschenk an dich selbst, ein köstlich duftender Kaffee auf dem Weg ins Büro oder eine Massage, die du dir gönnst an deinem freien Tag. Wenn du mich fragst, sind die berühmten kleinen Dinge so wichtig, nicht nur, damit wir uns jeden Tag aufs Neue auf etwas freuen können. Kleine Geschenke oder Gesten an uns selbst können uns zum Lächeln bringen, Farbe in den Alltag bringen, ja, uns glücklich machen. Ich sage bewusst „Gesten", denn selbstverständlich kannst du dir auch etwas Immaterielles schenken. Zum Beispiel ist das größte Geschenk, das ich persönlich mir machen kann, Zeit. Eine halbe Stunde

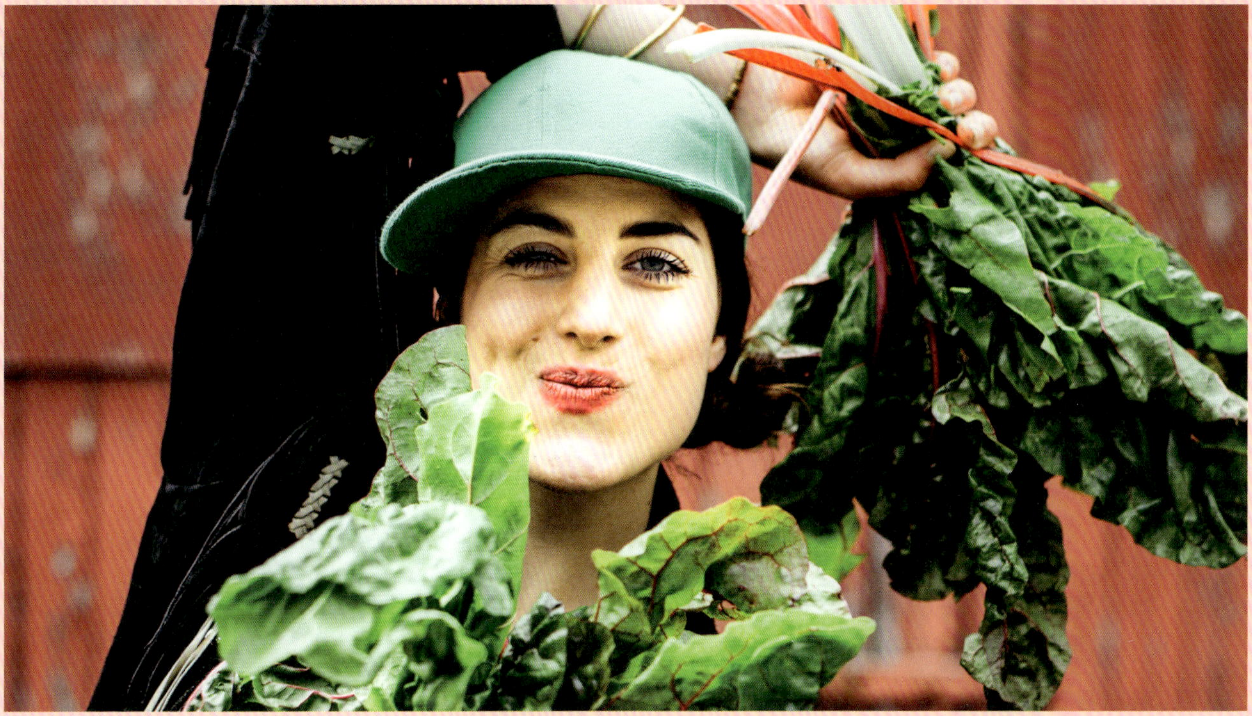

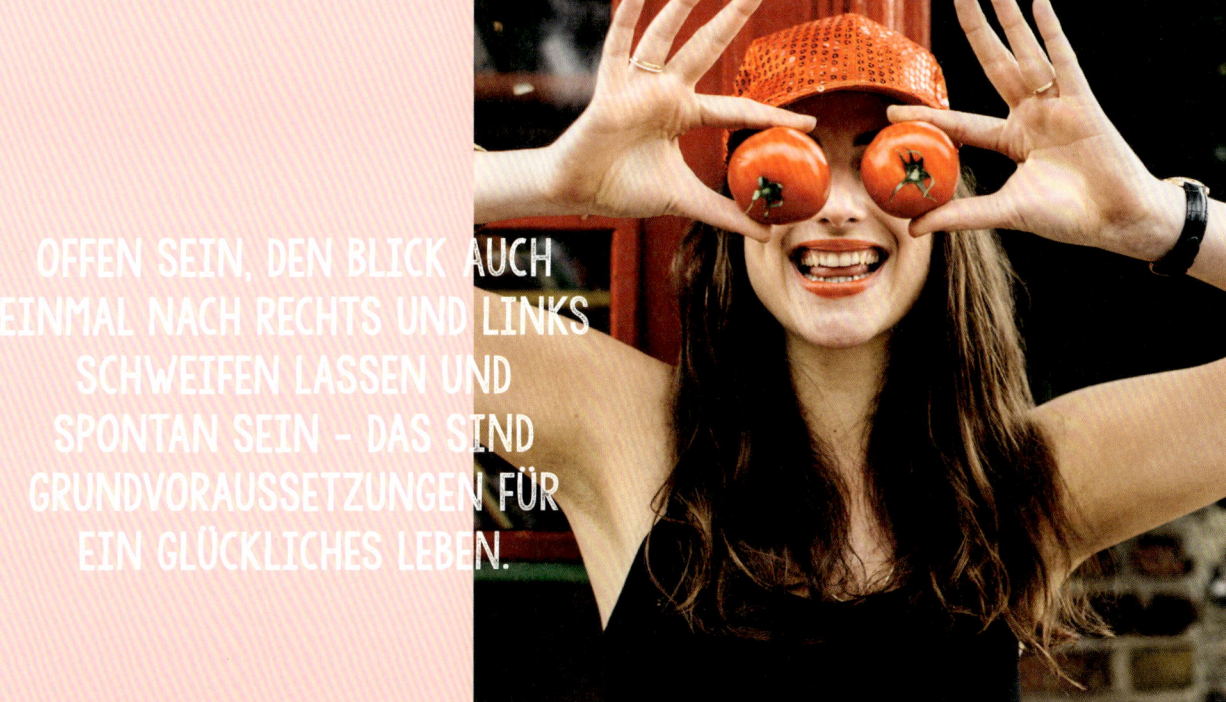

OFFEN SEIN, DEN BLICK AUCH EINMAL NACH RECHTS UND LINKS SCHWEIFEN LASSEN UND SPONTAN SEIN – DAS SIND GRUNDVORAUSSETZUNGEN FÜR EIN GLÜCKLICHES LEBEN.

Positive Lebenseinstellungen pflegen

am Tag, in der ich einfach nur dasitze in einem meiner Lieblingscafés in London und eine Tasse Kaffee genieße, das Treiben um mich herum betrachte oder in einem Buch lese: So fühlt sich ein Kurzurlaub für die Seele an! Überlege dir etwas, das dich entspannt, dir Freude bereitet oder dich motiviert, und dann nimm dir Zeit, am besten täglich, für dich und deine Belohnung. Treat yourself!

Öfter mal loslassen

Mein eigenes Mantra im Leben, mein Yin und mein Yang oder die zwei Kräfte, die sich stets gegenüberstehen, sind Fokus und Loslassen. So wichtig ich es auch finde, Ziele zu haben, sich selbst stetig herauszufordern und nach vorne zu bewegen, so essentiell ist es auch, einfach mal locker zu lassen. Alles vergessen, den Kopf ausleeren, sich ablenken lassen: Wie auch immer du es bezeichnest, es geht darum, alles einfach mal egal sein zu lassen. In meinem Gehirn gibt es einen imaginären Ort, den ich als mein Spaß-Tagebuch bezeichne. Hier speichere ich alle Erlebnisse ab, die mich daran erinnern, dass es neben allem Ehrgeiz und allen Zielen ein Leben gibt, das gelebt werden will. In Phasen, in denen ich mich dabei ertappe, zu sehr fokussiert zu sein, zu wenige Pausen zu machen und schlichtweg zu wenig zu leben, blättere ich durch mein imaginäres Spaß-Tagebuch und erinnere mich daran, bloß nie, nie zu vergessen, wie wichtig es ist, auch mal loszulassen.

Loslassen kann geplant werden, indem du Zeit schaffst für Dinge, die dir Spaß bringen, und Menschen, die dir am Herzen liegen. Doch noch viel eher klappt es mit dem Lockersein, wenn wir einfach mal nichts planen und mutig genug sind, der Spontanität tief in die Augen zu blicken. Erinnere dich doch mal daran, wann deine Pläne das letzte Mal über den Haufen geworfen wurden, du überrascht wurdest und richtig viel Spaß hattest. Vielleicht war es ein Sonntagabend, für den Fernsehen und eine Tiefkühlpizza geplant war. Jedoch hatte dein Freund ganz andere Pläne für euch und hat dich mit Konzerttickets für deine Lieblingsband überrascht – juhu! Oder: Stell dir einen Samstagsbrunch mit deinen Mädels vor, bei dem plötzlich jemand die Sektkorken knallen lässt. Nach dem Brunch zieht ihr weiter, um im Park Weinschorle zu trinken, und als dann plötzlich der Abend hereinbricht, stürmt ihr abschließend noch gemeinsam die Hausparty vom Nachbarn aus dem fünften Stock. Das ist das Leben! Diese Momente sind Gold wert. Kein Ernährungs- und kein Fitnessplan dieser Welt wird dich jemals so glücklich machen, wie das Leben selbst es nur kann, und ich wünsche mir, dass du das stets im Kopf behältst.

Eine starke, positive Einstellung zum Leben erlaubt dir, zu beidem fähig zu sein: Pläne machen und Ziele verfolgen, und dir selbst Pausen gönnen, loslassen und das Leben leben. Genau wie Rom nicht an einem Tag gebaut wurde, ist es eine lange und mitunter anstrengende Reise zum gesunden und erfüllten Leben. Warum also nicht jeden Tag als eine neue Chance betrachten, um ein bisschen stärker, gesünder und glücklicher zu werden? Die Entscheidung, glücklich zu sein, triffst du nur einmal – doch diesen Zustand zu pflegen, also die Glückseligkeit, deinen starken Willen und eine positive Einstellung aufrechtzuerhalten, ist eine Aufgabe auf Lebenszeit. Umso wichtiger ist es, dass du regelmäßig anhältst auf deiner Reise, dir selbst Zeit und Spaß schenkst und gut zu dir bist.

Statt dich von Negativität runterziehen zu lassen, fordere sie heraus und nimm sie als Anlass, noch stärker und gesünder zu werden! „Ich kann das", sage ich mir selbst mehrmals pro Woche, wenn nicht sogar täglich, und genauso oft erinnere ich mich daran, „genug" zu sein und dass ich nicht alles sein und schaffen kann, was ich gern wäre und schaffen würde. Stattdessen lasse ich los, treffe eine Freundin in einer Bar, plane ein Date, gehe in der Sonne spazieren oder setze mich für eine Tasse Kaffee und ein Stück Kuchen in ein Café: Ich genieße das Leben. Im Englischen heißt es: „You are free to be happy." Es ist eine Entscheidung, die du für dich selbst triffst, für den Rest deines Lebens. Sei gesund. Sei fröhlich. Sei beides zugleich: Sei „happily healthy!"

Checkliste: Was du heute tun kannst, um glücklicher zu werden

Wähle deine Gedanken aus wie morgens dein Outfit: Wer „Eat Pray Love" gesehen hat, wird dieses Zitat aus dem Film kennen. Ich fand den Satz so inspirierend, dass ich ihn mir aufgeschrieben habe und mich seitdem regelmäßig daran erinnere. Es ist so wahr: Nur mit positiven Gedanken können wir positiv leben.

Erfreue dich an den kleinen Dingen: Zähle drei Situationen auf, die dich heute ein bisschen glücklicher gemacht haben: ein Kuss am Morgen, Sonnenschein auf dem Weg zur Arbeit, die freundliche Kassiererin im Supermarkt …

Gönn dir etwas: eine Schachtel Pralinen, einen neuen Lippenstift, dein Lieblingsessen in der Mittagspause.

Bilde und pflege starke Beziehungen: Verabschiede dich von Wünschen, wie jemand sein und denken sollte, und beginne zu akzeptieren, dass niemand perfekt sein kann.

Versprühe positive Energien: Wer anderen Komplimente macht, wird im Gegenzug leichter Vertrauen ernten und mit ähnlich positiven Gefühlen belohnt werden.

Ermutige andere: Ein starker Mensch steht für sich selbst auf – ein stärkerer Mensch steht für andere auf.

Schaffe Zeit für dich selbst: Wir können Eindrücke am besten verarbeiten, Geschehenes reflektieren und Gefühle sortieren, wenn wir Zeit mit uns selbst verbringen. Nimm dir täglich 20 Minuten Zeit, um mit dir selbst zu sein.

Jeden Tag eine gute Tat: Anderen zu helfen – und sie somit glücklich(er) zu machen –, erfüllt auch uns selbst und macht uns glücklich(er). Rufe deine Eltern an, bedanke dich bei deiner Kollegin mit einer Flasche Wein oder trage den Einkauf der Nachbarin nach Hause.

Bitte andere um Hilfe: Es ist wichtig, selbstständig handeln zu können und Entscheidungen zu treffen. Doch statt immer alles alleine auszubaden, bitte andere um ihre Meinung, ihren Zuspruch, aufbauende Worte oder um ein Feedback. Du kannst nicht alle Probleme alleine lösen!

Lerne etwas Neues: Eine neue Sprache, ein Onlinekurs oder ein DIY-Workshop – Neues stärkt das Selbstbewusstsein und gibt dem Alltag frischen Wind und Sinn.

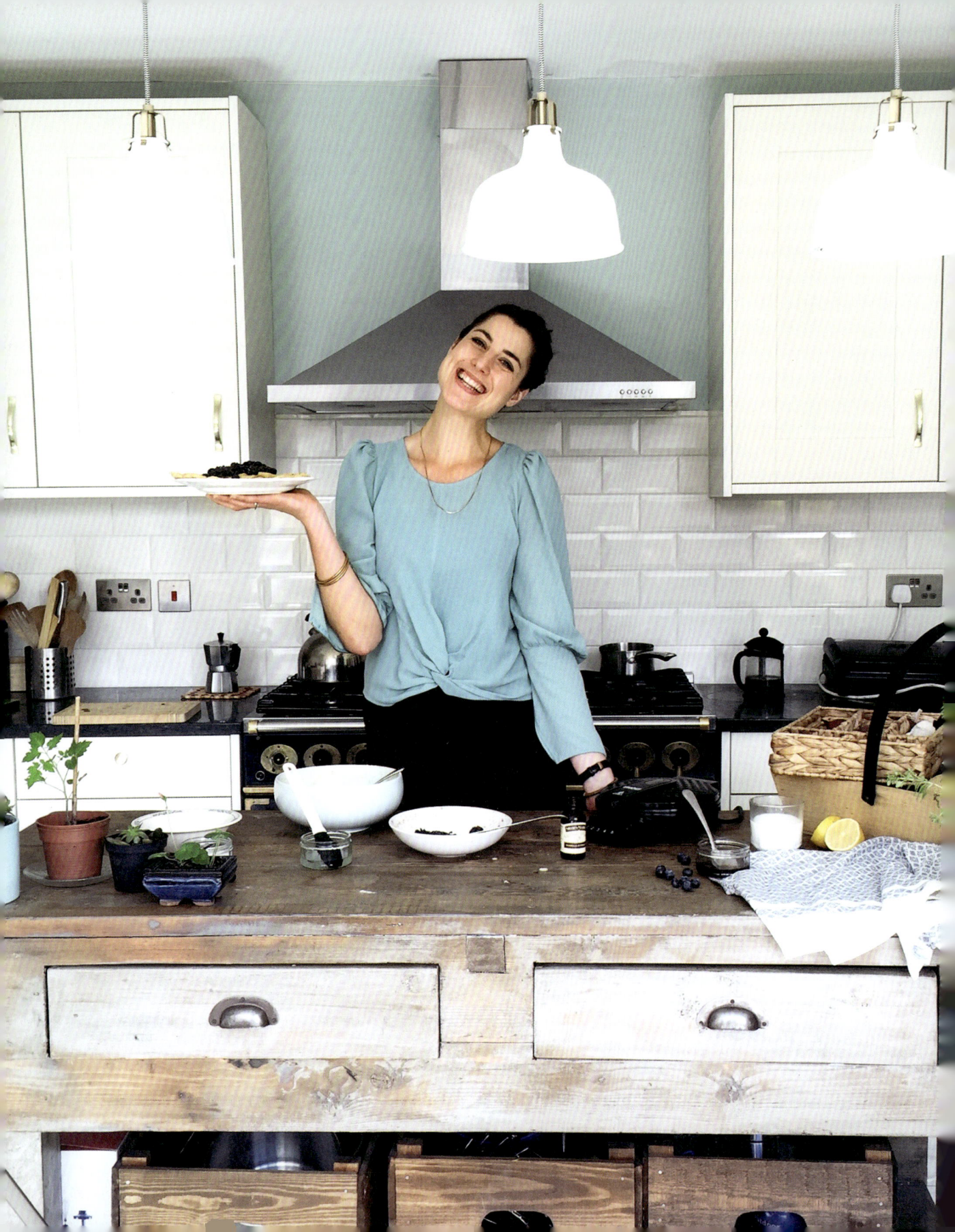

Rezepte

Jetzt geht's ans Eingemachte: Kommen wir zum Rezepte-Kapitel! Auf den folgenden Seiten findest du einen Auszug davon, was ich tagein, tagaus in meiner Küche im Süden Londons kredenze: nahrhafte Frühstücks-Smoothies und fluffige Dinkelvollkorn-Pfannkuchen, wärmende Suppen und knackige Salate, bunte Gemüsetartes, kraftspendende Energiebälle sowie süße, doch gleichzeitig vollwertige Desserts!

Meine Rezepte sind einfach und schnell gemacht, bestehen zum Großteil aus frischen, natürlichen Zutaten und versorgen dich mit den für die Gesundheit wichtigen Nährstoffen.

Alle Gerichte auf den nächsten Seiten sind vegetarisch, und wenn möglich, gebe ich Tipps, wie du aus ihnen im Handumdrehen vegane Alternativen zaubern kannst. Achte auf die Labels der einzelnen Rezepte, um herauszufinden, ob ein Rezept zudem frei von Gluten oder Laktose ist. Wie es schon im Food-Kapitel mein großes Anliegen war, möchte ich dich auch jetzt dazu ermutigen, saisonale und regionale Produkte stets zu bevorzugen: Oft nenne ich verschiedene Obst- und Gemüsealternativen für die jeweilige Saison, doch wenn ich es mal nicht tue, dann nutze den Saisonkalender, um zu erfahren, wie du ein Gericht so „smart" wie möglich zubereitest!

Ich bin sicher, dass dich meine Rezepte glücklich und zufrieden stimmen werden; sie sättigen, liegen jedoch nicht schwer im Magen; sie sind gesund, aber machen trotzdem Spaß. Mein Ziel mit diesem Buch ist es zu vermitteln, dass eine ausgewogene Ernährung ohne Verbote und Einschränkungen funktionieren kann.

Wenn du Spaß hast beim Kochen, Backen und Genießen, dann freue ich mich, wenn du Bilder deiner Gerichte bei Instagram hochlädst mit dem Hashtag #happilyhealthy!

Bist du bereit? Dann lass uns loslegen!

Grundrezept Porridge

Für 2 Portionen

feines Meersalz
½ Vanilleschote
100 g kernige Haferflocken
100 ml Mandeldrink (alternativ Kokos-, Hafer- oder Sojadrink)
1 TL Macapulver (nach Belieben)

vegan & laktosefrei

Porridge ist großartig! Der Haferbrei ist nicht nur gesund und sättigend sowie schnell zubereitet, sondern lässt sich auch mit Früchten, Nüssen, Gewürzen, Joghurt, Superfood-Pulvern, Nussmus und Honig vielfältig verfeinern. Im Rezept unten verwende ich kernige Haferflocken, die dem Brei mehr Biss geben als zarte oder spezielle Porridge-Haferflocken. Wenn du zarte oder Porridge-Haferflocken verwendest: Sie benötigen weniger Flüssigkeit, da die Flocken diese leichter aufnehmen. Beginne dann mit wenig Flüssigkeit und füge während des Kochens nach und nach kleine Mengen hinzu.

1. In einem kleinen Topf 300 ml Wasser mit 1 Prise Salz zum Kochen bringen. Inzwischen die Vanilleschote längs aufschneiden und das Mark mit einem spitzen Messer herauskratzen. Das Vanillemark und die -schote mit den Haferflocken in das kochende Wasser geben.

2. Den Porridge bei schwacher Hitze unter gelegentlichem Rühren etwa 7 Minuten köcheln lassen. Dann 1 Schuss Mandeldrink unterrühren und etwa 3 Minuten weiterkochen lassen. Den restlichen Mandeldrink nach und nach unter weiterem Rühren in den Porridge rühren, bis die gewünschte Konsistenz und Cremigkeit erreicht ist.

3. Den Topf vom Herd nehmen. Vanilleschote aus dem Porridge entfernen, nach Belieben das Macapulver unterrühren. Porridge in Schälchen verteilen und mit Toppings nach Wahl (siehe unten und rechts) servieren.

Rhabarber-Himbeer-Topping

Für 2 Portionen

300 g Rhabarber
1 Vanilleschote
Saft von ½ Orange
20 g dunkler Rohrohrzucker
50 g Himbeeren

vegan, gluten- & laktosefrei

1. Den Rhabarber putzen und waschen, eventuelle Fäden abziehen. Die Stangen in etwa 2 cm dicke Scheiben schneiden. Die Vanilleschote längs aufschneiden und das Mark mit einem spitzen Messer herauskratzen.

2. Rhabarber, Vanillemark und -schote, Orangensaft und Zucker in einem mittelgroßen Topf bei schwacher Hitze aufkochen und 10 Minuten köcheln lassen. Dabei gelegentlich umrühren, damit das Kompott nicht am Topfboden ansetzt.

3. Den Topf von der Herdplatte nehmen, die Vanilleschote aus dem Kompott entfernen. Die Himbeeren vorsichtig unterrühren. Das Kompott passt wunderbar als Topping zum Porridge (siehe oben), schmeckt aber auch einfach als kleine Leckerei zwischendurch.

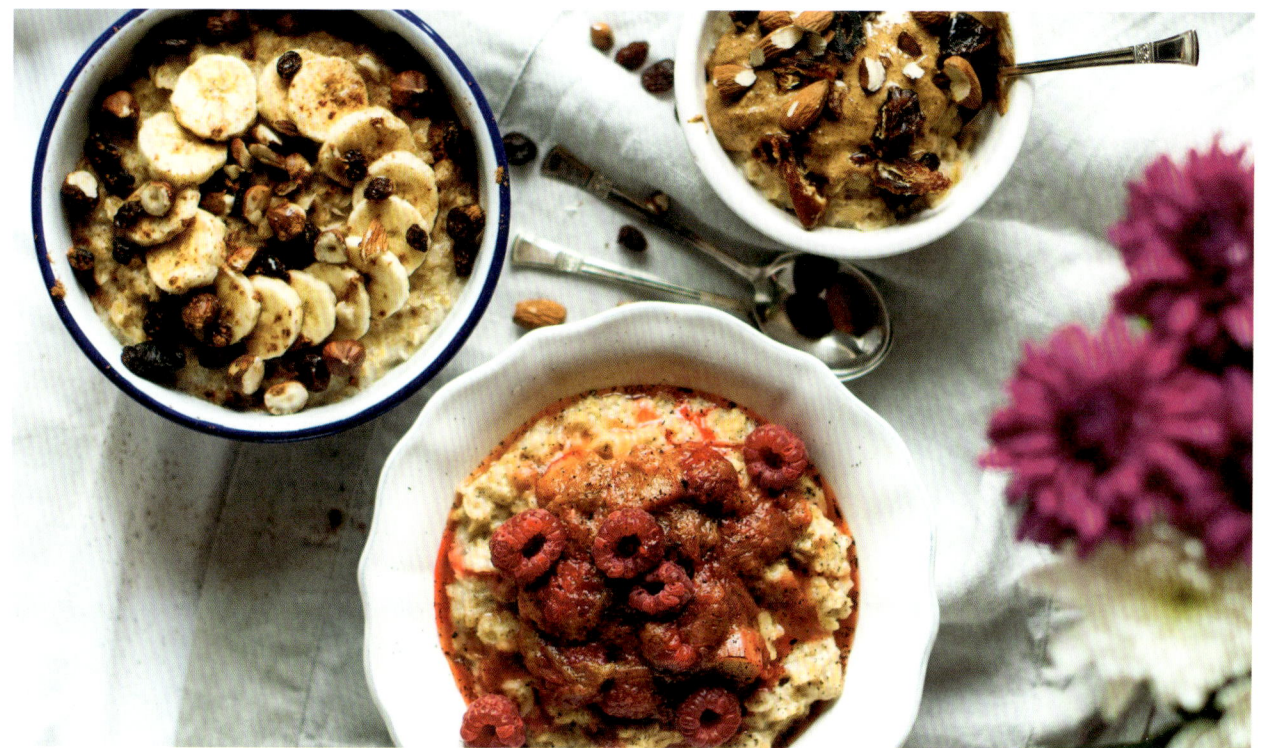

Mandelmus-Dattel-Topping

Für ein kleines Vorratsglas

300 g Mandeln
2 Medjool-Datteln
feines Meersalz

vegan, gluten- & laktosefrei

1. Den Backofen auf 200 °C vorheizen. Die Mandeln gleichmäßig auf einem Backblech verteilen und im Ofen auf der mittleren Schiene 10 Minuten rösten, währenddessen ein- oder zweimal wenden. Inzwischen die Datteln entsteinen und grob hacken.

2. Die gerösteten Mandeln mit 1 Prise Salz im Hochleistungsmixer etwa 15 Minuten zu einem cremigen Mandelmus verarbeiten. Währenddessen die Mandelmasse bei Bedarf immer wieder mit dem zum Mixer gehörigen Spatel von der Mixerwand in Richtung Messer schieben (bzw. den Mixer kurz stoppen und einen Teigspatel verwenden).

3. Etwas Mandelmus auf dem fertig zubereiteten Porridge verteilen und mit den gehackten Datteln bestreuen. Übriges Mandelmus hält sich gut verschlossen in einem Twist-off-Glas oder Vorratsbehälter einige Wochen.

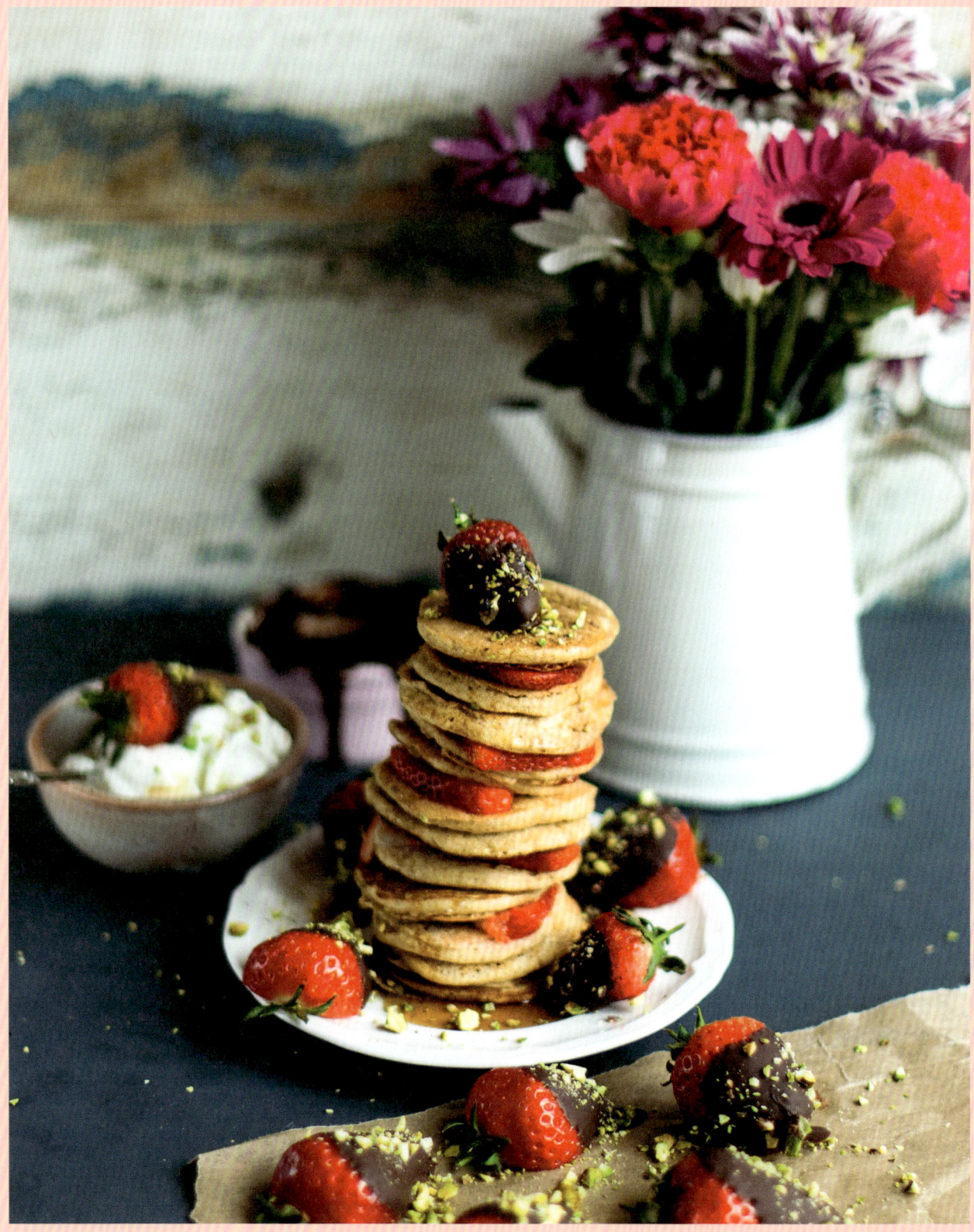

Dinkel-Hafer-Pfannkuchen

Wenn ich morgens aufwache und ein Stapel Pfannkuchen das Einzige ist, was mich aus dem Bett kriegen kann, dann bereite ich oft diese Variante zu – die Zutaten habe ich so gut wie immer im Haus. Die schokolierten Erdbeeren sind selbstverständlich kein Muss, denn die kleinen, fluffigen Pfannkuchen schmecken mit jeder Sorte Frucht und auch ohne Schokolade!

Für 2 Portionen

Für die Erdbeeren im Schokomantel:
100 g Erdbeeren
50 g Bitterschokolade (70 % Kakaogehalt)
1 TL Kokosöl
1 EL gehackte Pistazien

Für die Pfannkuchen:
80 g Dinkelvollkornmehl
40 g Hafermehl (alternativ Haferflocken im Mixer fein zerkleinern)
1 TL Backpulver
1 EL dunkler Rohrohrzucker
2 Eier (am besten Bioqualität; Größe M)
110 ml Milch
1 TL Vanilleextrakt (ersatzweise ½ TL gemahlene Vanille)
Butter zum Ausbacken

Zum Servieren:
1 Handvoll Erdbeeren (in Scheiben)
Ahornsirup zum Beträufeln
ca. 2 TL gehackte Pistazien
ca. 100 g griechischer Joghurt

1. Für die Erdbeeren im Schokomantel die Beeren waschen und abtropfen lassen. Die Früchte je nach Größe ganz lassen oder halbieren, dabei den Blütenansatz nicht entfernen. Die Bitterschokolade hacken und mit dem Kokosöl in einer Metallschüssel im heißen Wasserbad unter Rühren schmelzen. Die Erdbeeren jeweils mit der Spitze bis etwa zur Hälfte in die Schokoglasur tauchen, auf Backpapier legen und sofort mit gehackten Pistazien bestreuen. Die Glasur fest werden lassen.

2. Für die Pfannkuchen Dinkel- und Hafermehl, Backpulver und Zucker in einer Schüssel vermischen. Die Eier trennen. Die Eigelbe mit der Milch und dem Vanilleextrakt verquirlen. Die Eiweiße zu steifem Schnee schlagen. Die Eigelbmischung mit der Mehlmischung vermengen, dann den Eischnee vorsichtig mit dem Schneebesen oder Teigspatel unterheben.

3. Zum Ausbacken der Pfannkuchen eine große Pfanne auf mittlerer Stufe erhitzen und mit etwas Butter auspinseln. Mit einer kleinen Schöpfkelle mehrere kleine Teigklecksen in die Pfanne geben. Die Pfannkuchen einige Minuten backen, bis die Unterseite goldgelb ist. Dann die Pfannkuchen vorsichtig wenden und auf der zweiten Seite einige Minuten goldgelb fertig backen. Inzwischen zum Servieren die Erdbeeren putzen, waschen und in Scheiben schneiden.

4. Die fertigen Pfannkuchen abwechselnd mit den Erdbeerscheiben auf Tellern aufeinanderschichten, sodass kleine Türme entstehen. Die Pfannkuchentürme mit Ahornsirup beträufeln und mit gehackten Pistazien bestreuen. Die Erdbeeren im Schokomantel auf den Tellern verteilen, den griechischen Joghurt separat in einem Schälchen dazureichen.

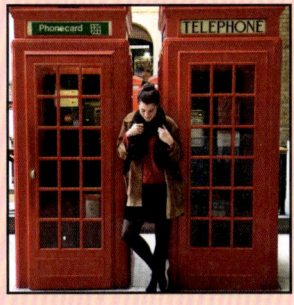

Grandioses Granola

Schon als Kind habe ich „Knuspermüsli" geliebt. Als ich irgendwann herausfand, dass in so mancher gekauften Packung mehr Zucker steckt als in einer Dose Cola, war es mit der Liebe dann jedoch schnell vorbei. Später habe ich angefangen, mein eigenes Granola zuzubereiten und kann jedem nur empfehlen, dies auch zu tun. Denn ganz abgesehen vom Geschmack: Es ist in nur fünf Minuten vorbereitet, und während es im Ofen knusprig gebacken wird, verbreitet es einen unwiderstehlichen Duft in der Küche. Das abgekühlte Müsli bleibt in einem Vorratsbehälter über Wochen knusprig und aromatisch – sofern es nicht schon vorher verputzt ist.

Hier sind zwei Rezepte: ein winterliches Granola mit Cranberrys und Zimt und eine sommerliche Variante mit Aprikosen und Kokoschips. Mhmm!

Granola mit Cranberrys und Zimt

Für ca. 16 Portionen (à 40 g)

250 g kernige Haferflocken
100 g Chiasamen
60 g Kürbiskerne
2 TL Zimtpulver
1 TL frisch geriebene Muskatnuss
5 EL Honig
2 EL Ahornsirup
60 ml Sonnenblumenöl
60 g getrocknete Cranberrys

laktosefrei

1. Den Backofen auf 180 °C vorheizen. Ein Backblech mit Backpapier auslegen. Haferflocken, Chiasamen, Kürbiskerne, Zimt und Muskat in einer Schüssel gut vermischen. Honig, Ahornsirup und Sonnenblumenöl in einer weiteren Schüssel verrühren.

2. Die Honigmasse auf der Flockenmischung verteilen und gut untermischen, bis alle Zutaten gut von der Honigmasse umhüllt und klebrig sind. Die Müslimasse gleichmäßig auf dem Backpapier verteilen und im Ofen auf der mittleren Schiene 15 Minuten backen, währenddessen ein- oder zweimal durchmischen.

3. Das Blech aus dem Ofen nehmen oder auf dem Auszug herausziehen und die Cranberrys gleichmäßig auf der Müslimischung verteilen. Das Blech zurück in den Ofen schieben und alles 5 Minuten weiterbacken, die Beeren sollen am Schluss weich und saftig sein.

4. Das Blech aus dem Ofen nehmen und die Granolamischung darauf vollständig abkühlen lassen. Luftdicht und trocken gelagert, bleibt das Granola mindestens 2 Wochen aromatisch und knusprig.

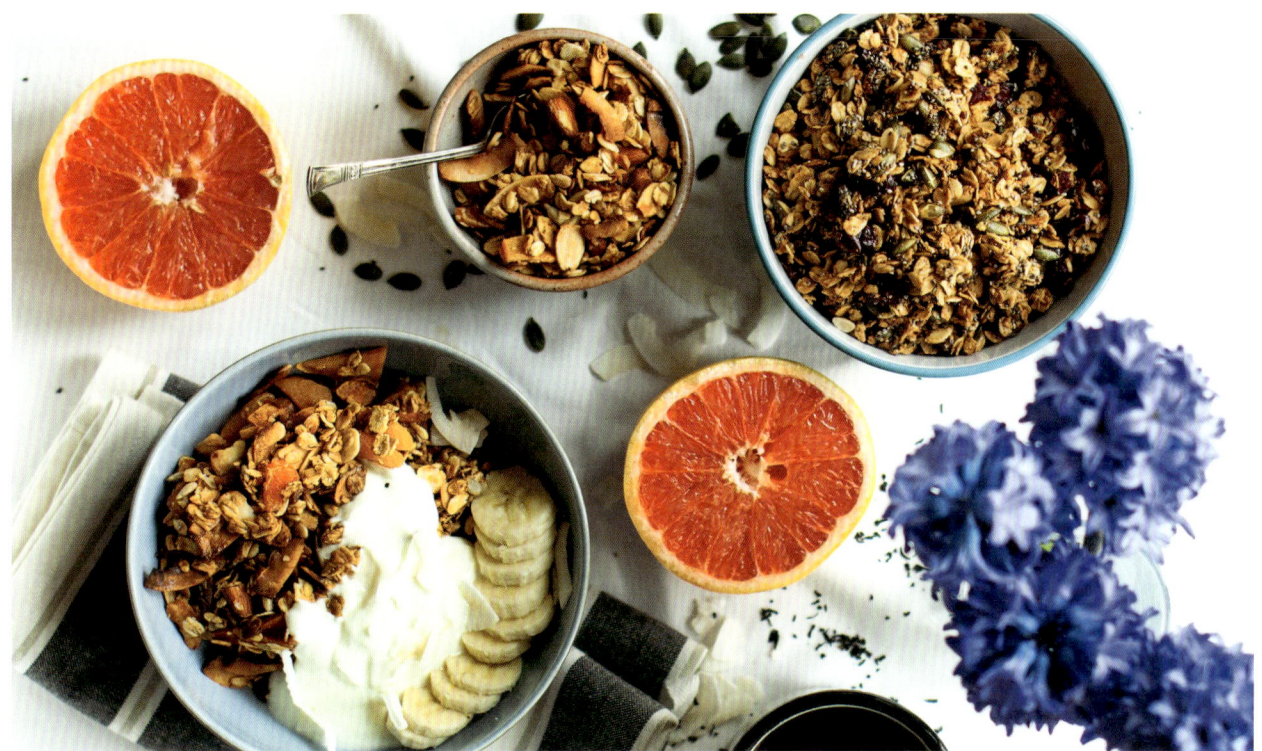

Granola mit Aprikosen und Kokoschips

Für ca. 16 Portionen (à 40 g)

250 g kernige Haferflocken
50 g Mandelblättchen
30 g Mandeln
50 g Sonnenblumenkerne
feines Meersalz
5 EL Honig
2 EL Ahornsirup
60 ml zerlassenes Kokosöl
10 getrocknete Aprikosen
60 g Kokoschips
60 g getrocknete Mangoscheiben

laktosefrei

1. Den Backofen auf 180 °C vorheizen. Ein Backblech mit Backpapier auslegen. Haferflocken, Mandelblättchen, Mandeln, Sonnenblumenkerne und ½ TL Salz in einer Schüssel gründlich vermengen. Honig, Ahorsirup und Kokosöl in einer weiteren Schüssel verrühren.

2. Die Honigmasse auf der Flockenmischung verteilen und gut untermischen, bis alle Zutaten gut von der Honigmasse umhüllt und klebrig sind. Die Müslimasse gleichmäßig auf dem Backpapier verteilen und im Ofen auf der mittleren Schiene 15 Minuten backen, währenddessen ein- oder zweimal durchmischen. Inzwischen die Aprikosen grob hacken.

3. Das Blech aus dem Ofen nehmen oder auf dem Auszug herausziehen. Die Aprikosen und die Kokoschips gleichmäßig auf der Müslimischung verteilen. Das Blech zurück in den Ofen schieben und alles 5 Minuten weiterbacken, die Früchte sollen am Schluss weich und saftig sein.

4. Das Blech aus dem Ofen nehmen. Die Mangoscheiben klein schneiden und unter die Granolamischung mengen. Dann das Granola auf auf dem Blech vollständig abkühlen lassen. Luftdicht und trocken gelagert, bleibt das Granola mindestens 2 Wochen aromatisch und knusprig.

Smoothie-Vierer

An einem hektischen Morgen sind Smoothies ein super Frühstück, um trotz Eile mit einer gesunden Mahlzeit in den Tag zu starten. In dem Café, in dem ich ab und zu arbeite, bei HEJ Coffee in der Nähe von London Bridge, werden Kunden und Mitarbeiter stets auf meine pink-, grün-, lila- und orangefarbenen Smoothies aufmerksam – oft verbunden mit der Bitte, ihnen doch auch solche farbenfrohen Smoothies zuzubereiten! Ich habe meinen Smoothies sogar einen Hashtag bei Instagram gewidmet: Unter #lealovessmoothies findest du die aktuellsten Kreationen.

Die folgenden Rezepte sind eine Auswahl meiner liebsten Smoothies. Ich füge stets Blütenpollen, Leinsamen, Chiasamen, Maca- oder Lucumapulver hinzu. Diese Beigaben sind optional, du kannst sie ganz einfach weglassen, genauso wie du deine Smoothies natürlich beliebig mit weiteren Superfoods ergänzen kannst, zum Beispiel mit Weizengras-, Açai-, Baobab-, Kakao-, Spirulina- oder Chlorellapulver sowie Gojibeeren oder Kakaonibs. An Samen oder Kernen passen Chia-, Lein-, Hanf- und Sesamsamen sowie Kürbis- und Sonnenblumenkerne. Aufpeppen kannst du jeden Smoothie auch mit natürlichem veganem Proteinpulver aus Hanf, Kürbiskernen, Naturreis, Soja oder Ranken-Platterbse oder natürlichem vegetarischem Proteinpulver aus Molkeneiweiß oder Kasein. Und für eine Portion an gesunden Fettsäuren sorgt Kokosöl bzw. Mandel- oder Nussmus.

Proteinschub mit Erdnusssmoothie

Für 1 großes oder 2 kleine Gläser

1 Banane
1 Handvoll Grünkohl oder Blattspinat
½ kleine reife Avocado
1 Medjool-Dattel
1 EL Erdnussmus
1 EL natürliches Proteinpulver (z. B. Soja-, Naturreis- oder Hanfproteinpulver)
200 ml Pflanzendrink (z. B. Kokos-, Mandel-, Reis- oder Haferdrink)
1–2 Eiswürfel

vegan, gluten- & laktosefrei

1. Die Banane schälen und in grobe Stücke schneiden. Den Grünkohl oder den Spinat putzen bzw. verlesen, waschen und abtropfen lassen. Aus der Avocadohälfte den Stein entfernen, das Fruchtfleisch mit einem Löffel aus der Schale lösen. Die Datteln entsteinen.

2. Die vorbereiteten Zutaten mit Erdnussmus, Proteinpulver, Pflanzendrink und Eiswürfeln im Hochleistungsmixer pürieren, bis ein cremiger Smoothie entstanden ist.

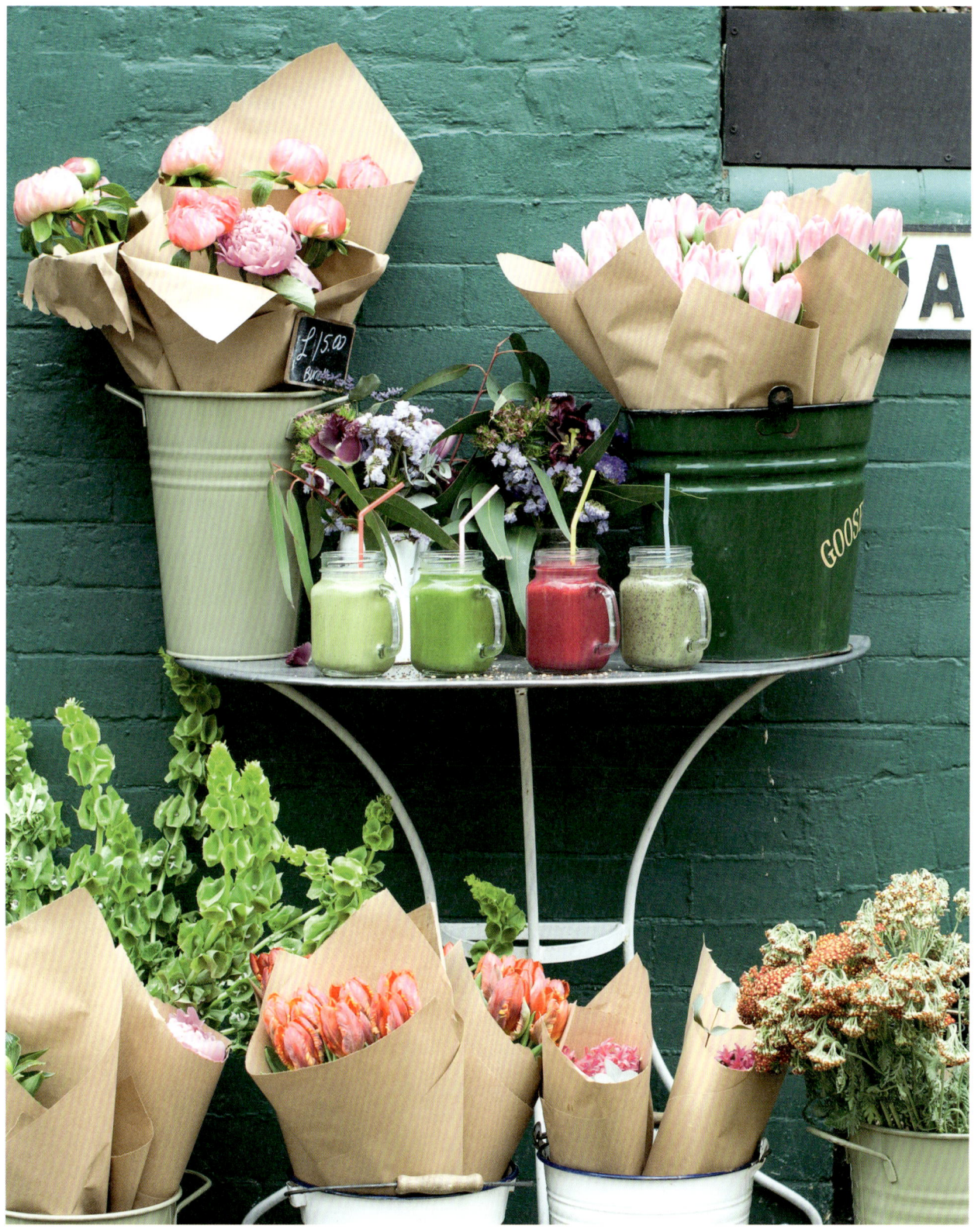

Frühstück | 91

„Think pink"-Smoothie

Für 1 großes oder 2 kleine Gläser

100 g Rote Bete | 75 g Himbeeren
1 Orange | 1 Medjool-Dattel
½ Vanilleschote | 1–2 Eiswürfel
200 ml Pflanzendrink (z. B. Mandeldrink)

vegan, gluten- & laktosefrei

1. Die Rote Bete putzen, schälen und in grobe Stücke schneiden. Dabei am besten Einmalhandschuhe tragen, damit die Hände sich nicht verfärben. Die Himbeeren verlesen und vorsichtig waschen. Die Orange schälen. Die Dattel entsteinen.

2. Die vorbereiteten Zutaten mit Vanilleschote, Eiswürfeln und Pflanzendrink im Hochleistungsmixer pürieren, bis ein cremiger Smoothie entstanden ist.

Heidelbeersmoothie gegen den Blues

Für 1 großes oder 2 kleine Gläser

1 Banane | 75 g Heidelbeeren
1 Handvoll Grünkohl oder Blattspinat
1 EL Haferflocken | 1–2 Eiswürfel
200 ml Pflanzendrink (z. B. Mandeldrink)

vegan & laktosefrei

1. Die Banane schälen. Die Heidelbeeren verlesen und waschen. Den Grünkohl oder den Spinat putzen bzw. verlesen, waschen und abtropfen lassen.

2. Die vorbereiteten Zutaten mit Haferflocken, Eiswürfeln und Pflanzendrink im Hochleistungsmixer pürieren, bis ein cremiger Smoothie entstanden ist.

„Gut und grün"-Smoothie

Für 1 großes oder 2 kleine Gläser

½ Banane | ½ Kiwi | 5–10 g Ingwer
1 Handvoll Grünkohl oder Blattspinat
1 Stück Salatgurke (ca. 2 cm)
1 Medjool-Dattel | 2 Zweige Minze
¼ kleine Avocado | 2 TL Zitronensaft
1 EL Haferflocken | 1–2 Eiswürfel
150 ml Pflanzendrink (z. B. Mandeldrink)
1 TL Spirulina- oder Chlorellapulver (nach Belieben)

vegan & laktosefrei

1. Banane, Kiwi und Ingwer schälen. Den Grünkohl oder den Spinat putzen bzw. verlesen, waschen und abtropfen lassen. Die Gurke waschen. Die Dattel entsteinen. Die Minze waschen und die Blätter abzupfen. Das Avocadofruchtfleisch mit einem Löffel aus der Schale lösen.

2. Die vorbereiteten Zutaten mit Zitronensaft, Haferflocken, Eiswürfeln, Pflanzendrink und nach Belieben Spirulina- oder Chlorellapulver im Hochleistungsmixer pürieren, bis ein cremiger Smoothie entstanden ist.

Smoothie-Bowls

Nach dem Smoothie-Hype musste ja schnell etwas Neues folgen – et voilà, der Apfel fällt bekanntlich nicht weit vom Stamm, und so folgte der Smoothie-Bowl-Hype! Smoothie-Bowls beinhalten dieselben Nährwerte wie Smoothies, sind jedoch dickflüssiger, denn sie werden gelöffelt und nicht getrunken. Eine Smoothie-Bowl am Morgen vertreibt nicht nur Kummer und Sorgen, lautet meine Devise. Sie liefert auch jede Menge Vitamine sowie gesunde Fette und kann je nach Zutaten zudem ein guter Eiweißlieferant sein.

Grüne-Smoothie-Bowl

Für 1 Portion

2 Handvoll Grünkohl oder Blattspinat
¼ reife Avocado
50 g Erdbeeren (frisch oder TK)
1 Medjool-Dattel
½ Banane (geschält und tiefgekühlt)
½ TL Vanilleextrakt (ersatzweise
¼ TL gemahlene Vanille)
1 EL Haferflocken | 1 EL Chiasamen
100 ml Pflanzendrink (z. B. Kokos-, Mandel-, Reis- oder Haferdrink)
je 1 EL Lucuma- oder Macapulver und Mandelmus (nach Belieben)
Toppings nach Geschmack (z. B. Beeren, Kokosraspel, Kakaonibs, Bienenpollen, Nüsse und Samen)

vegan & laktosefrei

Diese Smoothie-Bowl versorgt dich schon früh am Morgen mit Obst und Gemüse: Vitaminreicher kannst du kaum in den Tag starten! Statt der Erdbeeren kannst du auch Heidel- oder Himbeeren für die Grüne-Smoothie-Bowl verwenden – je nachdem, welche Beeren dich eben am glücklichsten machen. Hab einen schönen Tag!

1. Den Grünkohl oder den Spinat putzen bzw. verlesen, waschen und abtropfen lassen. Das Avocadofruchtfleisch mit einem Löffel aus der Schale lösen. Frische Erdbeeren waschen und putzen. Die Dattel entsteinen.

2. Alle vorbereiteten Zutaten mit Banane, Vanilleextrakt, Haferflocken, Chiasamen und Pflanzendrink im Hochleistungsmixer zu einem cremigen, dickflüssigen Smoothie pürieren. Nach Belieben Lucuma- oder Macapulver und Mandelmus untermixen.

3. Den Smoothie in eine Schüssel füllen und mit den Toppings nach Wahl garniert genießen.

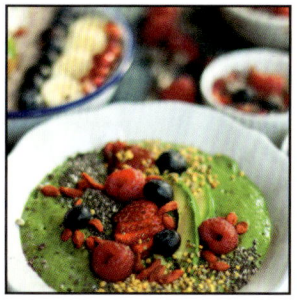

Kakao-Chiasamen-Smoothie-Bowl

Für 1 Portion

1 Handvoll Grünkohl oder Blattspinat
1 Medjool-Dattel
1 Banane (geschält, in Stücken tiefgekühlt)
2 EL Haferflocken | 1 EL Chiasamen
1 EL Kakaopulver
1 EL Mandel- oder Erdnussmus
100 ml Pflanzendrink (z. B. Kokos-, Mandel-, Reis- oder Haferdrink)
1 EL Lucuma- oder Macapulver
Toppings nach Wahl (z. B. Beeren, Kokosraspel, Kakaonibs, Bienenpollen, Nüsse oder Samen)

vegan & laktosefrei

Gönn dir was und tue deinem Körper gleichzeitig Gutes: Diese Smoothie-Bowl kann beides! Wenn du keinen rohen Kakao findest, verwende stattdessen ungesüßtes Kakaopulver. Doch denke daran: Der Gehalt an gesunden Antioxidantien ist in rohem Kakao höher als in verarbeitetem. Chiasamen und Haferflocken machen die Bowl schön cremig.

1. Den Grünkohl oder den Spinat putzen bzw. verlesen, waschen und abtropfen lassen. Die Dattel entsteinen. Beides mit Banane, Haferflocken, Chiasamen, Kakaopulver, Mandel- oder Erdnussmus, Pflanzendrink und Lucuma- oder Macapulver im Hochleistungsmixer zu einem dickflüssigen, cremigen Smoothie pürieren.

2. In eine Schüssel umfüllen und mit den Toppings nach Wahl garniert sofort genießen.

Kokos-Açai-Bowl

Für 1 Portion

70 g Heidelbeeren (frisch oder TK)
1 Banane (geschält, in Stücken tiefgekühlt)
1 gehäufter EL Açaipulver
20 g Haferflocken
10 g Kokosraspel
1 EL Chiasamen
100 ml Kokosdrink
1 EL Mandelmus (nach Belieben)
Toppings nach Wahl (z. B. Beeren, Granatapfelkerne, Bananenscheiben, Kokosraspel, Gojibeeren, Bienenpollen, Kakaonibs, Nüsse oder Kerne)

vegan & laktosefrei

In ihrem Herkunftsland Brasilien eine gänzlich herkömmliche Frucht, wird die Açaibeere im Rest der Welt als eine der vollkommensten Superfoods, die Mutter Erde zu bieten hat, gefeiert. Sie ist reich an Ballaststoffen, Antioxidantien, Vitaminen, Mineralstoffen und Omega-3-Fettsäuren. In Deutschland findest du Açaibeeren in Form von Pulver, Püree oder auch Saft im Feinkost- oder Bioladen. Auch größere Supermärkte haben die Produkte mittlerweile oft im Sortiment.

1. Frische Heidelbeeren verlesen und waschen. Heidelbeeren, Banane, Açaipulver, Haferflocken, Kokosraspel, Chiasamen und Kokosdrink im Hochleistungsmixer zu einem dickflüssigen, cremigen Smoothie pürieren. Nach Belieben das Mandelmus untermixen.

2. Den Smoothie in eine Schüssel füllen und mit den Toppings nach Wahl garniert sofort genießen.

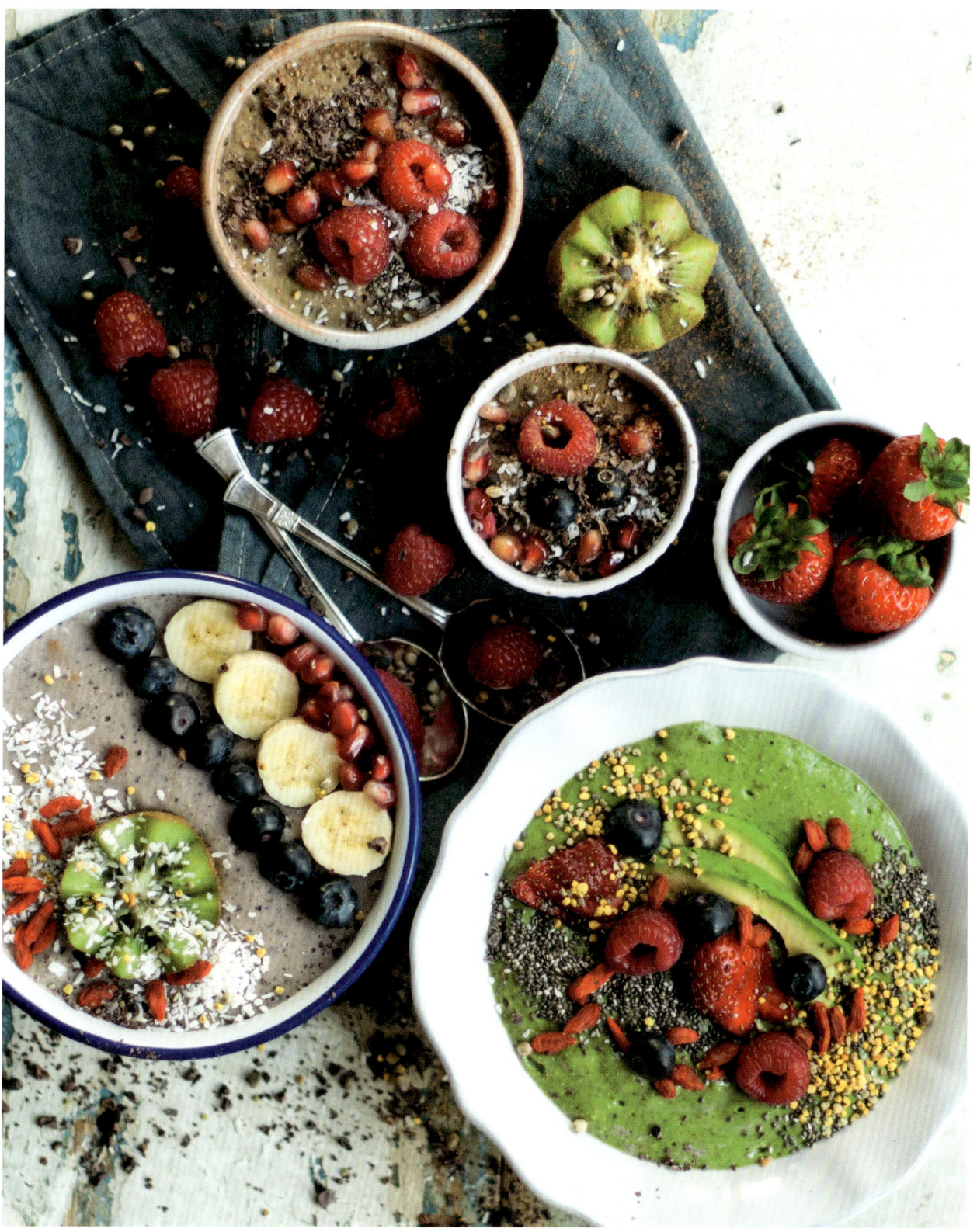

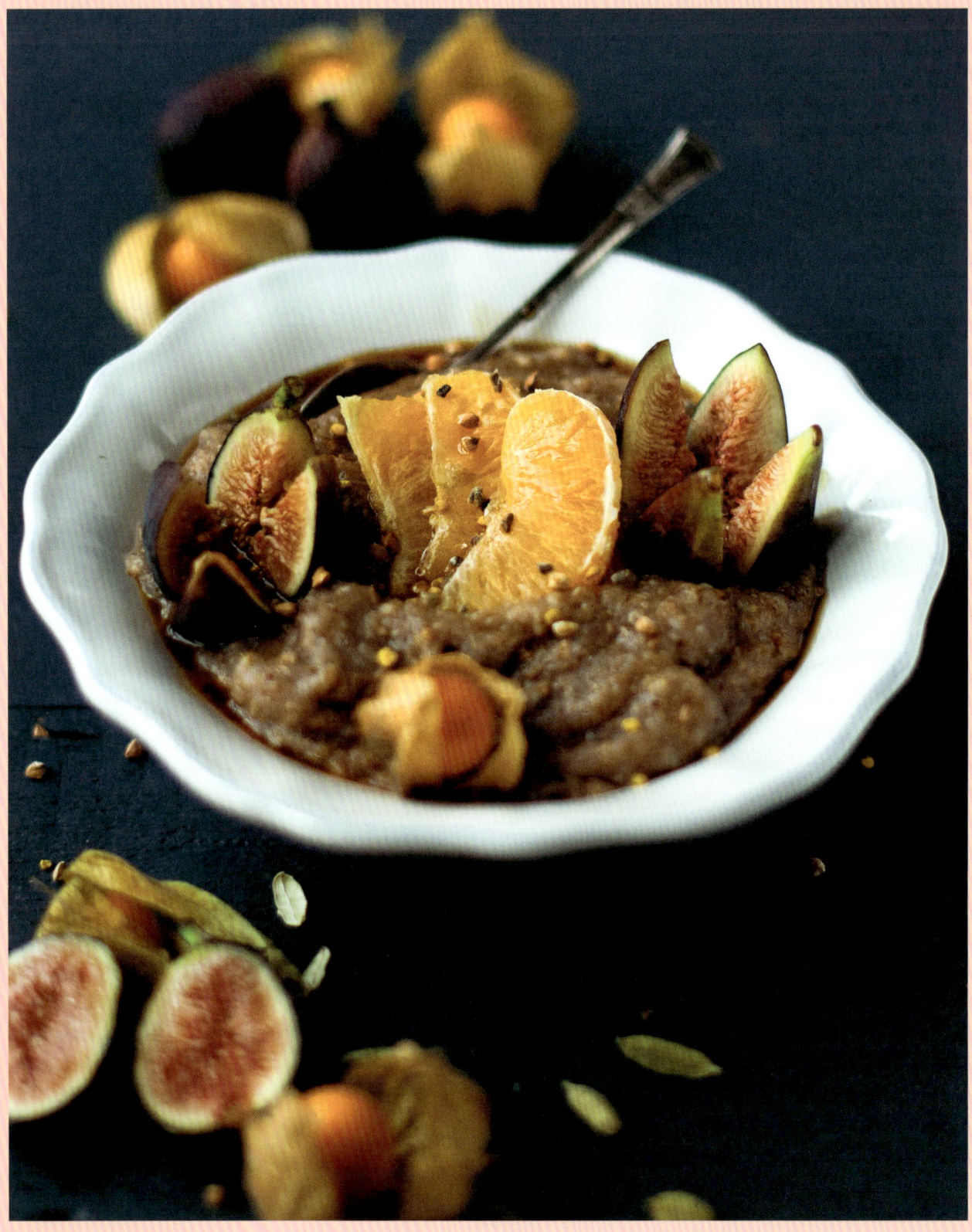

Buchweizen-Porridge mit Früchten

Wenn du ein Fan von Porridge (auf Deutsch: Haferbrei) bist, aber ab und zu gerne etwas Abwechslung in deiner Frühstücksschale hast, dann probiere doch mal Buchweizen-Porridge! Das glutenfreie Pseudogetreide Buchweizen ist eiweißreich und steckt voller B-Vitamine und Mineralstoffe wie zum Beispiel Magnesium.

In meinem Vorratsschrank habe ich immer eine Packung Buchweizenkörner, aus denen ich in wenigen Minuten ein cremiges Porridge zubereiten kann. Serviere das Porridge mit Früchten nach Wahl, etwas Ahornsirup sowie Nüssen, Samen oder Bienenpollen für einen köstlichen, vollwertigen Start in den Tag!

Für 2 Portionen

Für den Porridge:
100 g Buchweizengrütze
3 getrocknete Datteln (ohne Stein)
4 Kardamomkapseln
feines Meersalz
1 TL Kokosöl

Zum Servieren:
4 kleine Feigen
1 Orange
2 Physalis
Ahornsirup
Bienenpollen (nach Belieben)

vegan, gluten- & laktosefrei

1. Die Buchweizengrütze in einer Schüssel mit Wasser bedecken und mindestens 1 Stunde (am besten jedoch über Nacht) einweichen, dann in einem Sieb abtropfen lassen. Die Datteln grob hacken. Die Kardamomkapseln im Mörser leicht andrücken und die Samen herauslösen.

2. In einem kleinen Topf ½ l Wasser mit 1 Prise Salz aufkochen. Buchweizengrütze, Datteln und Kardamom in das Wasser geben und zugedeckt unter gelegentlichem Rühren 10 Minuten weich kochen lassen.

3. Inzwischen zum Servieren die Feigen waschen und vierteln. Die Orange schälen und in einzelne Segmente teilen. Von den Physalis die Hüllblätter nach außen biegen. Die fertig gegarte Grütze im Topf mit dem Stabmixer dick und cremig pürieren. Das Kokosöl unterrühren.

4. Den Porridge in zwei Schüsseln verteilen und Feigen, Orangensegmente sowie Physalis darauf anrichten. Mit etwas Ahornsirup beträufeln und nach Belieben mit Bienenpollen bestreuen. Als Start in den Tag genießen!

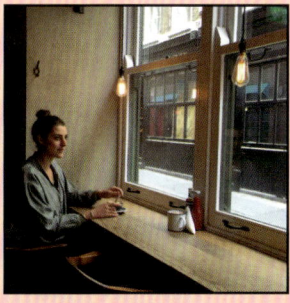

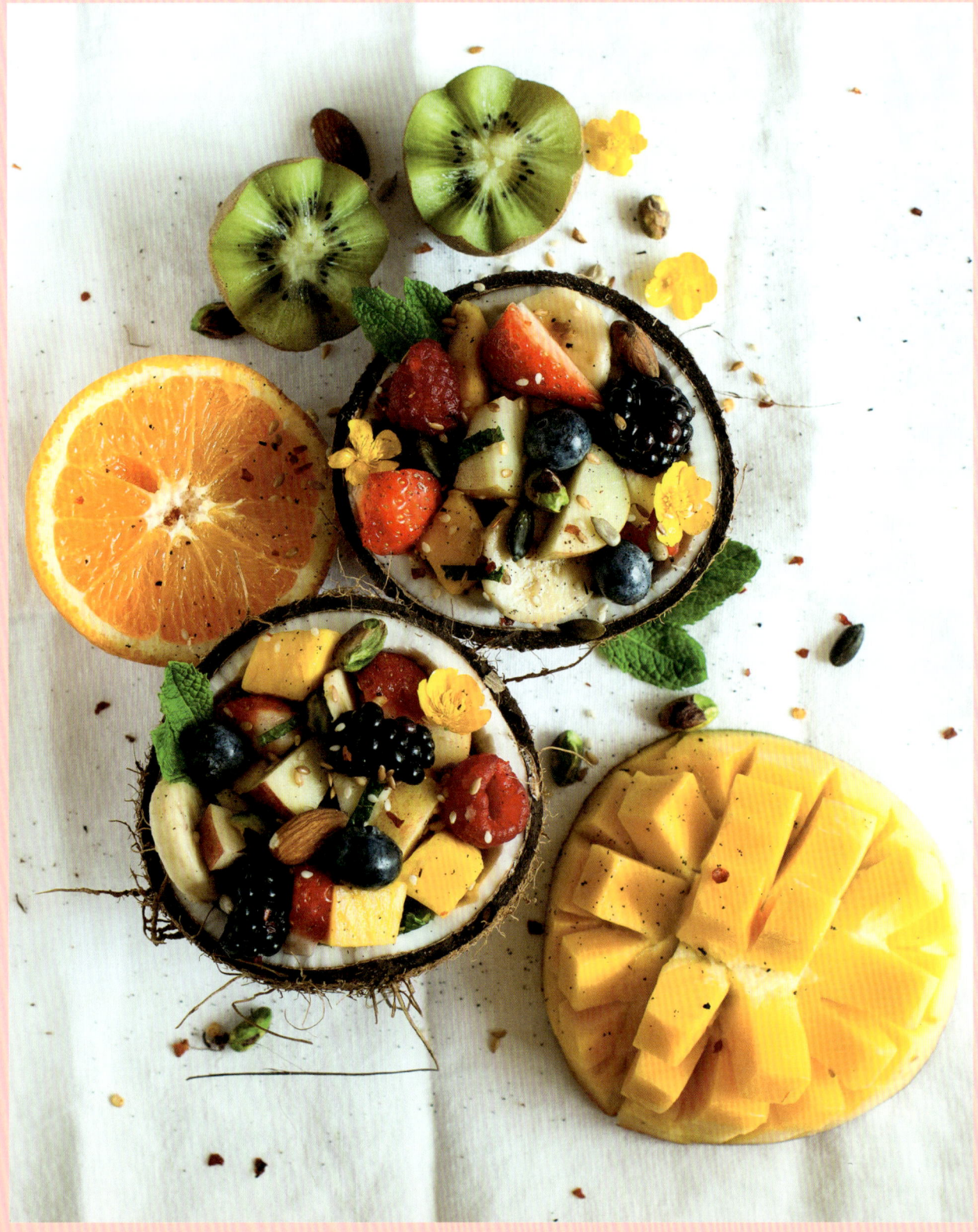

Obstsalat mit Vanille- und Chiliaromen

An einem der seltenen Tage, an denen es in London schon früh am Morgen tropisch heiß ist, kann ich mir zum Frühstück nichts Besseres vorstellen als einen kunterbunten Obstsalat. Früchte erinnern mich an endlose Strände, das tiefblaue Meer und an meine Kindheit: Im Sommer hat meine Mutter früher regelmäßig riesige Schüsseln Obstsalat für die ganze Familie zubereitet, den wir dann im Garten gefrühstückt oder mit in die Schule genommen haben.

Diesen Obstsalat habe ich mit einer Vinaigrette aus Chiliflocken, Zimt, Ingwer und Vanille gemischt. Welche Früchte auch immer gerade Saison haben: rein damit in das Spektakel aus Vitaminen und Farben. Lass die Sonne in dein Leben!

Für 2 Portionen

Für die Obstmischung:
1 Banane
1 kleiner Apfel
1 Nektarine
½ kleine Mango (ohne Stein)
1 Handvoll Erd-, Him-, Heidel- oder Brombeeren (alternativ andere Früchte)
1 TL Zitronensaft

Für das Dressing:
2 EL frisch gepresster Orangensaft
1 TL Ahornsirup (alternativ Honig für eine nicht-vegane Variante)
Zimtpulver | Ingwerpulver | Chiliflocken
½ Vanilleschote

Für die Garnitur:
1 Handvoll unterschiedliche Kerne und Samen (z. B. Mandeln, Pistazienkerne, Kürbiskerne, Sonnenblumenkerne, Mohnsamen oder Sesamsamen)
einige Minzeblätter

vegan, gluten- & laktosefrei

1. Für die Obstmischung die Banane schälen und in Scheiben schneiden. Den Apfel und die Nektarine waschen, jeweils vierteln, entkernen bzw. entsteinen und in mundgerechte Stücke schneiden. Das Fruchtfleisch der Mangohälfte zunächst in etwa 1 cm großen Quadraten bis auf die Schale einschneiden und dann von der Schale schneiden, sodass mundgerechte Stücke entstehen. Die Beeren putzen bzw. verlesen, waschen und trocken tupfen. Große Erdbeeren halbieren oder vierteln. Die vorbereiteten Früchte in einer großen Schüssel mit dem Zitronensaft vermengen.

2. Für das Dressing den Orangensaft mit Ahornsirup sowie je 1 Prise Zimt, Ingwer und Chiliflocken verrühren. Die Vanilleschote längs aufschneiden. Das Vanillemark mit einem Messer herauskratzen und unter das Dressing rühren. Das Dressing über die Früchte gießen und vorsichtig, aber gut untermischen. Den Salat einige Minuten durchziehen lassen. Alternativ den Salat zugedeckt 30 Minuten im Kühlschrank durchziehen lassen.

3. Inzwischen für die Garnitur die Kerne und Samen nacheinander separat in einer Pfanne ohne Fett anrösten. Die Kerne und Samen nach dem Rösten jeweils aus der Pfanne nehmen und auf einem Teller abkühlen lassen. Die Minzeblätter waschen, trocken tupfen und eventuell in Streifen schneiden. Den Fruchtsalat in Schüsseln anrichten, mit Kernen und Samen bestreuen und mit Minze garnieren.

Zitronen-Ricotta-Pfannkuchen

Für 2 Portionen

Für die Pfannkuchen:
100 g Ricotta
50 g Dinkelvollkornmehl
25 g Weizenmehl (Type 405)
1 TL Backpulver
feines Meersalz
1 Ei (am besten Bioqualität; Größe L)
100 ml Pflanzendrink (z. B. Kokos-, Mandel- oder Reisdrink)
abgeriebene Schale von 1 Bio-Zitrone
1 EL dunkler Rohrohrzucker
Butter oder Kokosöl zum Ausbacken

Zum Servieren:
Früchte nach Saison (z. B. Passionsfrucht, Heidelbeeren oder Kirschen)
Ahornsirup zum Beträufeln
ca. 200 g griechischer Joghurt
Bienenpollen (nach Belieben)

1. Den Ricotta in einem Sieb etwa 15 Minuten abtropfen lassen. Dinkelvollkornmehl, Weizenmehl, Backpulver und 1 Prise Salz in einer mittelgroßen Schüssel vermengen. Das Ei trennen. Das Eiweiß zu steifem Schnee schlagen.

2. Das Eigelb mit dem Pflanzendrink in einem Becher mit dem Schneebesen verquirlen. Die Eigelbmischung unter die Mehlmischung rühren. Die Zitronenschale und den Zucker unterrühren. Den Ricotta und den Eischnee mit einem Holzkochlöffel unter den Teig heben.

3. Den Backofen auf 50 °C vorheizen. Zum Ausbacken der Pfannkuchen eine kleine Pfanne auf mittlerer Stufe erhitzen und mit etwas Butter auspinseln. Dann nach und nach kleine Pfannkuchen ausbacken.

4. Dafür pro Pfannkuchen eine kleine Schöpfkelle Teig in die Pfanne geben und einige Minuten backen, bis die Unterseite goldbraun ist. Den Pfannkuchen vorsichtig wenden und auf der zweiten Seite ebenso goldbraun backen. Fertige Pfannkuchen auf einem Teller stapeln und im Ofen warm stellen, bis der ganze Teig aufgebraucht ist.

5. Zum Servieren die Früchte je nach Sorte vorbereiten. Die Pfannkuchen auf Teller verteilen, mit den Früchten garnieren und mit etwas Ahornsirup beträufeln. Etwas griechischen Joghurt daraufgeben oder dazureichen und nach Belieben mit Bienenpollen garniert servieren.

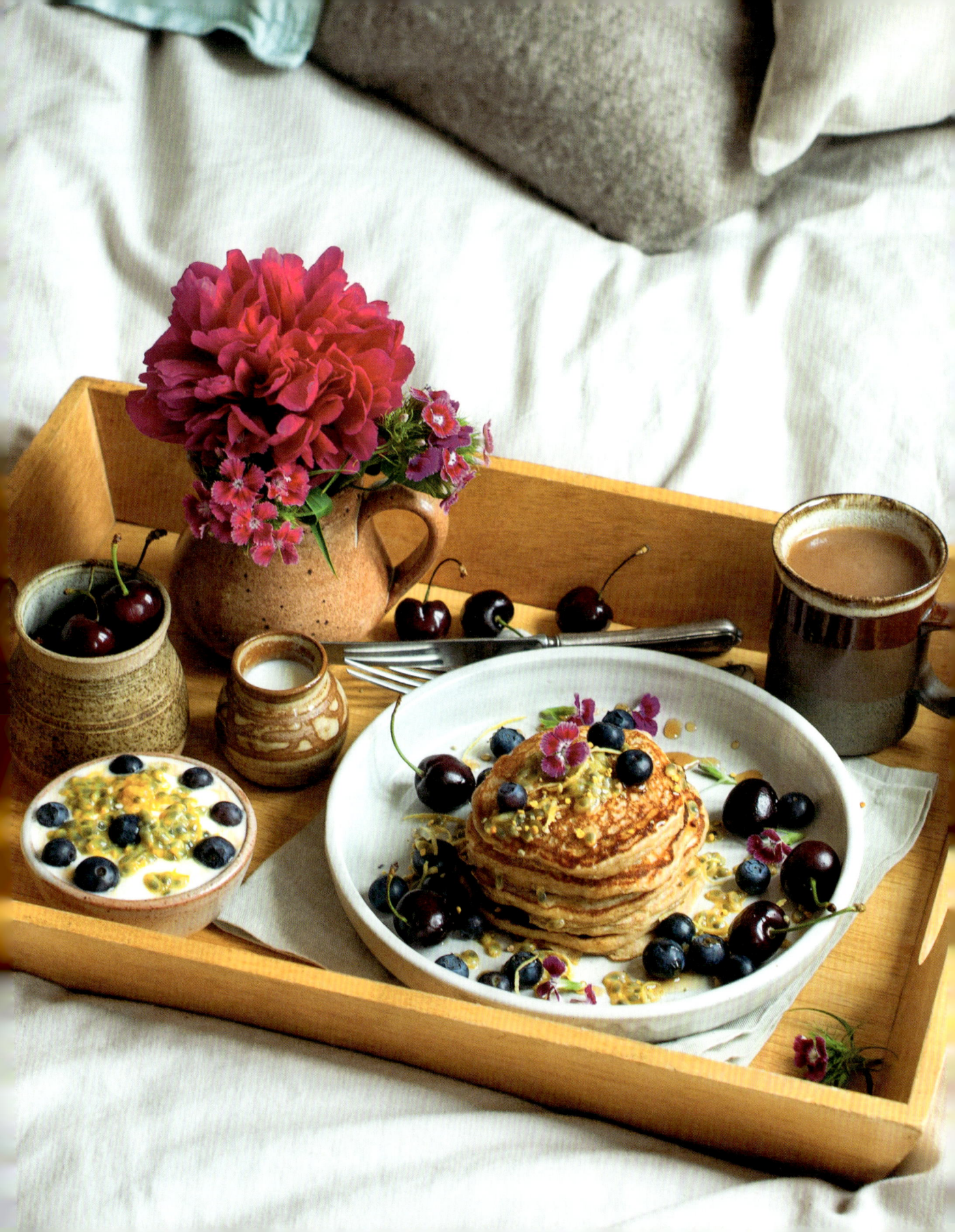

Overnight Oats …

Das berühmteste Rezept für „Overnight Oats" ist wohl das Birchermüsli, vom Schweizer Arzt Maximilian Bircher-Brenner kreiert, um seine Patienten mit mehr rohem Obst zu versorgen. Leider enthalten viele Birchermüslis, die es zu kaufen gibt, viel Zucker und werden oft mit Sahne statt mit Joghurt angerührt. Mein Rezept ist nur wenig mit Ahornsirup gesüßt und beinhaltet rein pflanzliche Zutaten. Zusätzlich gibt es noch zwei Varianten: eine mit Brombeeren und Chiasamen und eine tropische mit Kiwi und Banane.

… à la Birchermüsli

Für 2 Portionen

80 g Haferflocken
100 ml Mandel- oder Kokosdrink
½ Vanilleschote | 2 EL Rosinen
1 TL Ahornsirup

Zum Servieren:
2 Äpfel | 1 TL Zitronensaft
1 EL Haselnusskerne
Zimtpulver

vegan & laktosefrei

1. Die Haferflocken mit 150 ml Wasser und dem Mandel- oder Kokosdrink in einer Schüssel verrühren. Die Vanilleschote längs aufschneiden, das Mark herauskratzen und unter die Haferflocken rühren. Die Rosinen und den Ahornsirup untermengen. Die Flocken abgedeckt mindestens 3 Stunden, am besten jedoch über Nacht, im Kühlschrank einweichen.

2. Zum Servieren die Äpfel waschen und vierteln, dabei das Kerngehäuse entfernen. Die Apfelviertel reiben. Die Apfelmasse sofort mit etwas Zitronensaft vermischen, damit sie sich nicht braun verfärbt. Die Haselnüsse grob hacken.

3. Den Apfel unter die eingeweichten Haferflocken mischen, dann das Müsli in Schüsseln oder Gläsern anrichten. Jeweils mit gehackten Nüssen und 1 Prise Zimtpulver bestreut servieren.

… mit Brombeer-Chia-Mus

Für 2 Portionen

80 g Haferflocken
100 ml Mandel- oder Kokosdrink
½ Vanilleschote
2 EL Leinsamen | 1 TL Ahornsirup

Für das Brombeer-Chiasamen-Mus:
150 g Brombeeren | ½ Bio-Zitrone
1 TL Agavendicksaft | 2 EL Chiasamen

vegan & laktosefrei

1. Die Haferflocken mit 150 ml Wasser und dem Mandel- oder Kokosdrink in einer Schüssel verrühren. Die Vanilleschote längs aufschneiden, das Mark herauskratzen und unter die Haferflocken rühren. Leinsamen und Ahornsirup untermengen. Die Flocken abgedeckt mindestens 3 Stunden, am besten jedoch über Nacht, im Kühlschrank einweichen.

2. Für das Mus die Brombeeren verlesen, waschen, abtropfen lassen und in eine flache Schüssel legen. Die Zitrone waschen, die Schale abreiben und 1 EL Saft auspressen. Die Beeren mit einem Kartoffelstampfer zerdrücken, dann Agavendicksaft, Zitronensaft und -schale sowie Chiasamen unterrühren. Alles mindestens 15 Minuten quellen lassen. Zum Servieren die Haferflocken und das Mus in Schüsseln oder Gläser schichten.

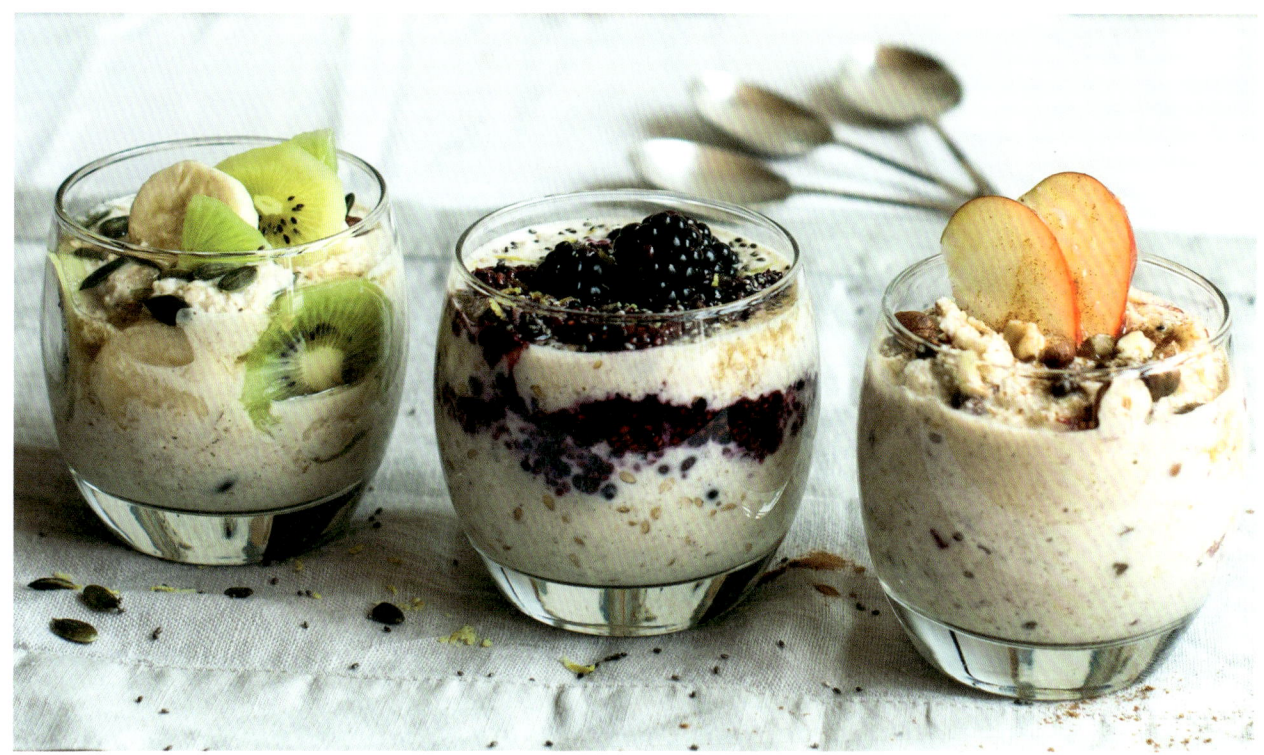

... mit Kiwi und Banane

Für 2 Portionen

80 g Haferflocken
100 ml Mandel- oder Kokosdrink
½ Vanilleschote
2 EL Kürbiskerne
1 TL Ahornsirup

Zum Servieren:
2 Kiwis
1 Banane
Ahornsirup zum Beträufeln (alternativ Honig für eine nicht-vegane Zubereitung)

vegan & laktosefrei

1. Die Haferflocken in einer Schüssel mit 150 ml Wasser und dem Mandel- oder Kokosdrink verrühren. Die Vanilleschote längs aufschneiden, das Mark mit einem spitzen Messer herauskratzen und unter die Haferflocken rühren. Die Kürbiskerne und den Ahornsirup unter die Flocken mengen. Die Flockenmischung abgedeckt mindestens 3 Stunden, am besten jedoch über Nacht, im Kühlschrank einweichen.

2. Zum Servieren die Kiwis und die Banane schälen, beides in dünne Scheiben schneiden. Das Müsli in Schüsseln oder Gläser verteilen. Die Bananen- und Kiwischeiben darauf anrichten und alles mit etwas Ahornsirup beträufelt servieren.

Einfache Müsliriegel

Für 1 ofenfeste Backform von 20 × 20 cm (12 Stück)

Für die Riegel:
110 g Mandeln
200 g Haferflocken
20 g Leinsamen
30 g gemischte Kerne und Samen (z. B. Sonnenblumen- und Kürbiskerne, Sesam-, Mohn- und Chiasamen)
80 g Ahornsirup (alternativ Honig für eine nicht-vegane Variante)
65 g Mandelmus
20 g Kokosöl
200 g Medjool-Datteln
feines Meersalz
60 g getrocknete Cranberrys (alternativ getrocknete Sauerkirschen)

Außerdem:
Öl für die Form

vegan & laktosefrei

1. Den Backofen auf 180 °C vorheizen. Die Backform mit etwas Öl ausfetten und mit Backpapier auslegen, sodass das Papier an den Seiten übersteht.

2. Die Mandeln grob hacken und mit Haferflocken, Leinsamen, gemischten Kernen und Samen gleichmäßig auf einem Backblech verteilen. Im Ofen auf der mittleren Schiene etwa 12 Minuten rösten, bis alles leicht goldbraun ist und aromatisch duftet. Währenddessen die Mischung ein- bis zweimal wenden.

3. Inzwischen Ahornsirup, Mandelmus und Kokosöl in einem kleinen Topf verrühren und bei mittlerer Hitze unter Rühren erwärmen, bis eine cremige Masse entstanden ist.

4. Die Datteln entsteinen und mit 100 ml warmem Wasser im Mixer oder in einem hohen Becher mit dem Stabmixer zu einer cremigen Paste pürieren. Die Paste unter die Ahornsirupmischung rühren.

5. Die geröstete Flockenmischung aus dem Ofen nehmen, kurz auf dem Blech abkühlen lassen und anschließend in eine große Schüssel füllen. 1 Prise Salz und die Cranberrys untermischen. Die Dattelmischung gleichmäßig untermengen.

6. Die Masse in der vorbereiteten Form verteilen und mit einem Teigspatel oder Löffelrücken glatt streichen. Die Müsliriegelmischung im Ofen auf der mittleren Schiene 15 Minuten goldbraun backen. Sollte die Oberfläche zu stark bräunen, gegebenenfalls mit Alufolie abdecken.

7. Die Form aus dem Ofen nehmen und die Müsliriegelplatte darin leicht abkühlen lassen. Dann die Platte mithilfe des Backpapiers herausheben und in zwölf gleich große Riegel schneiden.

8. Die Müsliriegel vollständig abkühlen lassen. Sie halten sich luftdicht verpackt bis zu 5 Tage frisch.

Wenn es etwas wie eine Schwäche für Müsliriegel überhaupt geben kann, dann bin ich definitiv davon betroffen! Ob sie Nüsse, Schokolade, Kokosnuss, Beeren oder Haferflocken beinhalten – ich könnte Müsliriegel zu jeder Tageszeit und Gelegenheit verputzen.

Diese sind eher ein zweites und weniger ein „echtes" erstes Frühstück, obwohl so ein Riegel im Küchenschrank wie ein Geschenk vom Himmel fällt, wenn es morgens mal wieder besonders schnell gehen muss.

Wenn du zum Beispiel am Sonntagnachmittag ein Blech davon backst, dann kannst du dich die ganze Woche über an deinen Müsliriegeln erfreuen!

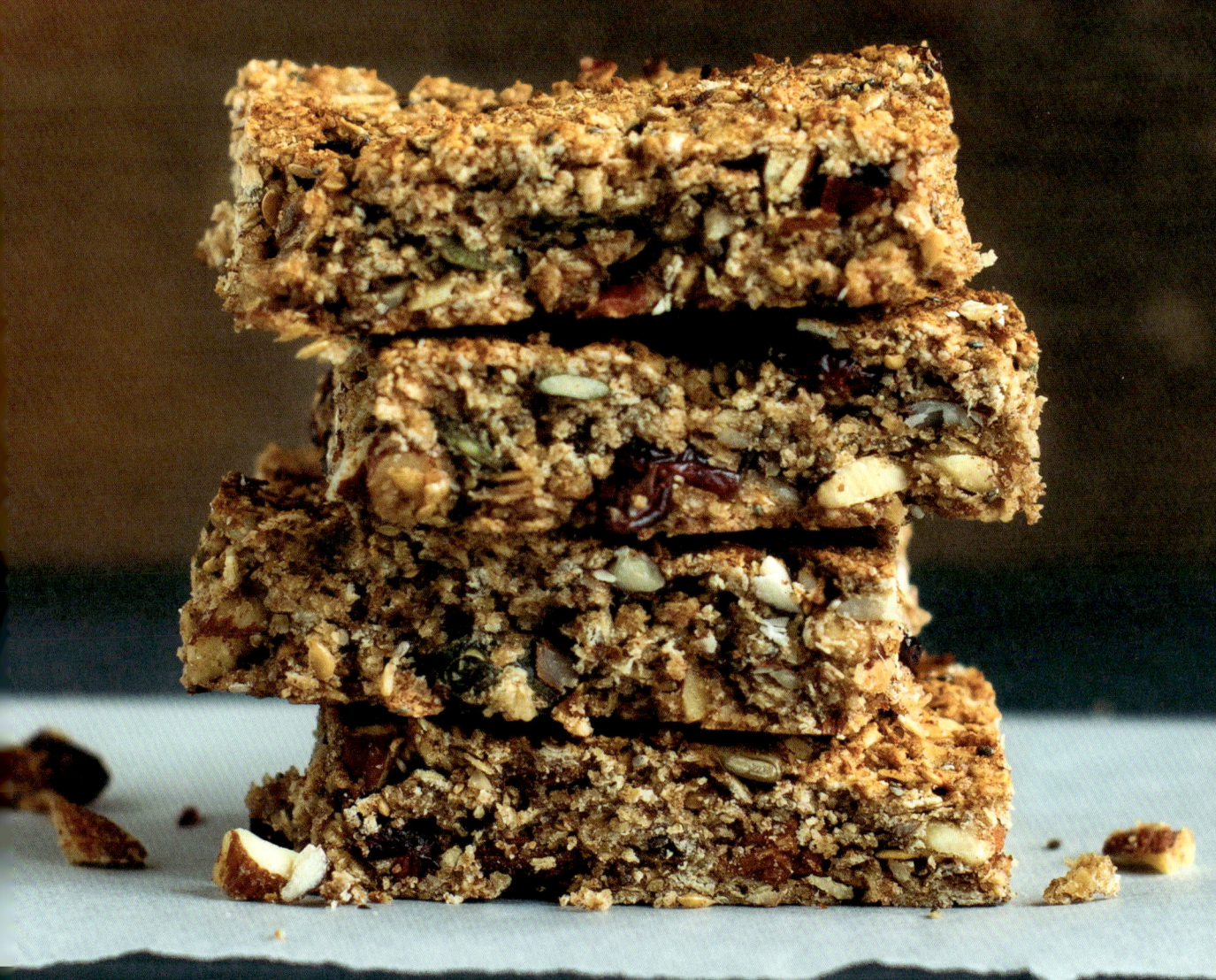

Haferwaffeln mit Heidelbeermus

Für 2 Portionen (ca. 6 Waffeln)

Für die Waffeln:
100 g Dinkelvollkornmehl (alternativ Weizenvollkornmehl)
100 g Hafermehl (alternativ Haferflocken im Mixer fein zerkleinern)
1 EL Backpulver | feines Meersalz
3 Eier (am besten Bioqualität; Größe M) | 2 EL Ahornsirup
3 EL Kokosöl (zerlassen und leicht abgekühlt)
200 ml Mandeldrink | 3 EL pflanzliche Kokos-Joghurtalternative
1 TL Vanilleextrakt (alternativ ½ TL gemahlene Vanille)

Für das Heidelbeermus:
250 g Heidelbeeren (frisch oder aufgetaute TK-Ware)
Saft von ½ Zitrone | 1 TL abgeriebene Bio-Zitronenschale
1 TL Ahornsirup | 1 gehäufter EL Chiasamen

Außerdem:
zerlassenes Kokosöl für das Waffeleisen
Ahornsirup und Mandelmus zum Servieren (nach Belieben)

1. Für die Waffeln die Mehle mit Backpulver und 1 Prise Salz in einer Schüssel mischen. Die Eier in einer Schüssel verquirlen, dann Ahornsirup, Kokosöl, Mandeldrink, Joghurtalternative und Vanilleextrakt gut unterrühren. Die Mehlmischung zur Eiermischung geben und alles gut mit dem Schneebesen verrühren. Den Teig beiseitestellen.

2. Für das Heidelbeermus frische Heidelbeeren verlesen, waschen und abtropfen lassen. Die Heidelbeeren mit Zitronensaft und -schale sowie dem Ahornsirup in eine mittelgroße Schüssel geben und mit einem Kartoffelstampfer oder einer Gabel grob zerdrücken – einige Beeren sollten ganz bleiben, so ergibt sich eine interessantere Konsistenz. Die Chiasamen unterrühren und das Mus beiseitestellen.

3. Den Backofen auf 50 °C vorheizen. Ein Waffeleisen auf mittlerer Stufe erhitzen. Aus dem Teig nach und nach goldbraune Waffeln backen. Dafür jeweils die Backflächen des Waffeleisens mit etwas Kokosöl einfetten. Eine kleine Kelle Teig in das Waffeleisen geben, den Deckel schließen und die Waffel etwa 4 Minuten backen. Dabei prüfen, ob die Waffel schon fertig ist. Fertige Waffeln im Ofen warm halten.

4. Die Waffeln mit dem Beerenmus auf Tellern anrichten. Nach Belieben etwas Ahornsirup und Mandelmus draufgeben.

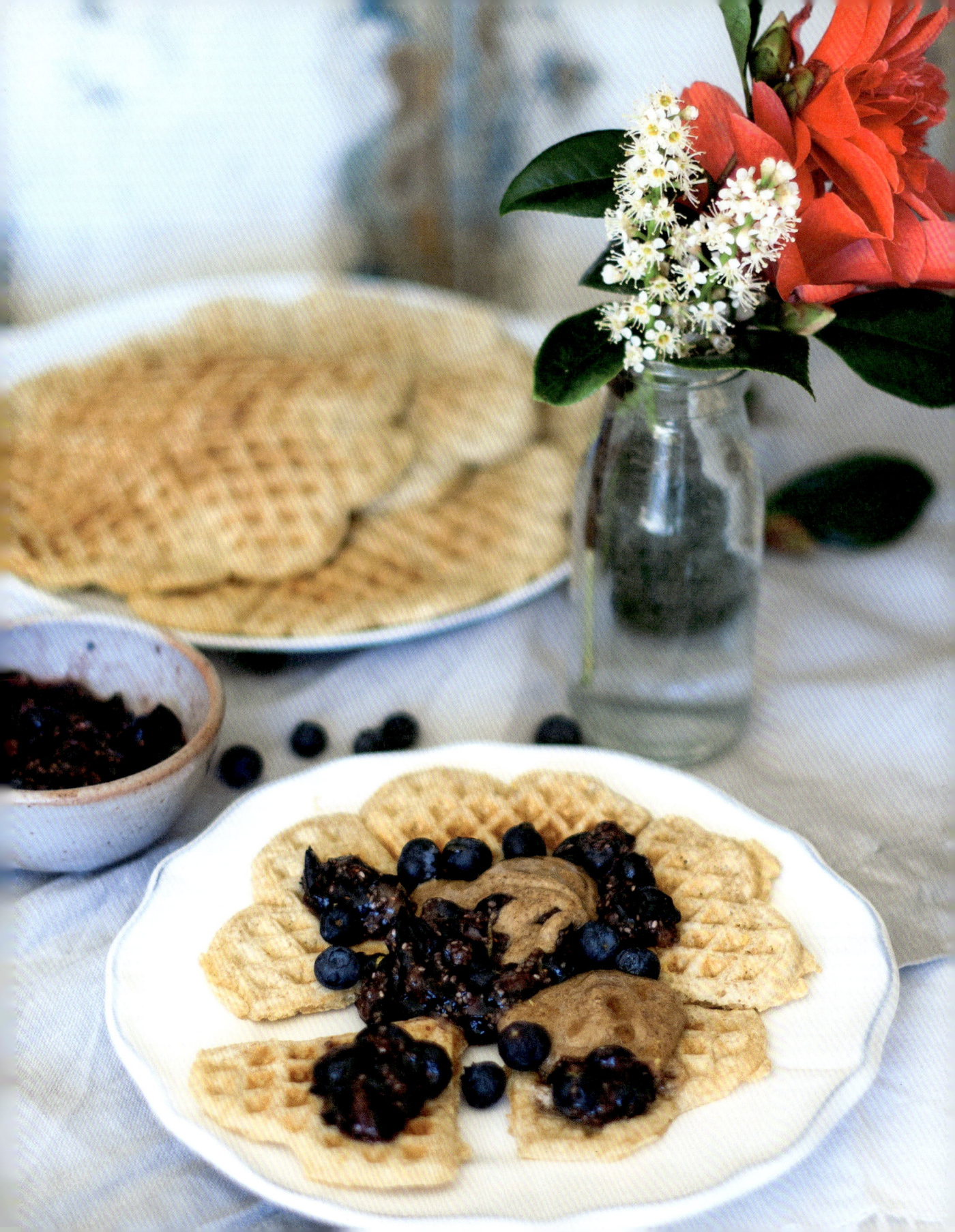

Chia-Bananen-Brot mit Tahiniglasur

Für 1 Backform von ca. 10 × 23 cm (ca. 10 Scheiben)

Für das Brot:
30 g Chiasamen | 4 mittelgroße reife Bananen
1 Bio-Zitrone | 40 ml Olivenöl
50 g pflanzliche Kokos-Joghurtalternative
1 TL Vanilleextrakt (alternativ Vanillepulver)
150 g Dinkelvollkornmehl | 50 g Mehl (Type 405)
1 TL Backpulver | 50 g Haferflocken
125 g dunkler Rohrohrzucker | ½ TL Zimtpulver
½ Banane (nach Belieben; Frucht dafür schälen und längs halbieren)

Für die Glasur:
½ Zitrone | 1 EL Tahini
2 EL Ahornsirup

Außerdem:
weiches Kokosöl und Mehl für die Form

vegan & laktosefrei

1. Den Backofen auf 190 °C vorheizen. Die Backform mit Kokosöl einfetten und mit Mehl ausstäuben.

2. Die Chiasamen in einer kleinen Schüssel mit 6 EL Wasser verrühren und einige Minuten einweichen und leicht andicken lassen.

3. Die Bananen schälen und mit einer Gabel zerdrücken. Die Zitrone heiß waschen und trocken reiben, die Schale abreiben und den Saft auspressen. Bananen mit Zitronensaft und -schale, Olivenöl, Kokos-Joghurtalternative und Vanilleextrakt in einer großen Schüssel verrühren.

4. In einer weiteren Schüssel beide Mehlsorten mit Backpulver, Haferflocken, Zucker und Zimtpulver vermischen. Die Mehlmischung unter die Bananenmischung rühren, bis ein homogener Teig entstanden ist.

5. Den Teig in die vorbereitete Form füllen und glatt streichen. Nach Belieben für die Deko die Bananenhälfte mittig in den Teig legen.

6. Das Brot im Ofen auf der mittleren Schiene etwa 45 Minuten backen. Die Stäbchenprobe machen. Dazu ein Holzstäbchen in die Mitte des Brotes stecken. Haftet nach dem Herausziehen kein Teig mehr am Stäbchen, ist das Brot fertig. Andernfalls das Brot noch einige Minuten weiterbacken.

7. Die Form aus dem Ofen nehmen und das Brot darin 5 bis 10 Minuten leicht abkühlen lassen. Dann aus der Form lösen und auf ein Kuchengitter setzen.

8. Für die Glasur die Zitrone auspressen. Das Tahini mit dem Ahornsirup und dem Zitronensaft in einer kleinen Schüssel verrühren. Den Brotlaib mit der Glasur bestreichen und vollständig abkühlen lassen, alternativ lauwarm servieren. Das Brot hält sich luftdicht verpackt bis zu 3 Tage frisch.

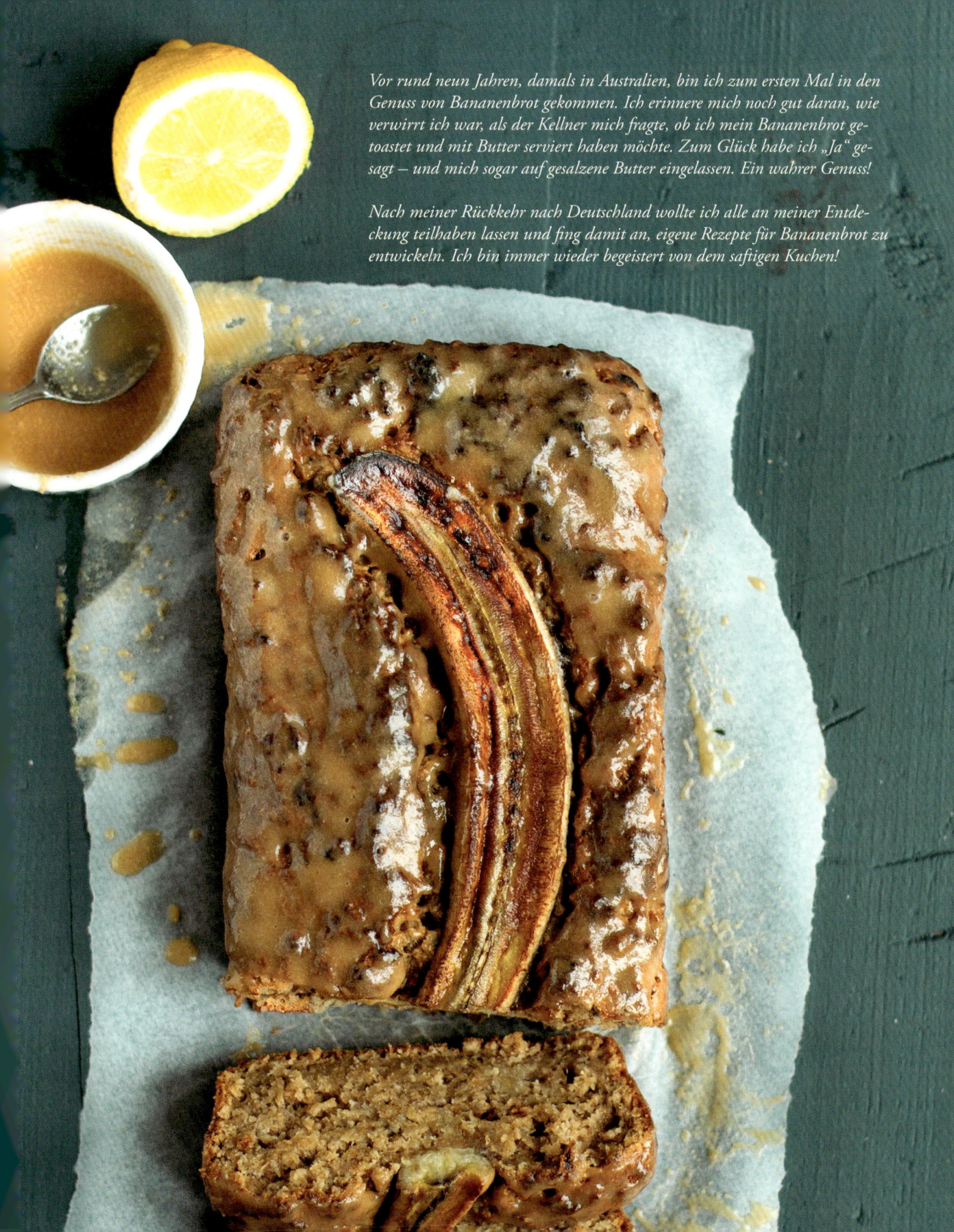

Vor rund neun Jahren, damals in Australien, bin ich zum ersten Mal in den Genuss von Bananenbrot gekommen. Ich erinnere mich noch gut daran, wie verwirrt ich war, als der Kellner mich fragte, ob ich mein Bananenbrot getoastet und mit Butter serviert haben möchte. Zum Glück habe ich „Ja" gesagt – und mich sogar auf gesalzene Butter eingelassen. Ein wahrer Genuss!

Nach meiner Rückkehr nach Deutschland wollte ich alle an meiner Entdeckung teilhaben lassen und fing damit an, eigene Rezepte für Bananenbrot zu entwickeln. Ich bin immer wieder begeistert von dem saftigen Kuchen!

Avocado auf Roggenbrot

Für 2 Portionen

Für die Avocado auf Roggenbrot:
1 große Avocado
1 EL Zitronensaft
feines Meersalz | schwarzer Pfeffer aus der Mühle
2 große Scheiben Roggenvollkornbrot
1 Handvoll Cocktailtomaten
2–3 große Basilikumblätter
Chiliflocken

Für die pochierten Eier (nach Belieben):
1 EL Weißweinessig
2 Eier (am besten Bioqualität; Größe M)

laktosefrei

1. Die Avocado halbieren und den Stein entfernen. Das Avocadofruchtfleisch mit einem Löffel aus der Schale lösen und in einer Schüssel grob mit der Gabel zerdrücken. Ich mag es lieber, wenn man noch ein paar grobe Stücke spürt, aber du kannst die Avocado nach Belieben auch feiner zerdrücken. Den Zitronensaft unterrühren, das Avocadomus mit Salz und Pfeffer kräftig abschmecken.

2. Die Brotscheiben toasten. Alternativ die Brotscheiben in einer beschichteten Pfanne ohne Fett bei mittlerer bis starker Hitze auf beiden Seiten rösten.

3. Die Tomaten waschen, trocken tupfen und je nach Größe halbieren oder vierteln. Die Basilikumblätter waschen und trocken tupfen. Die Blätter je nach Größe und gewünschter Intensität des Basilikumaromas ganz lassen oder grob hacken.

4. Nach Belieben für die pochierten Eier einen kleinen Topf etwa zu drei Viertel mit Wasser füllen und den Essig hineingeben, die Wassermischung aufkochen. In eine Tasse 1 Ei aufschlagen. Sobald das Wasser kocht, die Hitze reduzieren und mit einem Holzkochlöffel im Wasser durch eine kreisende Bewegung einen Strudel erzeugen.

5. Das Ei langsam in die Mitte des Strudels gießen. Der Trick dabei: bedächtig und doch selbstsicher arbeiten. Das Ei 3 Minuten weich oder 5 Minuten hart pochieren, dann mit einem Schaumlöffel aus dem Wasser heben und mit dem zweiten Ei ebenso verfahren. Das Pochieren erfordert etwas Übung, bevor es so perfekt gelingt wie in der Lieblings-Brunch-Location, aber es schmeckt immer wunderbar!

6. Das Avocadomus auf die Roggenbrotscheiben streichen und mit Tomaten sowie Basilikum belegen. Nach Belieben das pochierte Ei daraufsetzen, alles mit 1 Prise Chiliflocken sowie eventuell Salz bestreuen. Dann etwas Pfeffer darübermahlen.

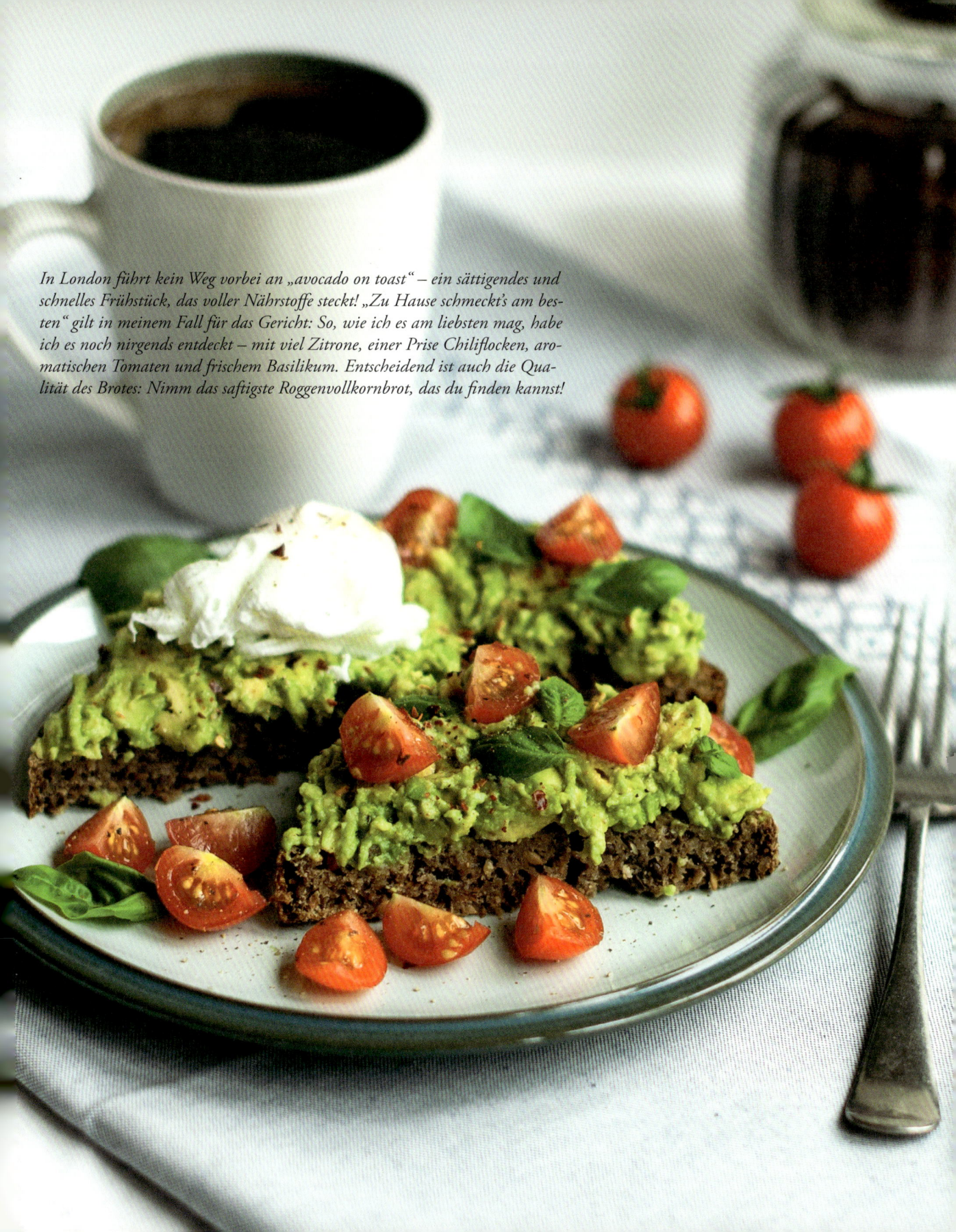

In London führt kein Weg vorbei an „avocado on toast" – ein sättigendes und schnelles Frühstück, das voller Nährstoffe steckt! „Zu Hause schmeckt's am besten" gilt in meinem Fall für das Gericht: So, wie ich es am liebsten mag, habe ich es noch nirgends entdeckt – mit viel Zitrone, einer Prise Chiliflocken, aromatischen Tomaten und frischem Basilikum. Entscheidend ist auch die Qualität des Brotes: Nimm das saftigste Roggenvollkornbrot, das du finden kannst!

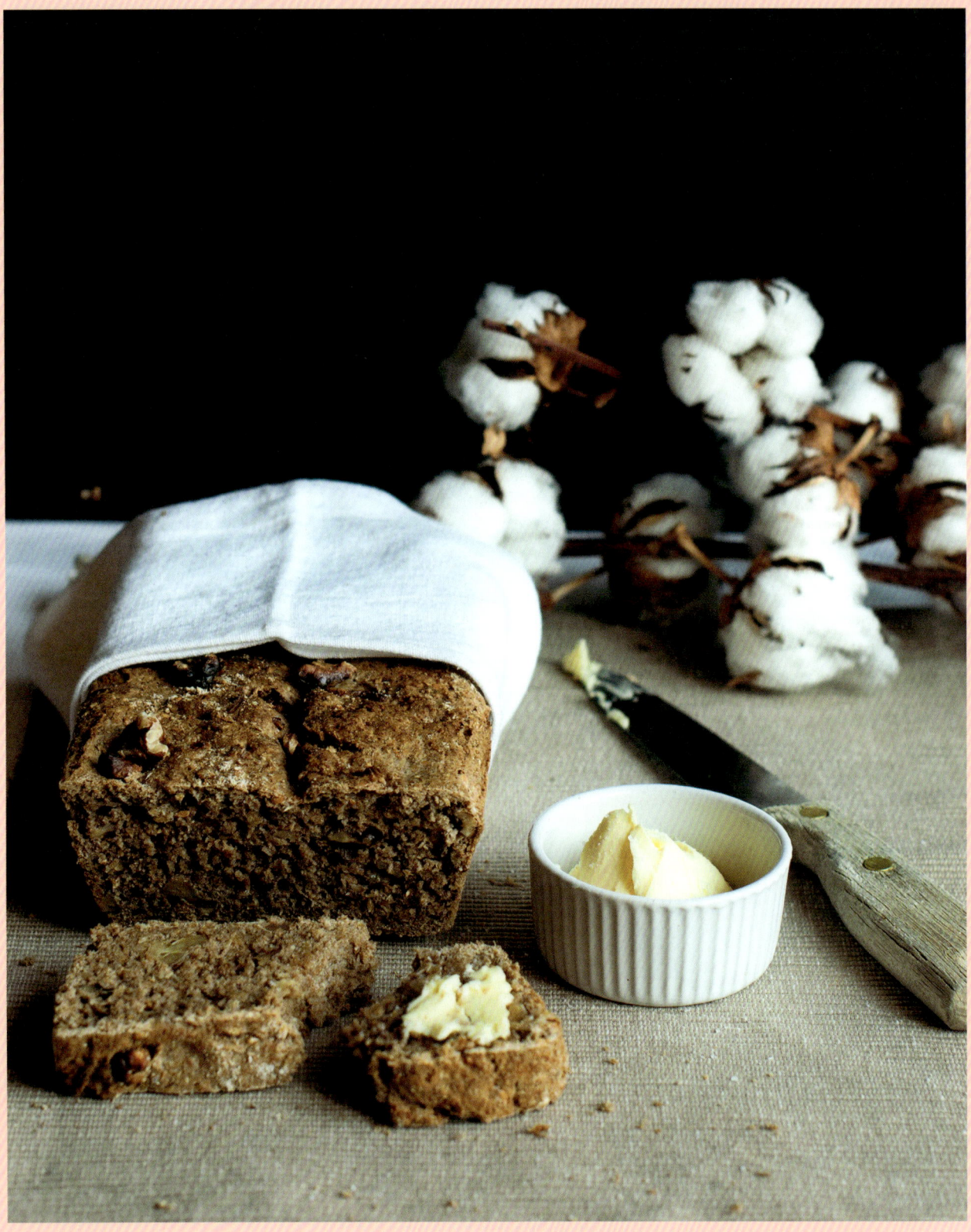

Schnelles Dinkelbrot mit Leinsamen

Vielleicht ist dir beim Lesen dieses Buches aufgefallen, dass ich oft von Dinkelmehl spreche: In der Tat ist es mein liebstes und am häufigsten verwendetes Mehl; ich liebe den nussigen Geschmack von Dinkel! Oft bin ich leider enttäuscht von der Qualität von (Dinkel-)Brot in London, sodass ich irgendwann begonnen habe, hin und wieder mein eigenes Brot zu backen. Lange habe ich mich nicht so richtig ans Brotbacken rangetraut – doch es hat sich gezeigt, dass es eigentlich wirklich ganz einfach ist!

Anders als ein Sauerteigbrot, das manchmal bis zu einer Woche gehen muss, muss dieses Dinkelvollkornbrot, das ich mit Hefe backe, nur zwei Stunden ruhen. Die Haferflocken, Walnüsse und Leinsamen geben dem Brot mehr Biss und liefern nebenbei eine gute Portion Eiweiß, Ballaststoffe, Vitamin E und ungesättigte Fettsäuren. Und weil es mit Vollkornmehl gebacken ist, enthält es anders als Weißbrot nicht nur leere Kohlenhydrate!

Für 1 Kastenform von ca. 1 l Inhalt (ca. 10 Scheiben)

Für das Brot:
450 g Dinkelvollkornmehl
5 g Trockenhefe
50 g Walnusskerne
1 TL feines Meersalz
50 g Haferflocken
50 g Leinsamen
40 ml Olivenöl

Außerdem:
weiches Kokosöl für die Form
Mehl zum Bearbeiten
gehackte Walnüsse zum Bestreuen
(nach Belieben)

vegan & laktosefrei

1. Die Backform mit Kokosöl einfetten. Das Mehl in einer großen Schüssel mit der Hefe vermischen. Die Walnüsse grob hacken und mit Salz, Haferflocken und Leinsamen unter die Mehlmischung mengen. Das Olivenöl sowie nach und nach etwa 300 ml lauwarmes Wasser einarbeiten, bis ein feucht-klebriger Teig entstanden ist. Den Teig auf der bemehlten Arbeitsfläche zu einem länglichen Laib formen.

2. Den Teig in die Backform legen. Die Form in eine Plastiktüte schieben, sodass noch genügend Luft zirkulieren kann. Den Teig an einen warmen Ort (zum Beispiel im Winter in Heizungsnähe und im Sommer an einem sonnigen Fenster) etwa 2 Stunden gehen lassen, bis er sein Volumen etwa verdoppelt hat. Zum Schluss nach Belieben mit Walnüssen bestreuen.

3. Den Backofen auf 210 °C vorheizen. Den gegangenen Teig im Ofen auf der mittleren Schiene etwa 40 Minuten goldbraun backen. Aus dem Ofen nehmen, das Brot aus der Form heben und auf einem Kuchengitter abkühlen lassen. Das Brot hält sich gut verpackt bei Zimmertemperatur etwa 5 Tage frisch.

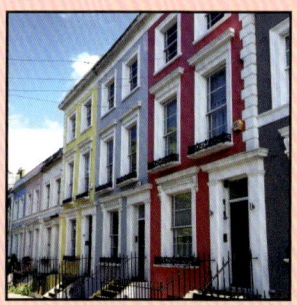

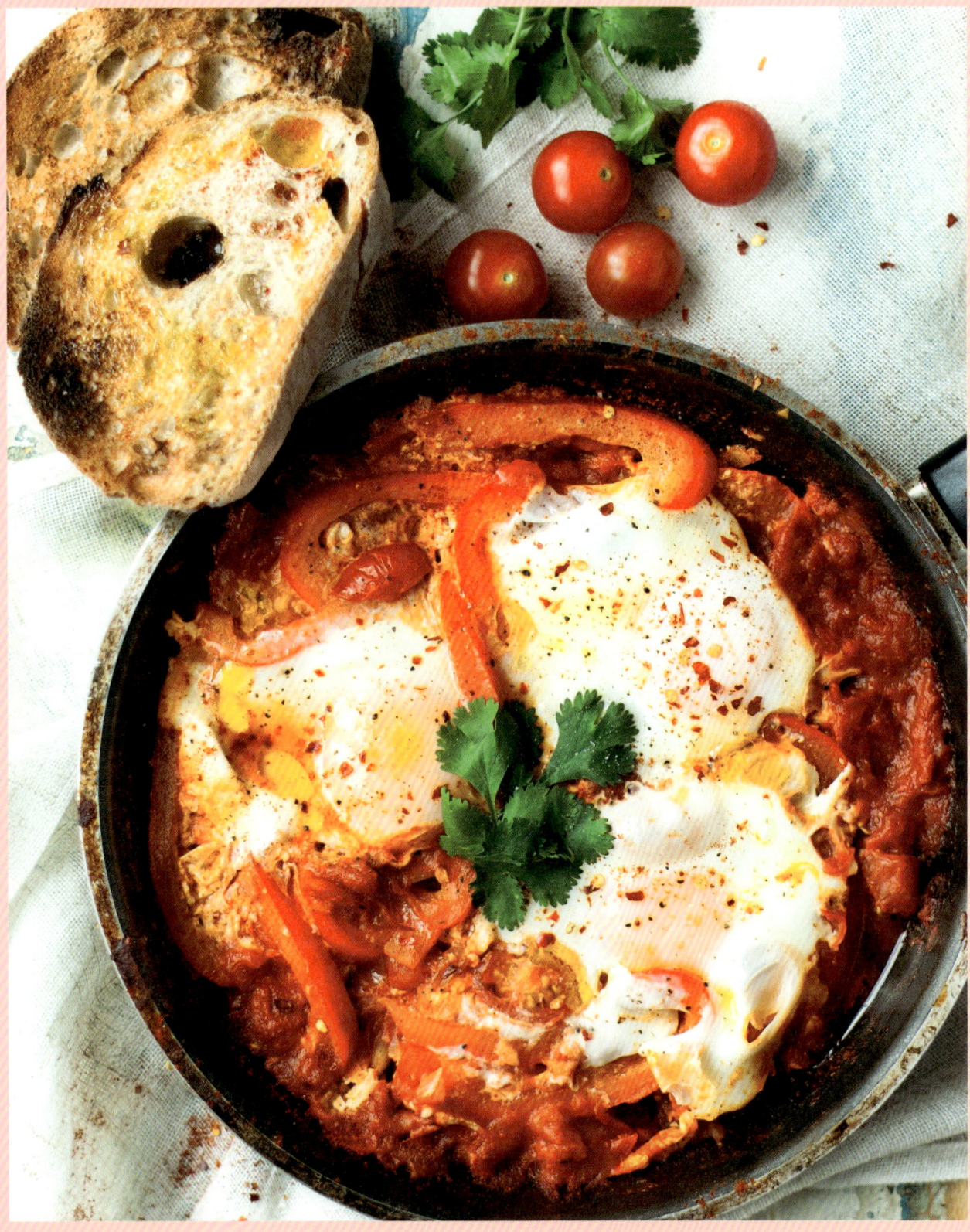

114 | Frühstück

Schakschuka

Oft treffe ich Leute, die noch nie etwas von Schakschuka gehört, geschweige denn das leicht pikante Frühstück aus Eiern und Paprika-Tomaten-Sauce je gekostet haben. Das möchte ich ganz schnell ändern, denn das in Israel so beliebte Gericht ist ein wahrer Gaumenschmaus! Ursprünglich stammt Schakschuka aus Tunesien, und in der Türkei ist das Eiergericht als „Menemen" bekannt. Wer Avocado und Zitronensaft mit den Eiern serviert, macht aus seiner Schakschuka im Handumdrehen die mexikanische Variante „Huevos Rancheros"!

Für 2 Portionen

Für die Schakschuka:
½ Zwiebel
1 Knoblauchzehe
1 rote Paprikaschote
100 g Cocktailtomaten
1 EL Olivenöl
200 g stückige Tomaten (aus der Dose)
½ TL Chiliflocken
Paprikapulver
Cayennepfeffer
feines Meersalz
schwarzer Pfeffer aus der Mühle
4 Eier (am besten Bioqualität; Größe M)

Zum Servieren:
2–3 Stiele Koriander oder glatte Petersilie
einige Scheiben Sauerteigbrot (geröstet und mit etwas Olivenöl beträufelt)

laktosefrei

1. Die Zwiebel und den Knoblauch schälen, beides fein hacken. Die Paprikaschote halbieren, entkernen, waschen und in dünne Streifen schneiden. Die Tomaten waschen, abtropfen lassen und jeweils halbieren.

2. Eine mittelgroße Pfanne auf mittlerer Stufe erhitzen. Das Olivenöl hineingeben und die Zwiebel- und Knoblauchstücke darin einige Minuten unter gelegentlichem Rühren dünsten. Die Tomatenstücke aus der Dose sowie die halbierten Tomaten unterrühren. Einige der Cocktailtomaten mit einer Gabel zerdrücken, damit das Schakschuka noch saftiger wird. Die Tomatensauce mit der Hälfte der Chiliflocken, je 1 Prise Paprikapulver und Cayennepfeffer sowie etwas Salz und Pfeffer abschmecken.

3. Die Eier in die Sauce aufschlagen und in der Pfanne mit geschlossenem Deckel bei schwacher Hitze stocken lassen. Das Eiweiß sollte fest werden, das Eigelb darf noch etwas flüssig bleiben. Die Eier mit Salz, Pfeffer und den restlichen Chiliflocken bestreuen.

4. Den Koriander oder die Petersilie waschen, trocken schütteln und nach Belieben ganz lassen oder grob hacken. Das Schakschuka mit Koriander garnieren und direkt aus der Pfanne mit geröstetem Brot servieren.

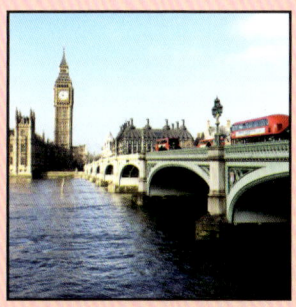

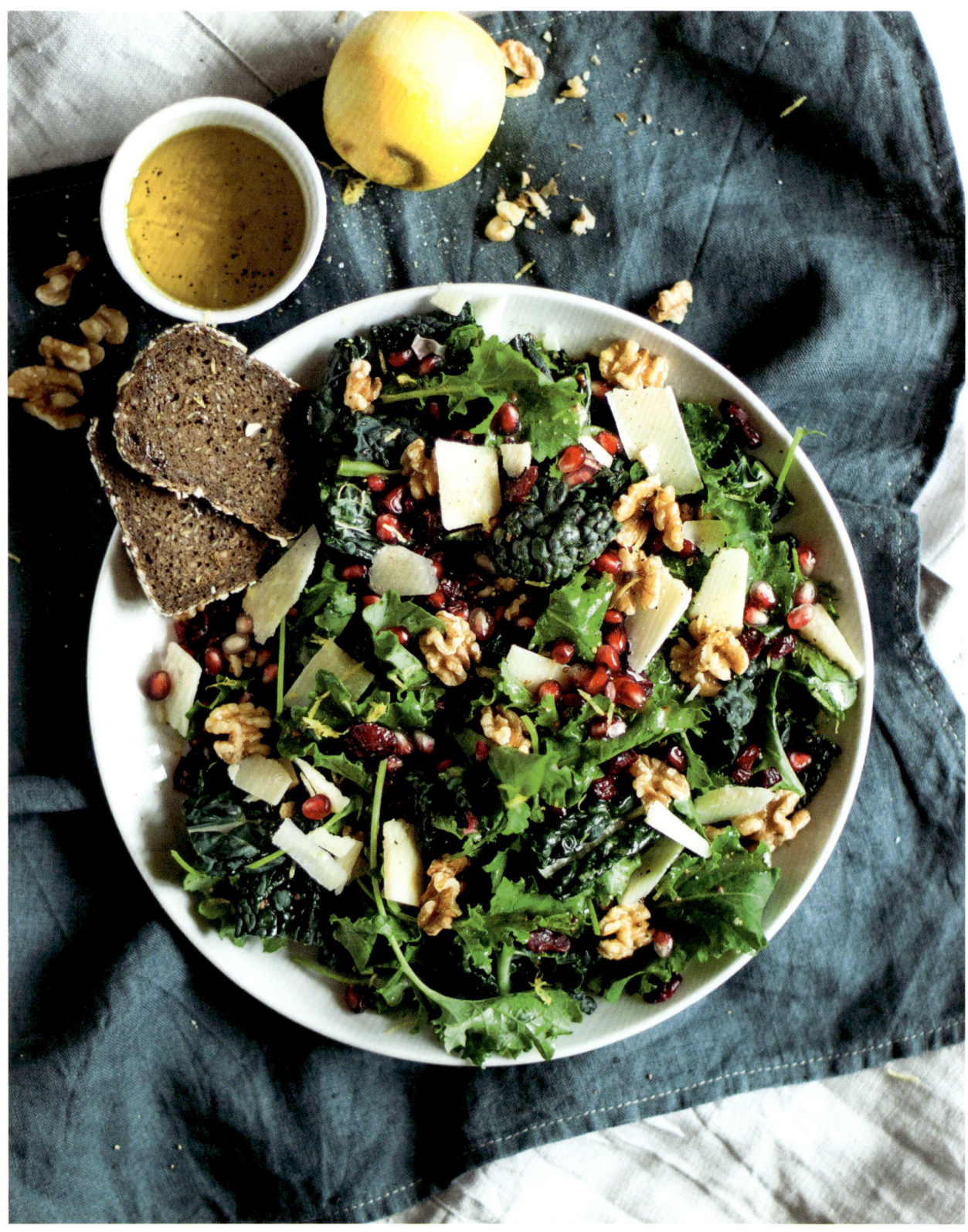

Grünkohlsalat mit Granatapfelkernen

Dieser Salat war eines der ersten Gerichte, die ich bei HEJ Coffee, dem Café, in dem ich manchmal arbeite, eingeführt habe. Selbst unsere Gäste, die vorher geschworen hatten, dass sie Grünkohl verabscheuen würden, änderten schnell ihre Meinung! Wichtig ist: Den Grünkohl gut mit den Händen „massieren", damit er weich wird. Ich habe für das Foto übrigens Grünkohl mit Cavolo nero gemischt, doch du kannst dich ganz einfach schlicht an Grünkohl halten.

Der Clou dieses überaus gesunden Salats ist die Vinaigrette: eine cremige Sauce aus Senf, Olivenöl, Zitrone und Honig. Ich bin sicher, du wirst diesen einfachen, bunten Salat lieben!

Für 2 Portionen

Für die Salatmischung:
2 große Handvoll Grünkohl oder Cavolo nero (ca. 100 g)
½ kleiner Granatapfel
50 g Parmesan
50 g getrocknete Cranberrys
50 g Walnusskerne

Für das Dressing:
½ Bio-Zitrone
2 EL Olivenöl
1 TL Senfkörner
1 TL flüssiger Honig
feines Meersalz
schwarzer Pfeffer aus der Mühle

glutenfrei

1. Für die Salatmischung den Grünkohl putzen, waschen, trocken schleudern und grob hacken. Dann etwa 1 Minute mit den Händen massieren, damit die Blätter weicher werden.

2. Zum Auslösen der Granatapfelkerne eine große Schüssel mit Wasser füllen. Die Granatapfelhälfte unter Wasser mit den Händen aufbrechen und die Kerne herauslösen, diese sinken dann automatisch auf den Schüsselboden. Die Granatapfelkerne in ein Sieb abgießen.

3. Den Parmesan hobeln und in einer Schüssel vorsichtig mit Grünkohl, Granatapfelkernen, Cranberrys und Walnüssen vermengen.

4. Für das Dressing die Zitrone waschen und trocken reiben, 1 TL Schale abreiben und den Saft auspressen. Zitronenschale und -saft in einer Schüssel mit Olivenöl, Senfkörnern und Honig verquirlen. Das Dressing mit Salz und Pfeffer abschmecken.

5. Das Dressing über die Salatmischung geben und alles gut vermengen. Den Salat auf Tellern anrichten und sofort servieren. Alternativ zunächst die Salatmischung auf Teller verteilen und das Dressing kurz vor dem Servieren darüberträufeln. Dazu passt Vollkornbrot.

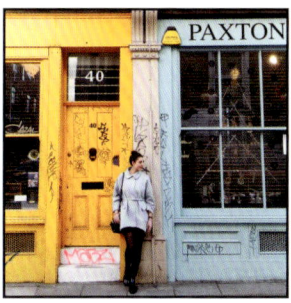

Krautsalat mit Ziegenfrischkäse

Für 2 Portionen

Für die Salatmischung:
½ mittelgroßer Weißkohl
1 EL Weißweinessig | feines Meersalz
2 kleine Rote Beten
1 süßer, knackiger Apfel (etwa Royal Gala)
1 TL Zitronensaft

Für das Dressing:
75 g griechischer Joghurt | 2 TL Dijonsenf
1 TL Weißweinessig | 1 TL Zitronensaft
1 TL Olivenöl | 1 TL Ahornsirup
feines Meersalz | schwarzer Pfeffer aus der Mühle

Für das Topping:
60 g Walnusskerne | 1 EL Butter | 1 EL Ahornsirup
50 g Ziegenfrischkäse

glutenfrei

1. Vom Weißkohl die äußeren Blätter und den harten Strunk entfernen. Den Kohl sehr fein schneiden, idealerweise der Länge nach in sehr dünne Scheiben. Dann den fein geschnittenen Kohl in einem Sieb gründlich waschen und abtropfen lassen. Den Kohl in einer großen Schüssel mit dem Essig übergießen, mit ½ TL Salz bestreuen und mit den Händen 5 bis 10 Minuten intensiv kneten, bis eine milchige Flüssigkeit austritt und die Kohlstreifen weicher werden. Den Kohl zugedeckt etwa 30 Minuten im Kühlschrank durchziehen lassen.

2. Inzwischen die Roten Beten schälen und grob in eine große Schüssel reiben. Dabei am besten Einmalhandschuhe tragen, damit die Hände sich nicht verfärben. Den Apfel waschen und vierteln, das Kerngehäuse entfernen. Die Apfelviertel in feine Würfel schneiden, diese sofort mit dem Zitronensaft vermischen. Die Apfelwürfel unter die Roten Beten mengen.

3. Den Kohl aus dem Kühlschrank nehmen und mit den Händen nacheinander in kleinen Portionen jeweils möglichst viel Flüssigkeit herausdrücken. Den Kohl zur Rote-Bete-Mischung geben und alles zusammen nochmals kräftig mit den Händen durchkneten.

4. Für das Dressing Joghurt, Senf, Essig, Zitronensaft, Olivenöl und Ahornsirup in einer kleinen Schüssel gut verrühren. Mit Salz und Pfeffer würzen. Das Dressing gut unter den Salat mengen.

5. Für das Topping eine kleine Pfanne auf mittlerer Stufe erhitzen. Die Butter darin leicht bräunen, dann die Walnusskerne sowie den Ahornsirup hinzufügen. Die Nüsse mehrmals in der Pfanne wenden, sodass sie rundum mit Ahornsirup und Butter bedeckt sind, vom Herd nehmen. Den Salat auf Teller verteilen. Die glasierten Nüsse daraufstreuen und den Ziegenkäse mit den Fingern darüberbröckeln.

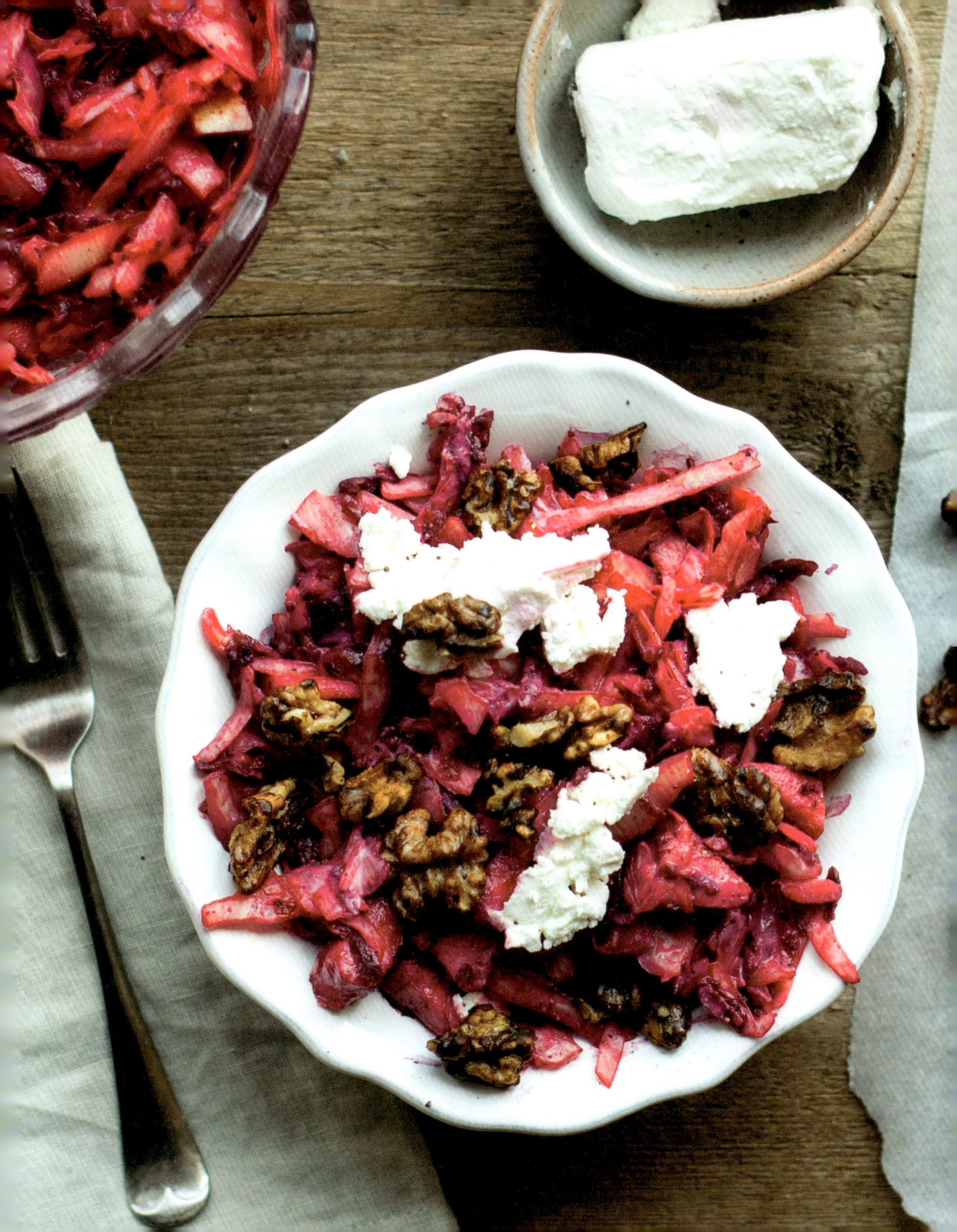

Marokkanischer Möhren-Kichererbsen-Salat

Für 2 Portionen

Für die Salatmischung:
6–8 mittelgroße Möhren
200 g Kichererbsen (aus der Dose)
50 g Walnusskerne
50 g Rosinen
1 Handvoll Petersilie

Für das Dressing:
2 EL Olivenöl | Saft von ½ Zitrone
½ TL Senfkörner | 1 TL Ahornsirup
1 Knoblauchzehe
Ingwer-, Zimt- und Paprikapulver
gemahlener Kreuzkümmel und Koriander
feines Meersalz | schwarzer Pfeffer aus der Mühle

Zum Servieren (nach Belieben):
Feta | Chiliflocken

glutenfrei

1. Für die Salatmischung die Möhren putzen, schälen und mit einem Spiralschneider in Spiralen schneiden oder mit der Gemüsereibe in dünne Stifte hobeln. Die Möhren in eine große Schüssel geben. Die Kichererbsen in einem Sieb abbrausen und abtropfen lassen, dann mit den Möhren in der Schüssel vermengen.

2. Die Walnüsse grob hacken und mit den Rosinen unter die Möhrenmischung mengen. Die Petersilie waschen und trocken schütteln. Die Blätter abzupfen, grob hacken und ebenfalls unter den Salat mengen.

3. Für das Dressing das Olivenöl mit Zitronensaft, Senfkörnern und Ahornsirup in einer Schüssel mit dem Schneebesen verquirlen. Den Knoblauch schälen und dazupressen. Je 1 Prise Ingwer, Zimt, Paprika, Kreuzkümmel und Koriander hinzufügen und alles verrühren. Das Dressing mit Salz und Pfeffer abschmecken.

4. Das Dressing über den Salat geben und alles gut vermischen. Den Salat auf Tellern anrichten. Jeweils etwas Feta mit den Fingern darüberbröckeln und nach Belieben 1 Prise Chiliflocken daraufstreuen.

Ob in der warmen oder kalten Jahreszeit: Dieser Salat ist ein Dauerbrenner in meiner Küche! Mit nur ein paar frischen Zutaten, die alle erfreulich preisgünstig sind, und einem Dressing aus Gewürzen, Zitronensaft, Knoblauch und Olivenöl lässt er sich im Handumdrehen zaubern – „im Handumdrehen" übrigens im wahrsten Sinne des Wortes, wenn du die Möhren mit einem Spiralschneider zubereitest, so wie ich es für das Foto gemacht habe. Wenn du den nicht besitzt, ist das auch kein Problem. Der Salat schmeckt mit geraspelten Möhren mindestens genauso lecker!

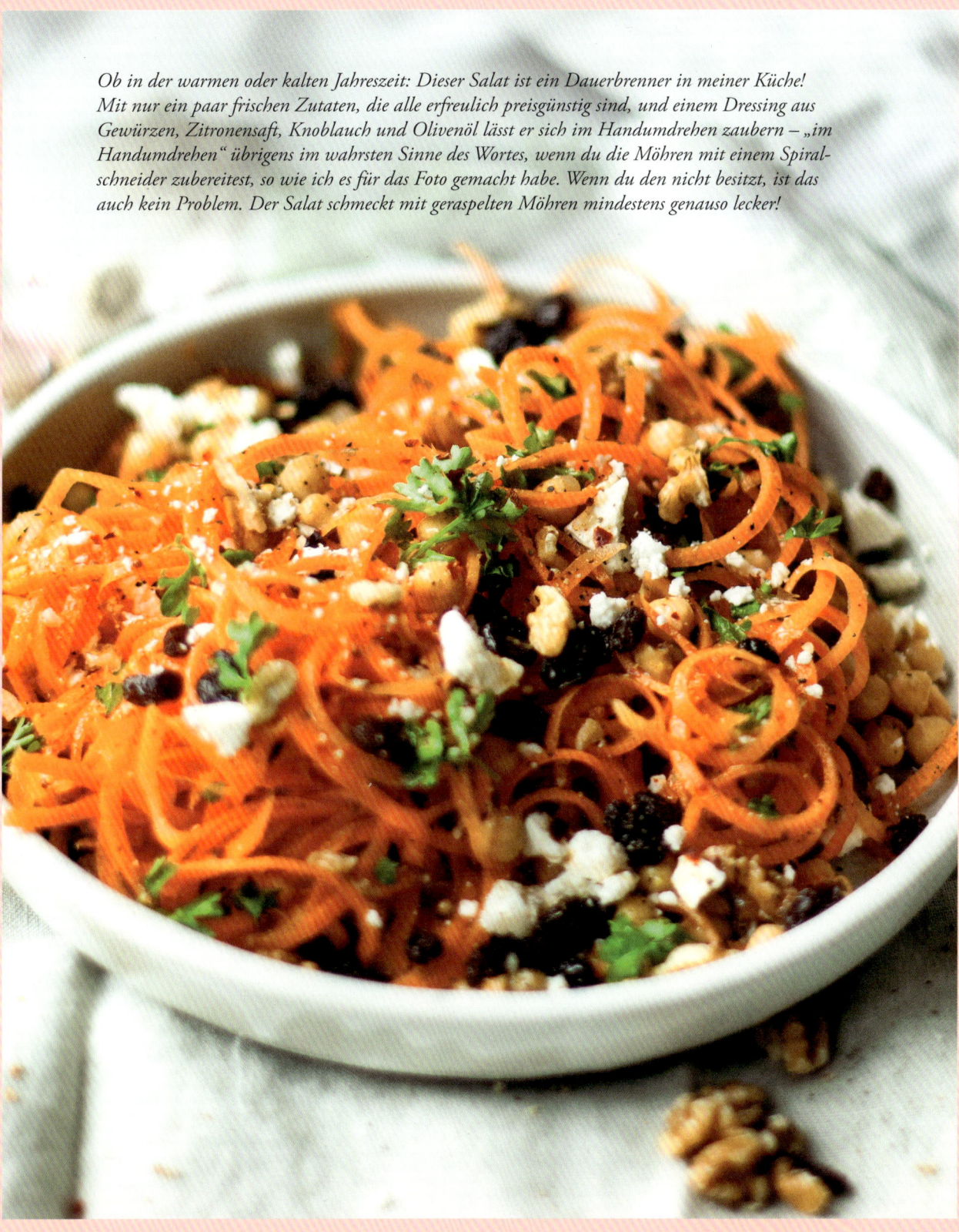

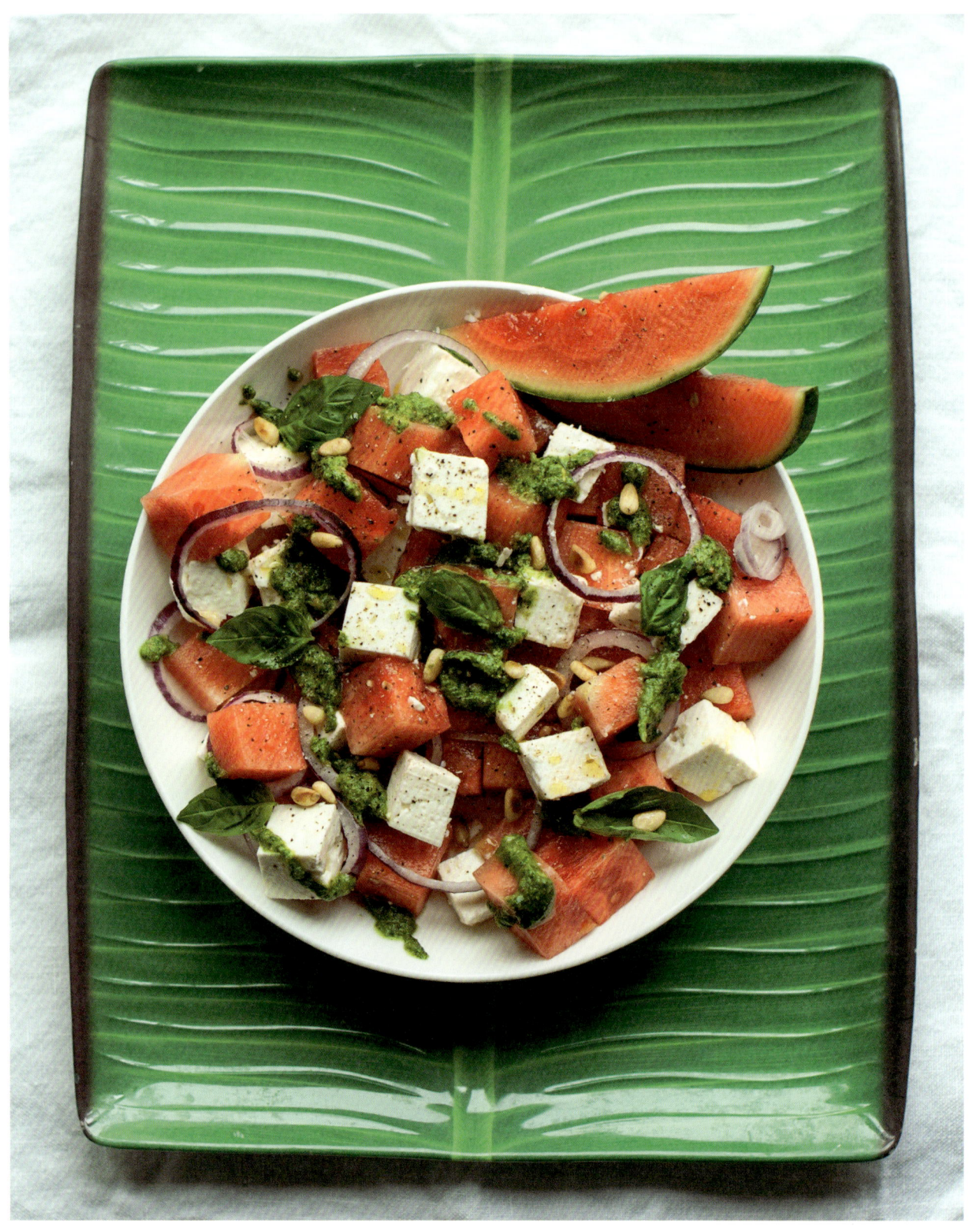

122 | Kalte Hauptgerichte

Wassermelonen-Feta-Salat

Ein paar Jahre ist es her, als plötzlich Wassermelonen-Feta-Salate überall in den sozialen Netzwerken und in Zeitschriften auftauchten. Es war damals ein heißer Sommer in Berlin, und so bin auch ich auf den Zug mit aufgesprungen: Etwas Erfrischenderes als Wassermelone an einem heißen Tag gibt es wohl kaum!

Kombiniert mit einem Basilikumpesto, roten Zwiebeln und salzigem Feta steht im Nu ein leichtes Abendessen auf dem Tisch. Der Salat eignet sich aber auch perfekt als Beilage zu Gegrilltem. Wenn du die Wassermelone ein paar Minuten auf dem Grill röstest und erst dann zum Salat hinzufügst, wird sie köstlich süß und saftig. Probiere statt Basilikum auch mal Minze!

Für 2 Portionen

Für die Salatmischung:
1 kleine Wassermelone (ca. 1 kg)
½ kleine rote Zwiebel
150 g Feta

Für das Pesto:
40 g Pinienkerne
30 g Basilikumblätter
1 TL Zitronensaft
2–3 EL Olivenöl
feines Meersalz
schwarzer Pfeffer aus der Mühle

glutenfrei

1. Für die Salatmischung die Melone in dicke Spalten schneiden, nach Belieben für die Garnitur vier dünne Spalten abschneiden und beiseitestellen. Das Fruchtfleisch der übrigen Melonenspalten aus der Schale herausschneiden und in mundgerechte Würfel schneiden. Die Zwiebel schälen und in sehr dünne Scheiben schneiden. Den Feta in mundgerechte Stücke schneiden.

2. Für das Pesto die Pinienkerne ohne Fett bei mittlerer Hitze unter Wenden goldbraun rösten. Die Basilikumblätter waschen und trocken schleudern. Für die Garnitur je 10 g Pinienkerne und Basilikumblätter beiseitestellen. Die restlichen Pinienkerne und Basilikumblätter mit dem Zitronensaft, dem Öl und je 1 Prise Salz und Pfeffer in einem hohen Becher mit dem Stabmixer cremig pürieren.

3. Die Wassermelonenstücke mit den Zwiebelringen und dem Feta auf einer großen Salatplatte oder auf Tellern anrichten. Mit dem Pesto beträufeln und mit den beiseitegestellten Pinienkernen und Basilikumblättern garnieren. Nach Belieben die beiseitegestellten Melonenspalten dazulegen.

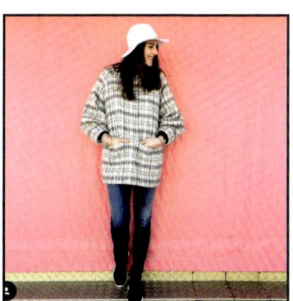

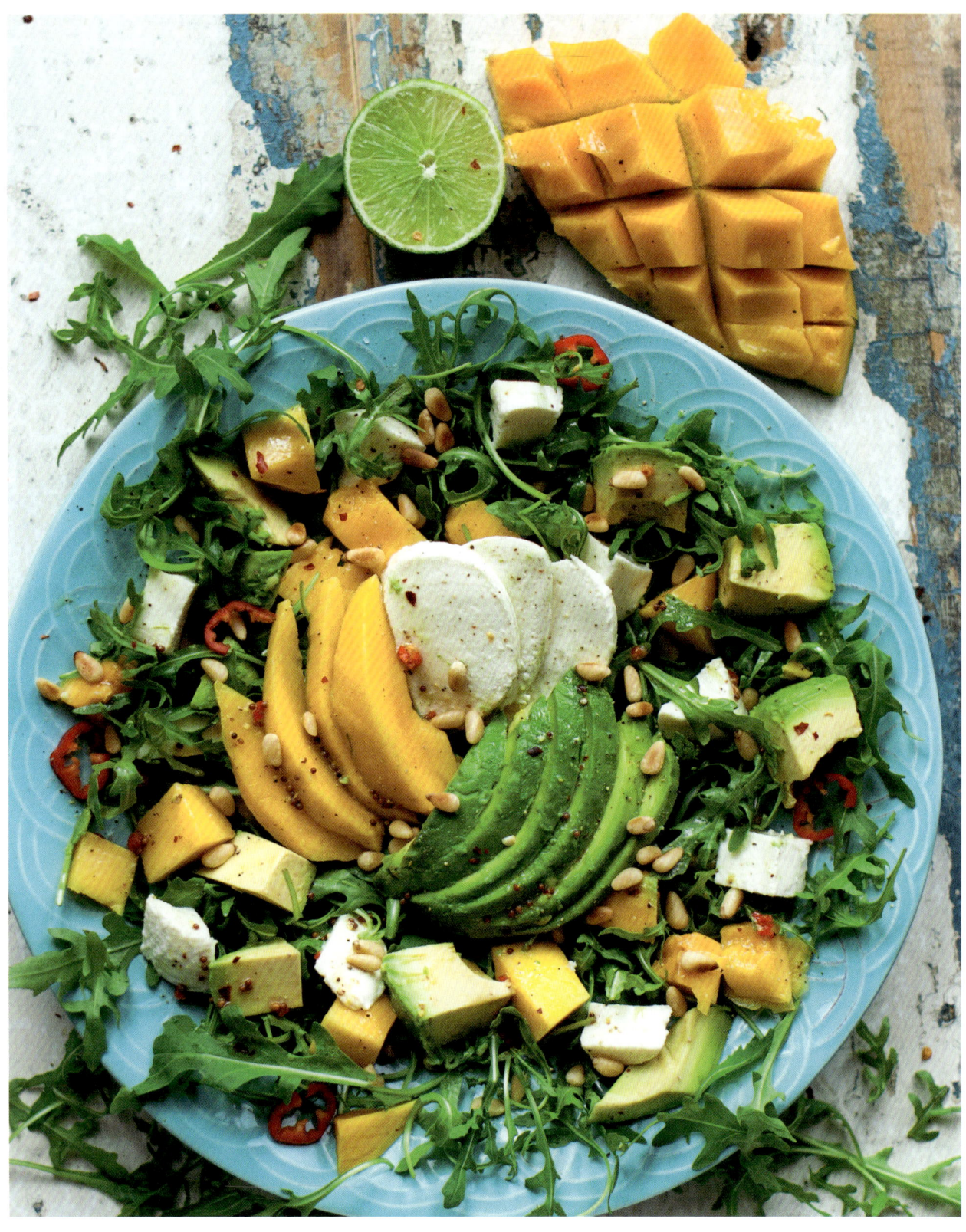

124 | Kalte Hauptgerichte

Leonies Lieblingssalat

Anders als vielleicht vermutet, ist Leonie nicht meine beste Freundin, Schwester oder Arbeitskollegin. Ich kenne sie nicht einmal sonderlich gut! Leonie ist eine Modebloggerin aus Hamburg – eine der wenigen, denen ich auf Social Media folge. Dort ist sie immer am Reisen, immer am Strahlen und immer hungrig. Wer Leonie folgt (@ohhcouture), dem wird auffallen, dass Leonie zwei Dinge besonders liebt: Avocado und Mozzarella. Wem sonst, wenn nicht Leonie, hätte ich also diesen Salat widmen sollen? Guten Appetit!

Für 2 Portionen

Für die Salatmischung:
20 g Pinienkerne
2 Handvoll Rucola (ca. 80 g)
1 große reife Avocado
1 reife Mango
125 g Büffelmozzarella

Für das Dressing:
Saft von 1 Limette
2 EL Olivenöl
1 TL flüssiger Honig
1 TL Senfkörner
1 kleine rote Chilischote
feines Meersalz
schwarzer Pfeffer aus der Mühle

glutenfrei

1. Für die Salatmischung die Pinienkerne in einer kleinen Pfanne ohne Fett unter Wenden goldbraun anrösten, dann beiseitestellen.

2. Den Rucola verlesen, waschen und trocken schleudern, grobe Stiele entfernen. Den Rucola auf großen Tellern als „Rucolabetten" für die restlichen Salatzutaten anrichten.

3. Die Avocado halbieren und den Stein entfernen, die Avocadohälften schälen. Das Fruchtfleisch in mundgerechte Stücke oder Scheiben schneiden. Die Mango schälen, das Fruchtfleisch auf den flachen Seiten vom Stein und anschließend in mundgerechte Stücke oder Spalten schneiden.

4. Den Mozzarella, falls nötig, abtropfen lassen und in mundgerechte Stücke oder dünne Scheiben schneiden.

5. Für das Dressing Limettensaft, Olivenöl, Honig und Senfkörner in einer kleinen Schüssel mit dem Schneebesen verquirlen. Die Chilischote längs aufschneiden, waschen, entkernen und in sehr dünne Ringe schneiden oder fein hacken. Chili unter das Dressing rühren und dieses mit Salz und Pfeffer abschmecken.

6. Avocado, Mango und Mozzarella auf den Rucolabetten anrichten. Den Salat mit dem Dressing beträufeln und mit den Pinienkernen bestreuen.

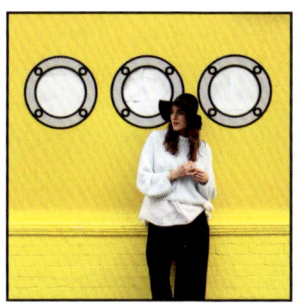

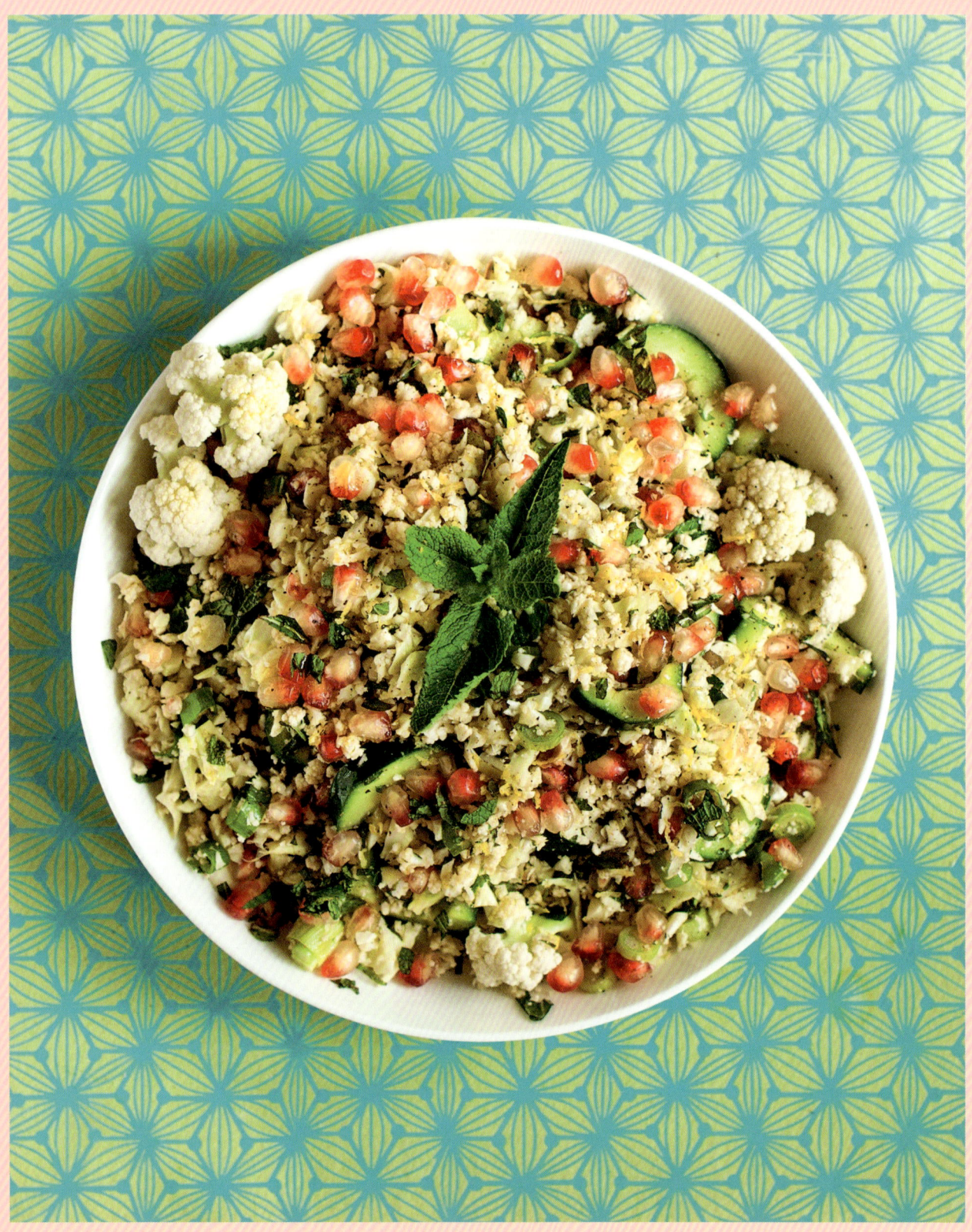

Blumenkohltabouléh

Dieses schnelle und einfache Gericht ist ein Paradebeispiel dafür, wie vielfältig und geschmackvoll Gemüse sein kann. Anders als in herkömmlichem Tabouléh – ein traditionelles libanesisches Gericht aus Couscous oder Bulgur, Tomaten, Petersilie, Frühlingszwiebeln und Minze – ist hier Blumenkohl statt Getreide die Basis. Das Tabouléh ist somit nicht nur vegan, sondern auch roh. Blumenkohl ist reich an den Vitaminen K und C sowie an Kalium; zudem beinhaltet das Kohlgemüse Senfölglykoside, die antibakteriell wirken und dem Körper beim Entgiften unterstützen. Auch die im Granatapfel enthaltenen Polyphenole und Flavonoide helfen dem Körper, sich gegen schädliche Stoffe zu schützen und Entzündungen zu bekämpfen. Sogar Anti-Aging-Effekte werden dem Granatapfel nachgesagt!

Der Tabouléh-Salat schmeckt pur oder in Kombination mit gegrilltem Fisch oder dem griechischen Grillkäse „Halloumi". Du kannst ihn als leichtes Abendessen genießen, als gesundes Mittagessen mit ins Büro nehmen oder aber auch wunderbar als Beilage zu Gegrilltem servieren!

Für 2 Portionen

Für die Salatmischung:

½ Blumenkohl
1 kleiner Granatapfel
1 Salatgurke
2 Frühlingszwiebeln
15 g Minzeblätter

Für die Vinaigrette:

½ Bio-Zitrone
3 EL Olivenöl
1 Knoblauchzehe
Cayennepfeffer
Paprikapulver
gemahlener Kreuzkümmel
feines Meersalz
schwarzer Pfeffer aus der Mühle

vegan, gluten- & laktosefrei

1. Für die Salatmischung den Blumenkohl putzen, waschen und in Röschen teilen. Die Röschen im Blitzhacker zu Bröseln in Größe von Couscous zerkleinern – Achtung, das geht sehr schnell!

2. Den Granatapfel halbieren. Eine große Schüssel mit Wasser füllen, die Granatapfelhälften unter Wasser mit den Händen aufbrechen und die Kerne herauslösen. Die Kerne in ein Sieb abgießen und in eine große Schüssel geben. Die Gurke waschen, längs halbieren, entkernen und klein würfeln. Die Frühlingszwiebeln putzen, waschen und in dünne Scheiben schneiden. Die Minze waschen, trocken tupfen und grob hacken. Gurke, Zwiebeln und Minze mit den Granatapfelkernen vermengen.

3. Für die Vinaigrette die Zitrone waschen und trocken reiben, die Schale abreiben und den Saft auspressen. Olivenöl mit Zitronenschale und -saft in einer kleinen Schüssel verrühren. Den Knoblauch schälen und dazupressen. Je 1 Prise Cayennepfeffer, Paprika und Kreuzkümmel hinzufügen und alles gut verrühren. Das Dressing mit Salz und Pfeffer abschmecken.

4. Den Blumenkohl und das Dressing mit dem Gemüse in der Schüssel mischen. Salat sofort servieren oder 30 Minuten im Kühlschrank durchziehen lassen.

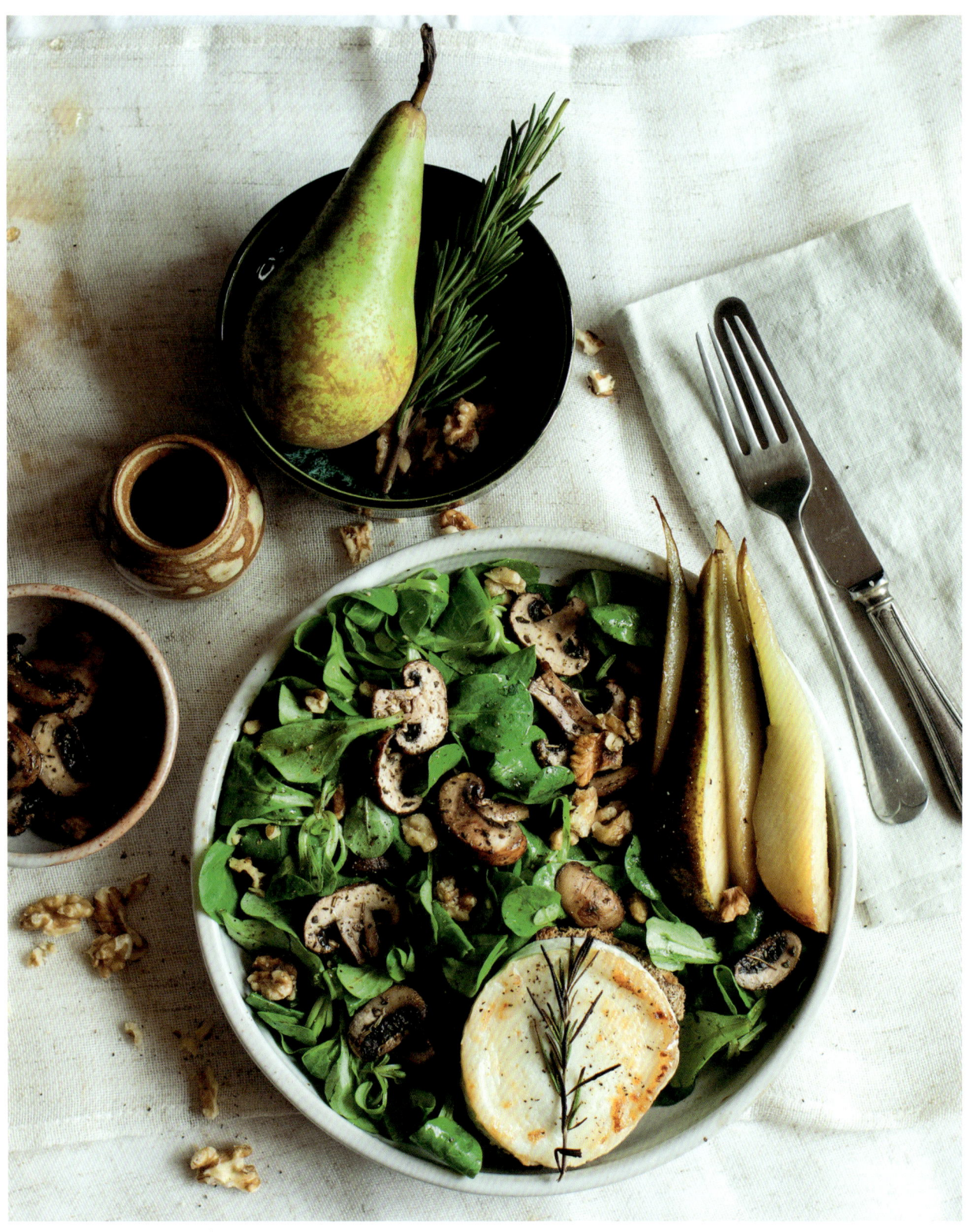

128 | Kalte Hauptgerichte

Feldsalat mit Ziegenfrischkäse und karamellisierter Birne

Seit ich zu Hause ausgezogen bin, ist dieser Salat eines meiner Lieblingsrezepte im Herbst. Der dunkelgrüne Feldsalat hellt jeden grauen Novembertag auf! Feldsalat beinhaltet mehr Eisen als die meisten Gemüse- und Kräutersorten – nur Petersilie toppt den Eisengehalt der kleinen zarten Blättchen. Walnüsse versorgen den Körper und das Gehirn mit ungesättigten Fettsäuren, Champignons liefern Eiweiß, Vitamin B und Mineralstoffe. Du merkst es schon: Mit diesem Salat kannst du einfach nichts falsch machen!

Für 2 Portionen

Für die Salatmischung:
2 große Handvoll Feldsalat (ca. 100 g)
130 g Champignons
4 TL Butter
getrocknete Kräuter der Provence
feines Meersalz
schwarzer Pfeffer aus der Mühle
1 große reife Birne
2 TL flüssiger Honig
2 Scheiben Vollkornbrot
2 Scheiben Ziegenfrischkäserolle (à 75 g)
2 Zweige Rosmarin (nach Belieben)
50 g Walnusskerne

Für die Vinaigrette:
2 EL Olivenöl
1 TL Aceto balsamico
1 TL Honig
feines Meersalz
schwarzer Pfeffer aus der Mühle

1. Den Backofen auf 200 °C vorheizen. Ein Backblech mit Backpapier auslegen. Den Feldsalat verlesen, putzen, waschen, trocken schleudern und in eine Schüssel geben.

2. Die Champignons putzen, falls nötig, mit Küchenpapier trocken abreiben und in Scheiben oder mundgerechte Stücke schneiden. 2 TL Butter in einer mittelgroßen Pfanne erhitzen und die Pilze darin bei mittlerer Hitze einige Minuten leicht braun anbraten. Mit 1 Prise Kräutern der Provence würzen und mit Salz sowie Pfeffer abschmecken.

3. Die Birne waschen, achteln und entkernen. Die restliche Butter in einer weiteren Pfanne erhitzen und die Birnenachtel darin bei mittlerer Hitze einige Minuten rundum leicht bräunen. 1 TL Honig dazugeben und die Birnenstücke etwa 1 Minute weich werden und karamellisieren lassen.

4. Die Brotscheiben auf das Backblech legen. Jeweils 1 Scheibe Ziegenfrischkäserolle darauflegen und mit dem restlichen Honig beträufeln. Nach Belieben die Rosmarinzweige waschen, trocken schütteln und darauflegen. Die Brote im Ofen auf der mittleren Schiene einige Minuten backen, bis der Käse zu schmelzen beginnt und leicht gebräunt ist.

5. Für die Vinaigrette Olivenöl, Essig und Honig in einer kleinen Schüssel mit dem Schneebesen verquirlen. Die Vinaigrette mit Salz und Pfeffer abschmecken und mit dem Feldsalat mischen. Den Salat auf Teller verteilen. Die noch warmen Pilze, die karamellisierten Birnenachtel, die Ziegenkäsebrote sowie einige Walnusskerne darauf arrangieren. Sofort servieren.

Superfood-Salat mit Erbsen-Avocado-Püree

Für 2 große oder 4 kleine Portionen

Für das Erbsen-Avocado-Püree:
2 Handvoll Erbsen (TK) | feines Meersalz | ¼ Avocado
4 Zweige Minze | 1 EL Olivenöl | 1 TL Zitronensaft
schwarzer Pfeffer aus der Mühle

Für den Salat:
60 g Getreidekörner(mischung) oder Pseudogetreide (z. B. Grünkern, Quinoa oder Amarant)
1 mittelgroße Rote Bete (alternativ Chioggia-Rübe)
8 Stiele Spargelbrokkoli (Bimi; alternativ dünne, lange Brokkolistiele)
1 TL Kokosöl | 6 Radieschen | ½ kleiner Granatapfel
1 Handvoll gegarte Edamamekerne (grüne Sojabohnen; frisch oder TK)
4 EL Olivenöl | Saft von ½ Zitrone
feines Meersalz | schwarzer Pfeffer aus der Mühle

Zum Servieren (nach Belieben):
längliche Radicchioblätter (Radicchio di Treviso) | 100 g Feta
Sprossen zum Bestreuen (z. B. Alfalfa-, Quinoa- oder Rote-Rettich-Sprossen)

1. Für das Püree die Erbsen in leicht gesalzenem kochendem Wasser 3 Minuten blanchieren. In ein Sieb abgießen, kalt abschrecken und abtropfen lassen. Das Fruchtfleisch der Avocado aus der Schale lösen und grob hacken. Die Minze waschen und trocken schütteln, die Blätter abzupfen. Erbsen, Avocado, Minze, Olivenöl, Zitronensaft sowie Salz und Pfeffer mit dem Stabmixer cremig pürieren.

2. Für den Salat das Getreide oder Pseudogetreide in leicht gesalzenem Wasser nach Packungsanweisung weich garen. In ein Sieb abgießen und abtropfen lassen.

3. Während die Körner garen, die übrigen Zutaten vorbereiten. Die Rote Bete schälen, in dünne Scheiben schneiden und in einem Topf knapp mit Wasser bedeckt etwa 20 Minuten weich köcheln.

4. Den Spargelbrokkoli putzen und waschen. Das Kokosöl in einer großen Pfanne erhitzen und den Spargelbrokkoli darin bei mittlerer Hitze einige Minuten unter gelegentlichem Rühren anbraten. Die Radieschen putzen, waschen, trocken tupfen und in dünne Scheiben schneiden oder hobeln. Eine große Schüssel mit Wasser füllen, den Granatapfel unter Wasser mit den Händen aufbrechen und die Kerne herauslösen. Die Kerne in ein Sieb abgießen.

5. Körner, Radieschen, Granatapfelkerne und Edamame in einer großen Schüssel vermengen. Olivenöl und Zitronensaft hinzufügen, alles mit Salz und Pfeffer würzen und gründlich mischen.

6. Zum Servieren nach Belieben den Radicchio waschen, trocken schütteln und auf Teller legen. Körnermischung, Rote Bete und Spargelbrokkoli auf den Tellern anrichten. Nach Belieben Feta darüberbröckeln und Sprossen daraufstreuen. Das Erbsen-Avocado-Püree in einem Schälchen getrennt dazuservieren.

Meine liebste Beschäftigung in der Küche ist, ganz nach Lust und Laune Dinge zusammenzuwerfen, gerade so, wie es mir in den Sinn kommt. Je farbenfroher das Ergebnis, desto froher bin dann auch ich! Wenn ich Rezepte für meinen Blog kreiere, sehe ich meist die fertigen Bilder vor mir, bevor ich überhaupt weiß, was ich kochen möchte. Man könnte also sagen, ich arbeite nach Farben – so wie auch bei diesem Salat: Die Farben Grün und Pink leuchteten vor meinem geistigen Auge, und erst dann habe ich entschieden, welche Zutaten ich verwenden möchte. Zum Zuge kamen dann Granatapfel, Radieschen, Brokkoli, Erbsen und Avocado.

Der Salat ist vollgepackt mit sogenannten Superfoods – Lebensmittel, deren Nährstoffzusammensetzungen dem Körper besonders viel zu bieten haben. Für einen glutenfreien Salat kannst du als Getreidekomponente ein Pseudogetreide wie Quinoa wählen, und für eine vegane und zugleich laktosefreie Version lässt du einfach den Feta weg.

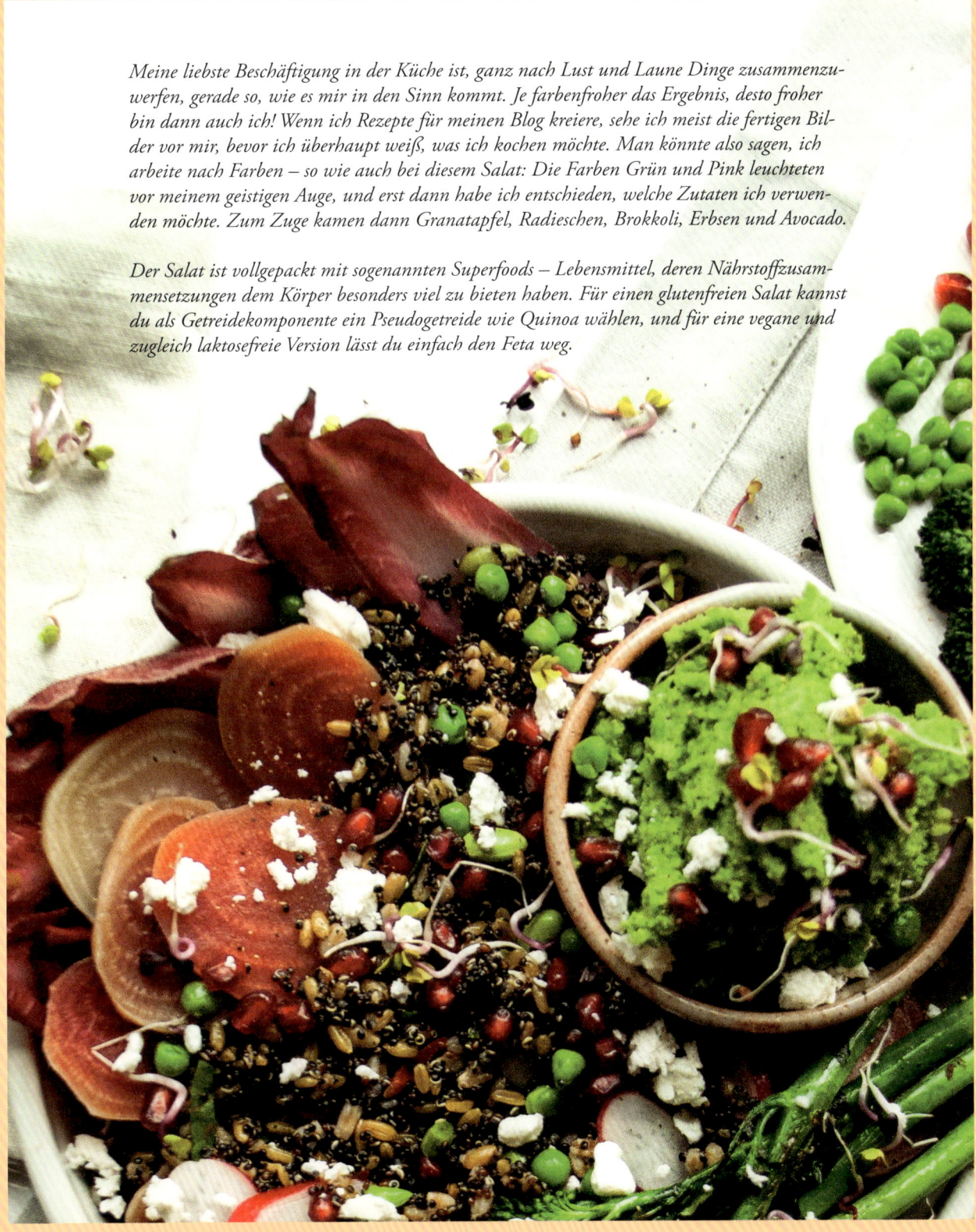

Brokkoli-Brunnenkresse-Suppe

Für 2 Portionen

Für die Suppe:
1 Zwiebel | 2 Knoblauchzehen
350 g Brokkoli
1 EL Oliven- oder Kokosöl
gemahlener Kreuzkümmel
1 Prise Koriandersamen (gemörsert)
½ l Gemüsebrühe
150 g Brunnenkresse
Saft von 1 Zitrone
feines Meersalz
schwarzer Pfeffer aus der Mühle

Zum Servieren (nach Belieben):
Olivenöl zum Beträufeln
Koriander- oder Brunnenkresseblätter
süß-salziger Nusskrokant (siehe unten)

vegan, gluten- & laktosefrei

Knackiger Brokkoli, aromatische Brunnenkresse und Zitronensaft vereinen sich in dieser Suppe. Brunnenkresse ist reich an Vitamin C, A und E sowie an Kalzium, Eisen und Kalium. Um das meiste aus den Nährwerten rauszuholen, füge ich sie erst nach Ende der Kochzeit hinzu und püriere dann alles zu einer cremigen Suppe. Statt Brunnenkresse kannst du auch Spinat verwenden. Am liebsten esse ich die Suppe mit Nusskrokant, der ihr einen süß-salzigen Twist verpasst!

1. Zwiebel sowie Knoblauch schälen und grob hacken. Brokkoli putzen, waschen und in Röschen teilen, Stiel schälen. Brokkoli fein hacken. Öl in einem großen Topf erhitzen und Zwiebel, Knoblauch sowie je 1 Prise Kreuzkümmel und Koriander 2 Minuten unter gelegentlichem Rühren darin andünsten. Brokkoli 1 Minute unter Rühren mitbraten. Brühe angießen, alles einmal aufkochen und 5 Minuten weich köcheln lassen.

2. Topf vom Herd nehmen. Brunnenkresse verlesen, waschen und in den Topf geben. Alles mit dem Stabmixer cremig pürieren. Mit Zitronensaft, Salz und Pfeffer abschmecken. In Schalen verteilen. Nach Belieben mit Olivenöl, Koriander oder Kresse und Krokant garnieren.

Süss-salziger Nusskrokant

Für ca. 360 g (12 Portionen)

160 g gemischte Nüsse und Kerne
(z. B. Mandelblättchen, Haselnuss-, Walnuss-, Sonnenblumen- und Kürbiskerne)
100 g Butter
100 ml Ahornsirup
½ TL Vanilleextrakt (alternativ
¼ TL gemahlene Vanille)
¼ TL geräuchertes Paprikapulver
½ TL grobes Meersalz

glutenfrei

1. Den Backofen auf 190 °C vorheizen. Ein Backblech mit Backpapier auslegen. Größere Nusskerne wie Wal- oder Haselnüsse grob hacken. Alle Nüsse und Kerne in einer Schüssel mischen. Gleichmäßig auf dem Backblech verteilen und im Ofen auf der mittleren Schiene unter gelegentlichem Wenden etwa 10 Minuten goldbraun rösten. Aus dem Ofen nehmen.

2. Butter, Ahornsirup und Vanilleextrakt in einer mittelgroßen Pfanne bei mittlerer Hitze aufschäumen lassen. Die Pfanne vom Herd nehmen. Geröstete Nüsse, Paprikapulver und Salz unter die Buttermischung rühren.

3. Die Krokantmasse rasch auf einem Stück Backpapier verstreichen und abkühlen lassen. Zum Servieren in kleine Stücke brechen. Der Nusskrokant schmeckt ebenso herrlich mit Fruchtmus, Joghurt oder einfach so als süße Näscherei zwischendurch. Er hält sich luftdicht verpackt bis zu 1 Woche.

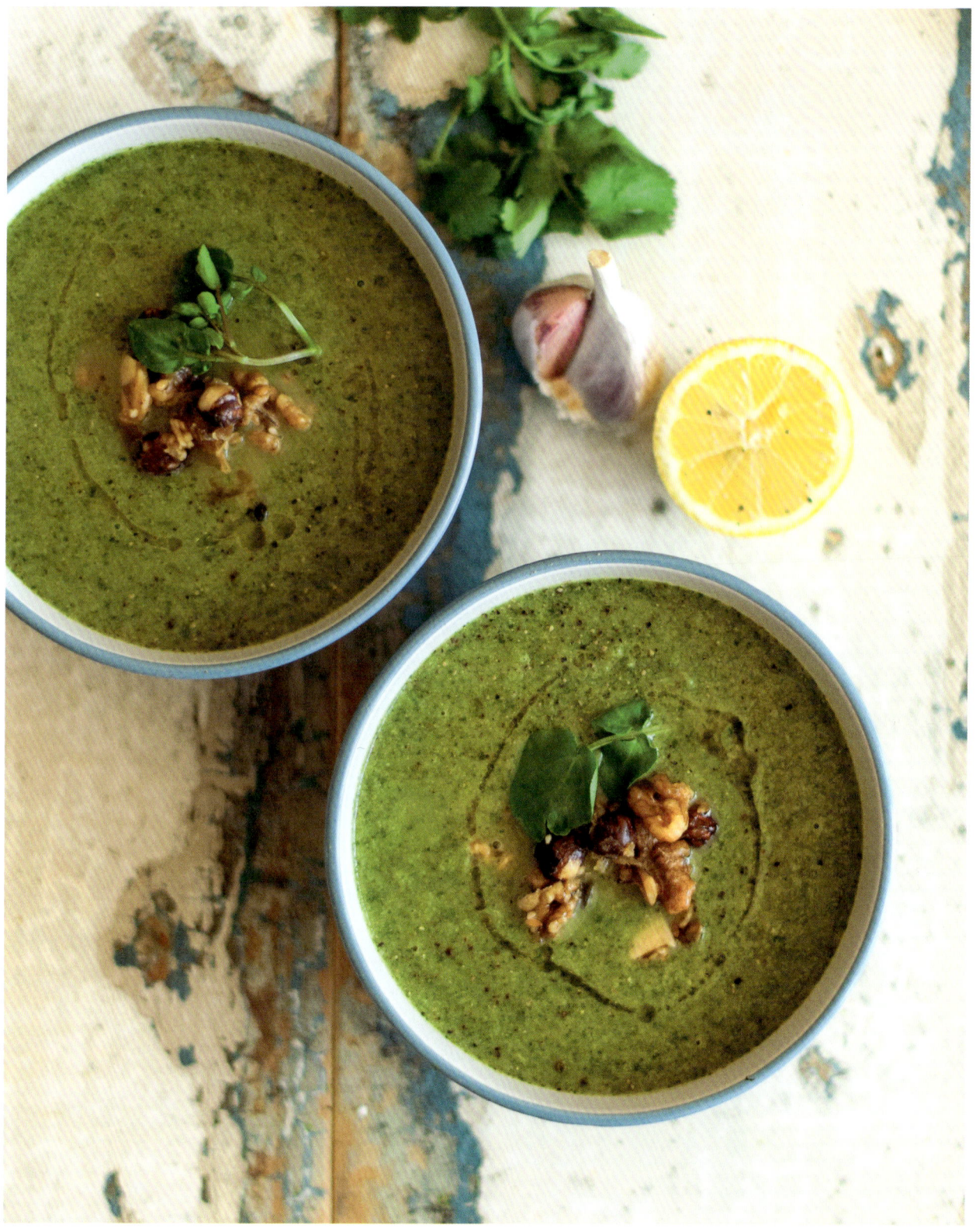

Warme Hauptgerichte | 133

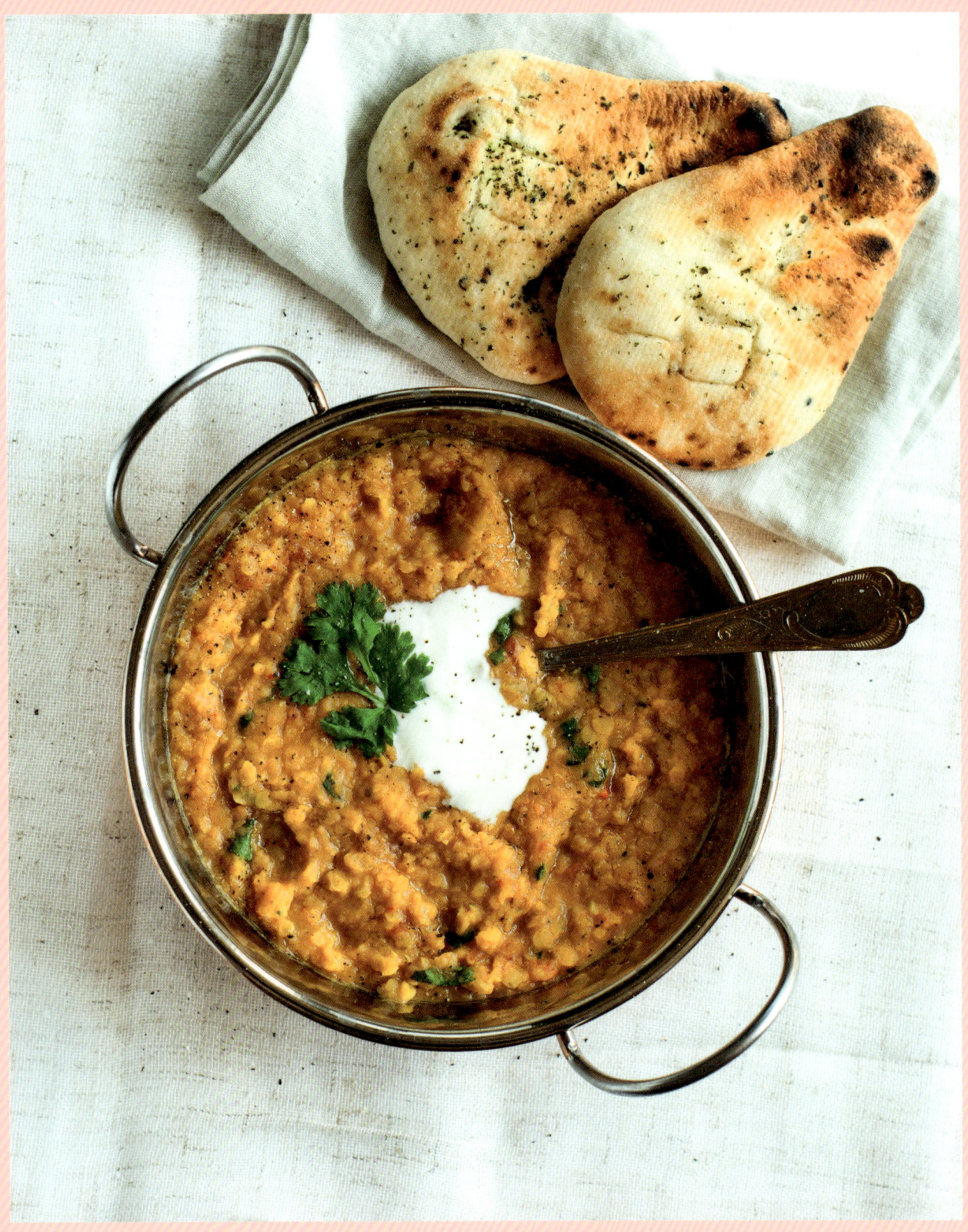

Linsendal

Eine dampfende Schale Linsendal in den Händen zu halten hat nach einem hektischen Tag auf mich fast therapeutische Wirkung: Bereits der Geruch der köchelnden Linsen entspannt und entschleunigt ungemein.

Mein Tipp gegen eine sich anbahnende Erkältung oder auch generell, wenn du einen Energiekick benötigst: Mische etwas Kurkuma mit frischem Ingwer und einem Spritzer Zitronensaft in fast kochendes Wasser, und trinke das Kurkuma-Wasser wie eine Tasse Tee.

Für 2 Portionen

Für das Dal:
1 Zwiebel | 1 Knoblauchzehe
1 haselnussgroßes Stück Ingwer
½ rote Chilischote
1 TL Kokosöl
½ TL gemahlener Kreuzkümmel
½ TL Kurkumapulver
½ TL Koriandersamen (gemörsert, alternativ gemahlener Koriander)
180 g rote Linsen
300–350 ml Gemüsebrühe
150 g stückige Tomaten (aus der Dose)
ca. 50 ml Kokosmilch (aus der Dose)
feines Meersalz
schwarzer Pfeffer aus der Mühle
2 EL gehackte Korianderblätter

Zum Servieren (nach Belieben):
Saft von ½ Limette
2 EL pflanzliche Kokos-Joghurtalternative
(alternativ für eine nicht-vegane Variante Naturjoghurt)
2 Scheiben Naanbrot
(Asienladen; erwärmt)

vegan, gluten- & laktosefrei

1. Zwiebel, Knoblauch sowie Ingwer schälen und fein hacken. Die Chilischote halbieren, entkernen, waschen und in feine Würfel schneiden.

2. Das Kokosöl in einem Topf (am besten mit schwerem Boden) auf mittlerer Stufe erhitzen. Den Kreuzkümmel, das Kurkumapulver und den Koriander dazugeben und unter Rühren etwa 1 Minute anrösten. Zwiebel, Knoblauch, Ingwer und Chili hinzufügen und alles 1 Minute unter gelegentlichem Rühren weiterbraten.

3. Die Linsen einrühren und 300 ml Brühe angießen. Das Dal zugedeckt bei schwacher Hitze 15 Minuten köcheln lassen. Währenddessen immer wieder umrühren und gegebenenfalls noch etwas Brühe nachgießen.

4. Die stückigen Tomaten in den Topf geben und alles 5 Minuten weiterkochen. Das Dal mit Kokosmilch, Salz und Pfeffer abschmecken. Den gehackten Koriander unterrühren.

5. Das Dal in Schüsseln anrichten. Nach Belieben je 1 Spritzer Limettensaft und 1 Klecks Joghurt daraufgeben. Nach Belieben Naanbrot dazureichen.

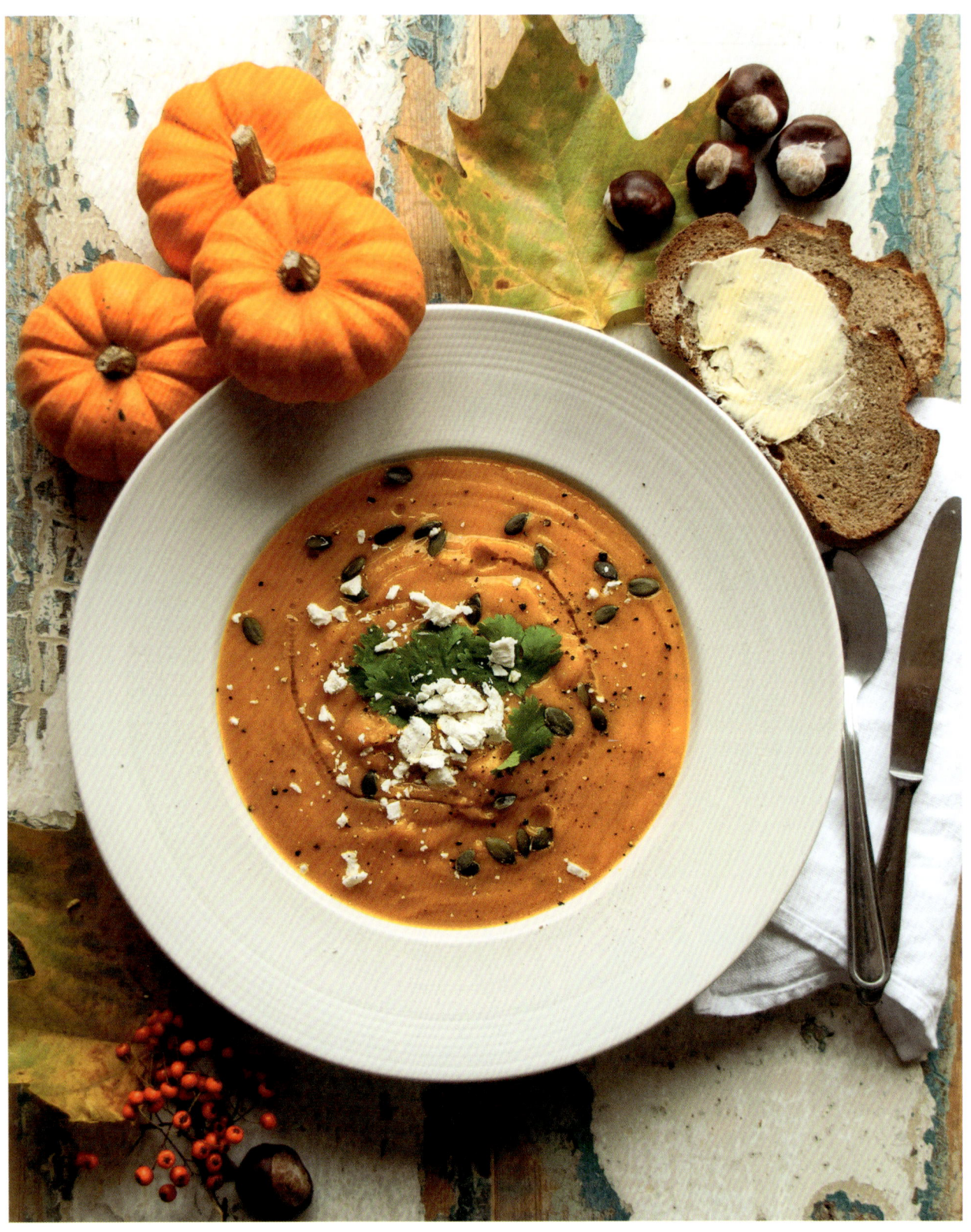

Schnellste Kürbissuppe der Welt

Ich bin in einem Haushalt aufgewachsen, in dem Suppen nicht existent waren. Es gab sie schlichtweg nicht. Meine Mutter war der Meinung, sie sei nicht sonderlich gut im Suppe-Kochen – also war das Thema abgehakt. Vielleicht ist das der Grund dafür, warum ich heute Suppen so liebe. Ich bin kein großer Mittagessen-Fan, doch zu einer Suppe würde ich nie und nimmer Nein sagen!

Anders als zum Beispiel Butternusskürbis ist Hokkaidokürbis das ganze Jahr über erhältlich, in Deutschland zumindest (in England ist das wieder eine ganz andere Geschichte). Ich liebe den knallig orangefarbenen Kürbis für seine zarte Konsistenz und dafür, dass er nicht geschält werden muss.

Wie die meisten Suppen ist auch diese ein Beweis dafür, wie fantastisch Gemüse schmecken kann. Du brauchst nicht viele Zutaten, doch das Ergebnis ist eine Geschmacks- und Farbexplosion sondergleichen!

Für 2 Portionen

Für die Suppe:
½ Hokkaidokürbis (ca. 750 g; alternativ Butternuss- oder Jack-be-little-Kürbis)
1 Knoblauchzehe | 1 kleine Zwiebel
1–2 EL Olivenöl
1 TL Kurkumapulver
½ TL gemahlener Kreuzkümmel
½ l Gemüsebrühe
feines Meersalz
schwarzer Pfeffer aus der Mühle

Für das Topping (nach Belieben):
1 Handvoll Korianderblätter
2 EL geröstete Kürbiskerne
2 EL Ziegenfrischkäse (zerbröckelt)
Oliven- oder Kürbiskernöl zum Beträufeln

glutenfrei

1. Den Hokkaidokürbis waschen und die Kerne mit einem Löffel entfernen. Das Kürbisfleisch in mundgerechte Stücke schneiden (Butternusskürbis oder Jack-be-little-Kürbis zusätzlich schälen). Den Knoblauch sowie die Zwiebel schälen und beides grob hacken.

2. Das Olivenöl in einem großen Topf erhitzen und das Kurkumapulver sowie den Kreuzkümmel darin bei mittlerer Hitze 1 Minute unter Rühren anrösten. Den Knoblauch und die Zwiebel hinzufügen und einige Minuten anschwitzen, bis die Zwiebel weich und glasig ist.

3. Den Kürbis dazugeben und alles etwa 3 Minuten unter Rühren weiterdünsten. Die Gemüsebrühe angießen. Den Kürbis mit geschlossenem Deckel etwa 20 Minuten weich garen, dann in der Brühe mit dem Stabmixer fein pürieren. Die Suppe mit Salz und Pfeffer abschmecken.

4. Die Suppe in tiefen Tellern anrichten. Nach Belieben als Topping Korianderblätter und Kürbiskerne daraufgeben, Ziegenfrischkäse darüberbröckeln und Oliven- oder Kürbiskernöl darauftäufeln. Bon appétit!

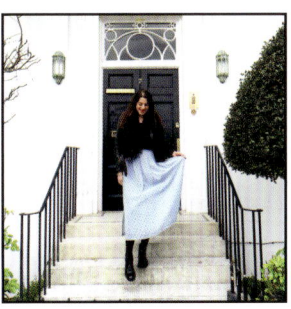

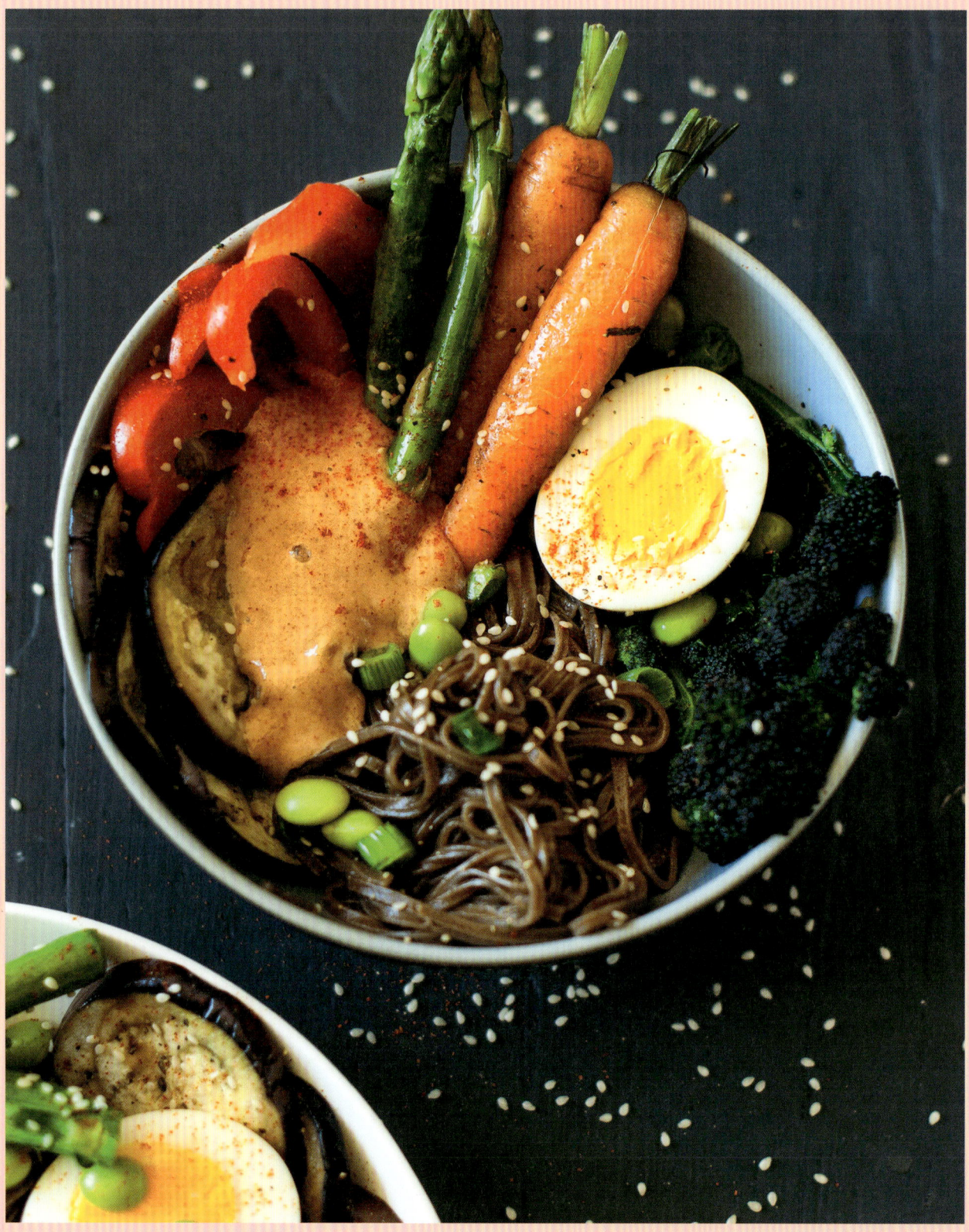

Bowl mit Sobanudeln und Erdnusssauce

Ich liebe alles mit Erdnüssen und ich liebe alles, was in Schalen serviert wird. Letzteres liebe ich so sehr, dass ich manchmal Essen, das eigentlich nicht in Schalen serviert wird, aus Schalen esse. Du kannst dir also vorstellen, dass mein Herz bei diesem Rezept höherschlägt: Es vereint Erdnüsse und „Schalen-Essen"! Aber mal im Ernst: Der Clou dieses Rezepts ist die Erdnusssauce. Zusammen mit knackig gebratenem Gemüse und Sobanudeln macht sie dieses Gericht zu meinem liebsten im ganzen Buch!

Du kannst die Sauce auch zu anderen Gerichten servieren, zum Beispiel zu Reis, zu Gemüse oder über Salat geträufelt. Für eine vegane Version der Bowl einfach das Ei weglassen. Und wie immer gilt: Die Gemüsesorten kannst du variieren, je nachdem, was gerade Saison hat.

Für 2 Portionen

Für die Erdnusssauce:
3 EL Erdnussmus
2 EL Ahornsirup | 1 EL Reisessig
1 EL Tamarisauce (alternativ andere, bei Bedarf glutenfreie, Sojasauce)
½ TL geriebener Ingwer
ca. 50 ml Gemüsebrühe | Cayennepfeffer

Für die Sobanudeln:
160 g Sobanudeln (für ein glutenfreies Gericht aus 100 % Buchweizen)
feines Meersalz | 1 TL Kokosöl

Für das Gemüse:
1 kleine Aubergine | 1 Frühlingszwiebel
4 dünne Brokkoli (z. B. Purple Sprouting)
4 Bundmöhren
½ rote Paprikaschote
4 dünne Stangen grüner Spargel
1 EL Kokosöl

Zum Servieren:
2 EL gegarte Edamamekerne (grüne Sojabohnen; frisch oder TK)
geröstete Sesamsamen zum Bestreuen
1 hart gekochtes Ei (gepellt und halbiert)
Cayennepfeffer

gluten- und laktosefrei

1. Für die Sauce Erdnussmus, Ahornsirup, Reisessig, Tamarisauce und Ingwer verquirlen. 50 ml Brühe hinzufügen und alles zu einer cremigen Sauce verrühren. Für eine etwas flüssigere Konsistenz nach Belieben noch etwas mehr Brühe unterrühren. Mit 1 Prise Cayennepfeffer abschmecken.

2. Die Sobanudeln in reichlich kochendem Salzwasser nach Packungsanweisung garen. Die Nudeln in ein Sieb abgießen und anschließend in einer Schüssel mit 1 TL Kokosöl vermengen, damit sie nicht aneinanderkleben.

3. Während die Nudeln garen, die Aubergine putzen, waschen und in etwa ½ cm dicke Scheiben schneiden. Frühlingszwiebel putzen, waschen und in dünne Ringe schneiden, Brokkoli putzen, waschen und in Röschen teilen. Möhren putzen, dabei etwas Grün stehen lassen, und gründlich waschen. Brokkoli und Möhren nach Belieben längs halbieren. Die Paprika längs in Streifen schneiden. Spargel waschen und im unteren Drittel schälen, die holzigen Enden abschneiden.

4. Das Kokosöl in einer mittelgroßen Pfanne auf mittlerer Stufe erhitzen und das Gemüse nacheinander kurz darin anbraten (es kann auch zusammen gebraten werden, sieht dann aber weniger knackig aus). Die Nudeln mit dem gebratenen Gemüse auf Schüsseln verteilen, mit Edamame sowie Sesam bestreuen und mit Sauce beträufeln. Je 1 Eihälfte darauflegen. Mit Cayennepfeffer bestreuen.

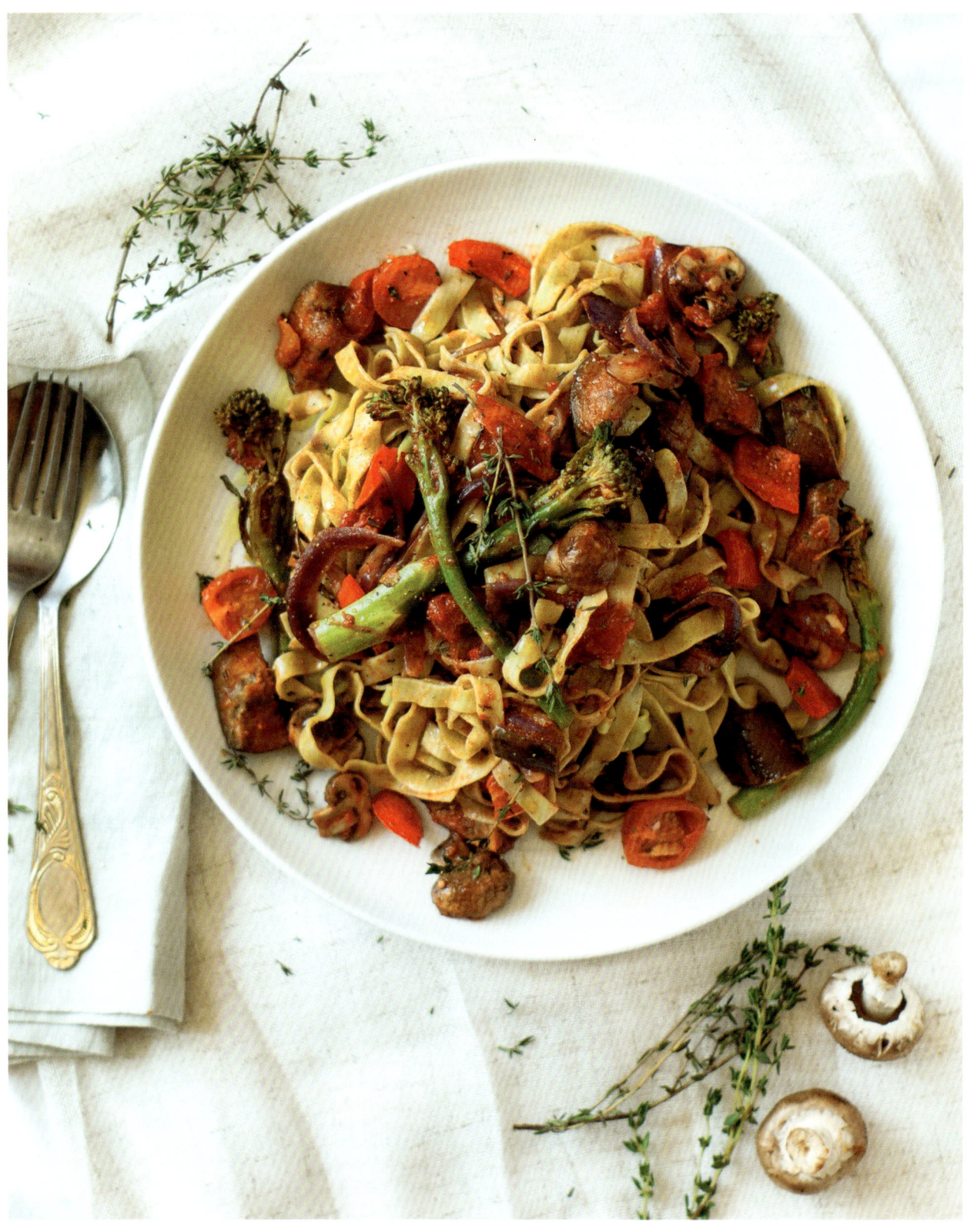

140 | Warme Hauptgerichte

Grüne Tagliatelle mit scharfer Gemüsesauce

Als ich noch bei meinen Eltern gewohnt habe, bin ich regelmäßig mit meiner Mutter auf den Markt gegangen, um fürs Wochenende einzukaufen. Frühmorgens ging es los, sodass wir pünktlich zum Frühstück mit frischen Brötchen, Früchten, Käse, Oliven und Dips wieder zu Hause waren.

An diesen Markttagen durften meine Schwestern und ich uns auch im Wechsel wünschen, was es zum Abendessen geben sollte; wann immer ich an der Reihe war, wollte ich „Gemüsenudeln" haben: Pasta mit Tomatensauce und jeder Menge buntem Gemüse.

Ich verwende gerne grüne Pasta, doch selbstverständlich kannst du auch andere Nudeln verwenden. Variiere das Gemüse je nach Saison, zum Beispiel mit Zuckerschoten im Frühling, Fenchel im Sommer, Mangold und Tomaten im Spätsommer und Herbst sowie Karotten und Lauch im Winter.

Für 2 Portionen

200 g Tagliatelle
1 rote Zwiebel
2 Knoblauchzehen
½ rote Chilischote
½ rote Paprikaschote
½ Aubergine
100 g Champignons
5 Stiele Spargelbrokkoli (alternativ gewöhnlichen Brokkoli)
1 EL Olivenöl
1 Dose stückige Tomaten (400 g)
1 EL Aceto balsamico
getrockneter Oregano, Thymian und Rosmarin
grobes Meersalz aus der Mühle
schwarzer Pfeffer aus der Mühle
einige Zweige Thymian

vegan & laktosefrei

1. Die Tagliatelle in reichlich kochendem Salzwasser nach Packungsanweisung bissfest garen.

2. Inzwischen Zwiebel sowie Knoblauch schälen und grob hacken. Chili längs aufschneiden, entkernen, waschen und in sehr feine Würfel schneiden. Paprikaschote und Aubergine putzen, waschen und in mundgerechte Stücke schneiden. Die Champignons putzen, falls nötig trocken abreiben und je nach Größe ganz lassen oder in mundgerechte Stücke schneiden. Den Brokkoli putzen, waschen und je nach Größe längs halbieren.

3. Das Olivenöl in einer großen, tiefen Pfanne erhitzen. Zwiebel, Knoblauch und Chili bei mittlerer Hitze unter Rühren darin andünsten. Die Gemüsestücke hinzufügen und etwa 5 Minuten unter gelegentlichem Rühren anbraten. Die Tomaten, dann den Essig hinzufügen. Mit je 1 Prise Oregano, Thymian und Rosmarin würzen. Die Sauce unter gelegentlichem Rühren 5 Minuten weiterkochen. Mit Salz und Pfeffer würzen.

4. Die Nudeln in ein Sieb abgießen, kurz abtropfen lassen und dann in der Pfanne mit der Sauce vermischen. Auf Teller verteilen und mit Thymianzweigen garnieren.

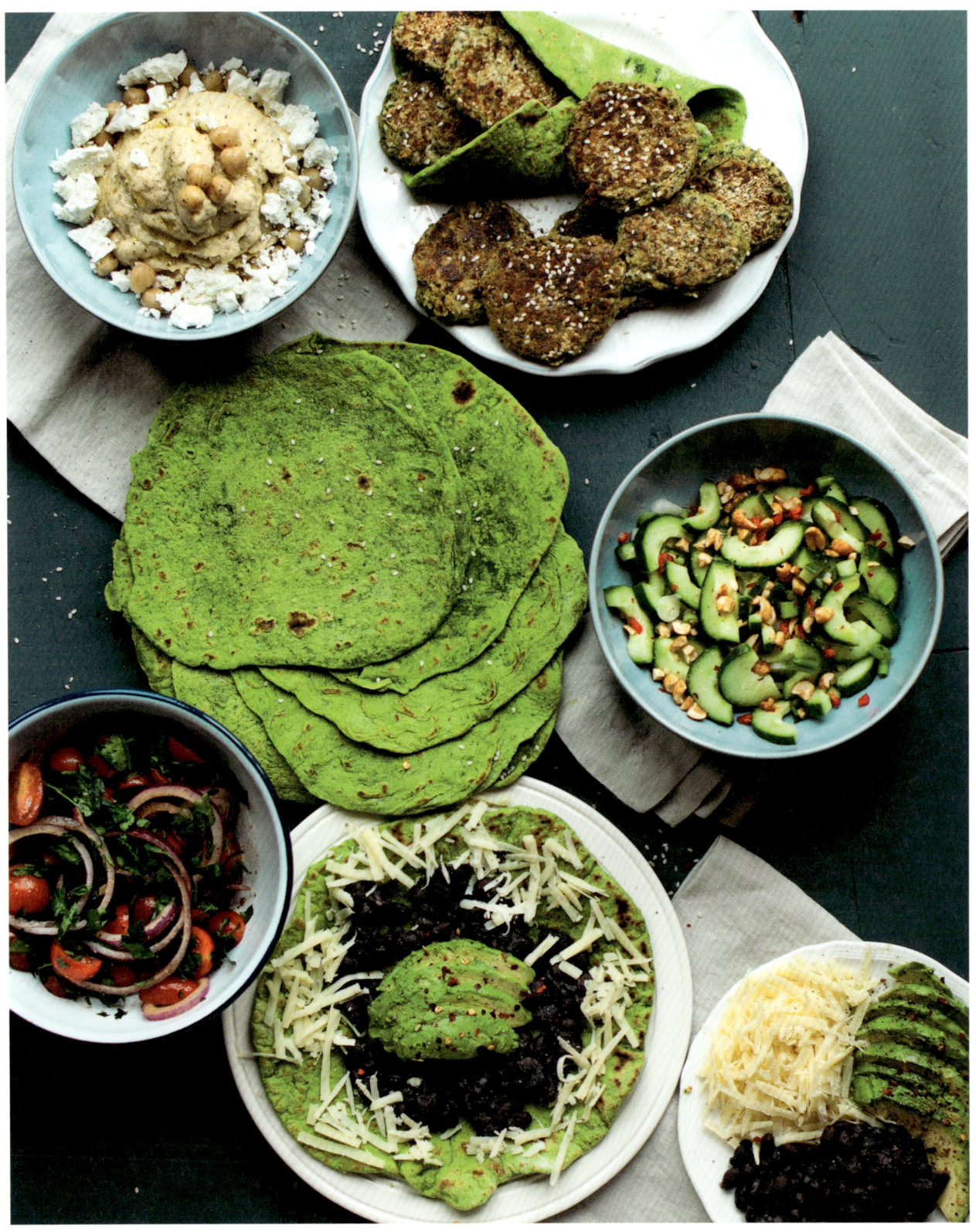

142 | Warme Hauptgerichte

Spinattortilla-Schmaus

Hast du schon mal von einem „Supper Club" gehört? Theoretisch handelt es sich dabei schlichtweg um ein Abendessen. In London hört man immer öfter davon; viele meiner kochbegeisterten Freunde organisieren solche „Supper Clubs" für Freunde, Bekannte oder sogar für fremde Gäste – sowohl in ihrer eigenen Küche als auch in einer gemieteten Location.

Wenn du selbst einmal Gäste einlädst, ist diese Rezepteauswahl nicht nur ein Fest für die Sinne, die Gerichte lassen sich auch super vorbereiten! Serviere die Beilagen (Rezepte siehe Seite 144 und Seite 145) in kleinen Schalen auf dem ganzen Tisch verteilt, sodass jeder Gast seine Tortillas nach eigenem Gusto füllen kann. Margaritas und Tequila dazu – und fertig ist deine Fiesta mexicana!

Für 8–10 Tortillafladen

Für die Fladen:
115 g Babyspinat
360 g Weizenmehl (Type 405)
2 TL Backpulver
feines Meersalz
50 g weiches Kokosöl (alternativ weiche Butter für eine nicht-vegane Version)

Zum Servieren (nach Wahl):
Falafel (siehe Seite 144)
Tomaten-Petersilien-Salat (siehe Seite 144)
Gurken-Erdnuss-Salat (siehe Seite 145)
Bohnenfüllung mit Avocado und Käse (siehe Seite 145)
Hummus-Feta-Füllung (siehe Seite 145)

vegan & laktosefrei

1. Den Spinat verlesen, waschen und trocken schleudern. Die Spinatblätter mit dem Mehl, dem Backpulver und 1 TL Salz in der Küchenmaschine mit Messereinsatz zu einer homogenen Masse verarbeiten. Das Kokosöl nach und nach unter weiterem Rühren hinzufügen und alles zu einer krümeligen Masse verarbeiten. 1 EL Wasser in die laufende Küchenmaschine geben und untermengen. Erneut 1 EL Wasser unterarbeiten, damit der Teig weicher wird. Dann nach und nach bis zu 150 ml Wasser unterkneten, bis eine feste Teigkugel entstanden ist. Sollte versehentlich zu viel Wasser auf einmal hinzugefügt und der Teig deshalb für die weitere Verarbeitung zu klebrig geworden sein, einfach noch etwas Mehl unterkneten. Den Teig in Frischhaltefolie gewickelt 30 Minuten in den Kühlschrank stellen.

2. Den Teig in acht bis zehn Portionen teilen, jedes Teigstück mit den Händen zu einer Kugel formen. Die Teigkugeln nacheinander auf der leicht bemehlten Arbeitsfläche etwas flach drücken und jeweils zu einem Kreis von etwa 10 cm Durchmesser ausrollen.

3. Eine große Pfanne auf mittlerer Stufe erhitzen. Die Teigfladen nacheinander je 2 bis 3 Minuten auf jeder Seite backen, bis sie leicht bräunen und sich kleine Blasen bilden. Die Tortillawraps noch warm mit Füllung nach Wahl servieren.

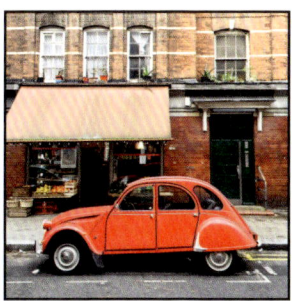

Tortilla mit ...

... selbst gemachten Falafel

Für 3–4 Tortillas

250 g Kichererbsen (aus der Dose)
1 Schalotte
1 Knoblauchzehe
½ Bund glatte Petersilie (ca. 10 g)
1 TL Zitronensaft
½ TL Koriandersamen (gemörsert)
gemahlener Kreuzkümmel
feines Meersalz
schwarzer Pfeffer aus der Mühle
1–2 EL Mehl (alternativ Semmelbrösel)
Öl zum Braten

vegan & laktosefrei

1. Die Kichererbsen in einem Sieb abbrausen und abtropfen lassen. Die Schalotte sowie den Knoblauch schälen und grob hacken. Die Petersilie waschen, trocken schütteln und grob hacken.

2. Die vorbereiteten Zutaten mit Zitronensaft, Koriandersamen und je 1 Prise Kreuzkümmel, Salz sowie Pfeffer im Blitzhacker zu einer bröseligen Masse verarbeiten. Falls nötig, zwischendurch stoppen und die Masse mit einem Teigspatel von der Schüsselwand in Richtung Messer schieben.

3. 1 EL Mehl unter die Kichererbsenmasse mixen. Dann nur noch so viel Mehl unterarbeiten, bis ein formbarer, nicht mehr feuchter Teig entstanden ist. Aus dem Teig mit den Händen sechs bis acht Kugeln formen.

4. Etwas Öl zum Braten in einer großen Pfanne erhitzen und die Falafel darin bei mittlerer Hitze 8 bis 10 Minuten rundum braun braten.

... Tomaten-Petersilien-Salat

Für 3–4 Tortillas

150 g Cocktailtomaten
25 g glatte Petersilie
1 kleine rote Zwiebel
1 EL Olivenöl
½ EL Aceto balsamico
feines Meersalz
schwarzer Pfeffer aus der Mühle

vegan, gluten- & laktosefrei

1. Die Cocktailtomaten waschen und halbieren. Die Petersilie waschen und trocken schütteln, die Blätter abzupfen und grob hacken. Die Zwiebel schälen und in dünne Ringe schneiden.

2. Das Olivenöl mit dem Essig in einer kleinen Schüssel verquirlen. Die Vinaigrette mit Salz und Pfeffer abschmecken.

3. Die Tomaten in einer mittelgroßen Schüssel mit Petersilie, Zwiebelringen und Vinaigrette vermischen. Den Salat bis zum Servieren kühl stellen.

… Gurken-Erdnuss-Salat

Für 3–4 Tortillas

½ Salatgurke | 2 Frühlingszwiebeln
¼ rote Chilischote | Saft von ½ Limette
1 EL Reisessig | 1 TL Öl |
1 kleine Knoblauchzehe | feines Meersalz
Pfeffer aus der Mühle | 30 g Erdnusskerne

vegan & laktosefrei

1. Gurke waschen, längs halbieren, entkernen und in dünne halbmondförmige Scheiben schneiden. Frühlingszwiebeln putzen, waschen und fein hacken. Chili entkernen, waschen und fein hacken. Gurke mit Frühlingszwiebeln und Chili in eine Schüssel geben. Backofen auf 200 °C vorheizen. Limettensaft, Essig und Öl verquirlen. Knoblauch schälen, dazupressen und unterrühren. Die Vinaigrette mit Salz und Pfeffer abschmecken, dann gut mit den Gurken vermengen.

2. Nüsse auf einem Backblech im Ofen auf der mittleren Schiene 5 Minuten rösten. Grob hacken, auf dem Salat verteilen. Bis zum Servieren kühlen.

… Bohnenfüllung mit Avocado und Käse

Für 3–4 Tortillas

300 g schwarze Bohnen (aus der Dose)
1 Avocado | 1 TL Zitronensaft
60 g geriebener Emmentaler oder Edamer

glutenfrei

1. Bohnen in einem Sieb abbrausen und abtropfen lassen. Die Avocado halbieren und entsteinen. Das Fruchtfleisch jeweils als ganze Hälfte mit einem Esslöffel aus der Schale lösen, dann in mundgerechte Stücke oder dünne Scheiben schneiden. Mit dem Zitronensaft beträufeln, damit die Avocado sich nicht braun verfärbt.

2. Bohnen, Avocado und Käse auf einem Teller oder portionsweise in kleinen Schüsseln anrichten. Bis zum Servieren kühl stellen.

… Hummus-Feta-Füllung

Für 3–4 Tortillas

250 g Kichererbsen (aus der Dose)
1 Knoblauchzehe
½ EL Tahini (Sesammus)
3 EL Olivenöl | 1 EL Zitronensaft
1 Prise Koriandersamen (gemörsert)
feines Meersalz | Pfeffer aus der Mühle
100 g Feta

glutenfrei

1. Kichererbsen in einem Sieb abbrausen und abtropfen lassen. Knoblauch schälen und grob hacken. 1 EL Kichererbsen für die Garnitur beiseitestellen. Restliche Kichererbsen mit Knoblauch, Tahini, Öl und Zitronensaft im Mixer oder in einem hohen Becher mit dem Stabmixer cremig pürieren. Den Hummus mit Koriander, Salz und Pfeffer abschmecken.

2. Den Hummus in einer kleinen Servierschüssel anrichten. Feta darüberbröckeln, die beiseitegestellten Kichererbsen daraufstreuen. Hummus bis zum Servieren kühl stellen.

Pasta e Pesto

Das klassisch italienische Gericht „Pasta e Pesto" ist eines meiner Lieblingsessen! Seit vielen Jahren schon bereite ich mein Pesto dafür selbst zu und habe mich bereits durch ein ganzes Spektrum an Kräutern, Gewürzen, Käsesorten und Ölen probiert. Du pürierst alle Zutaten zu einer cremigen Paste, und schon ist das Pesto fertig!

Für eine vegane Alternative lasse den Käse weg, und wenn du gegen Nüsse allergisch bist, dann lasse diese weg. Ansonsten gilt: Sei kreativ! Tausche die Kräuter beliebig aus, verwende etwa statt Basilikum einmal Minze oder Petersilie. Püriere Tomaten, Paprika oder Oliven mit den übrigen Zutaten, ersetze den Käse durch deine Lieblingssorte oder probiere andere Nüsse aus. Pro Person benötigst du etwa 100 Gramm Pasta, oder stelle mit einem Spiralschneider „Nudeln" aus Zucchini oder Möhren her, die du mit dem Pesto servierst.

Tomatenpesto mit Chili und Walnüssen

Für 2 Portionen

1 kleine rote Chilischote
1 Knoblauchzehe | 30 g Walnusskerne
75 g sonnengetrocknete Tomaten
25 g geriebener Parmesan
60 ml Olivenöl | feines Meersalz
schwarzer Pfeffer aus der Mühle

glutenfrei

1. Chilischote längs aufschneiden, entkernen, waschen und fein hacken. Den Knoblauch schälen und grob hacken. Die Walnüsse grob hacken.

2. Getrocknete Tomaten, Walnüsse, Knoblauch, Parmesan und Chili mit dem Olivenöl im Mixer oder in einem hohen Becher mit dem Stabmixer cremig pürieren. Das Pesto mit Salz und Pfeffer abschmecken.

3. Zum Servieren das Pesto in einer Schüssel mit frisch gekochten, abgetropften Nudeln vermischen.

Möhren-Haselnuss-Pesto

Für 2 Portionen

2 Möhren (200 g) | 30 g Haselnusskerne
1 kleine Knoblauchzehe
getrockneter Oregano
25 g geriebener Pecorino
70 ml Olivenöl | Meersalz aus der Mühle
schwarzer Pfeffer aus der Mühle

glutenfrei

1. Die Möhren putzen, schälen und grob hacken. Die Haselnüsse in einer Pfanne ohne Fett anrösten und abkühlen lassen. Den Knoblauch schälen und grob hacken.

2. Möhren, Nüsse, Knoblauch, 1 Prise Oregano und Pecorino mit dem Olivenöl im Mixer oder in einem hohen Becher mit dem Stabmixer cremig pürieren. Das Pesto mit Salz und Pfeffer abschmecken.

3. Zum Servieren das Pesto in einer Schüssel mit frisch gekochten, abgetropften Nudeln vermischen.

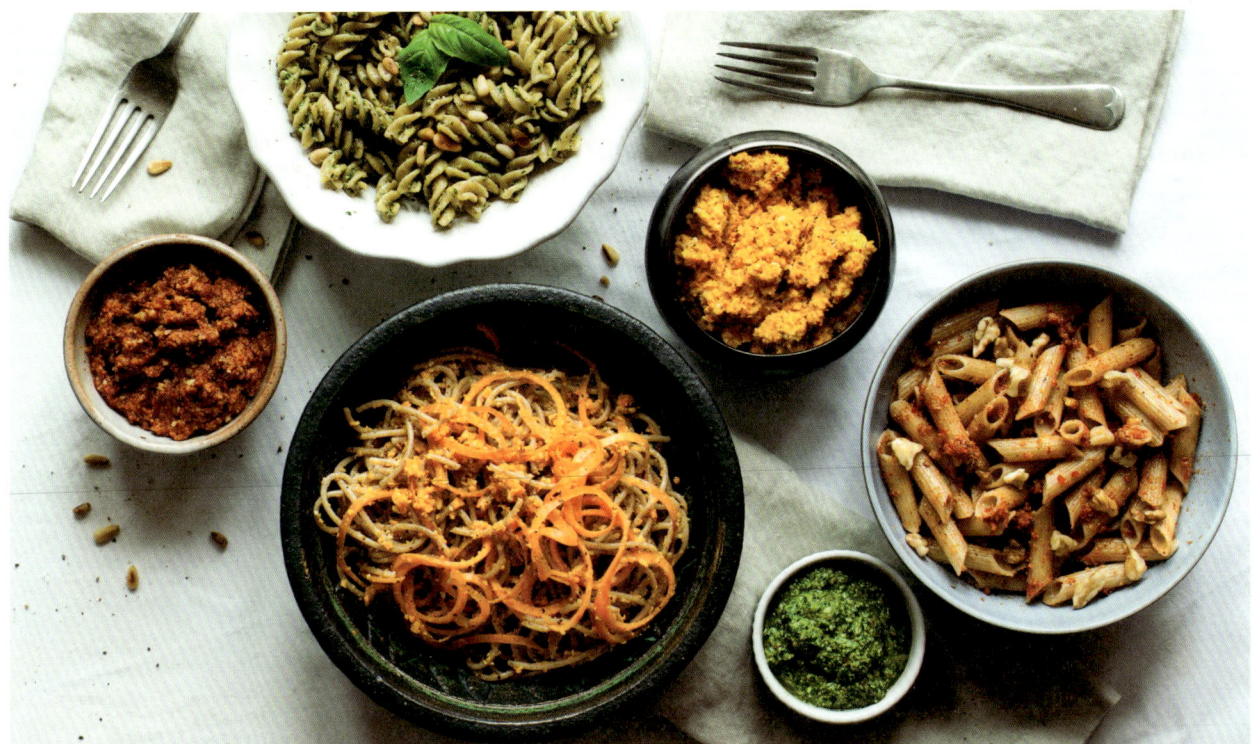

Basilikumpesto

Für 2 Portionen

25 g Pinienkerne
40 g Basilikumblätter
1 kleine Knoblauchzehe
1 TL abgeriebene Bio-Zitronenschale
2 TL Zitronensaft
25 g geriebener Parmesan
70 ml Olivenöl
feines Meersalz
schwarzer Pfeffer aus der Mühle

glutenfrei

1. Die Pinienkerne in einer Pfanne ohne Fett anrösten und abkühlen lassen. Die Basilikumblätter waschen und trocken tupfen. Den Knoblauch schälen und grob hacken.

2. Basilikum, Knoblauch, Zitronenschale und -saft sowie Parmesan mit dem Olivenöl im Mixer oder in einem hohen Becher mit dem Stabmixer cremig pürieren. Das Pesto mit Salz und Pfeffer abschmecken.

3. Zum Servieren das Pesto in einer Schüssel mit frisch gekochten, abgetropften Nudeln vermischen.

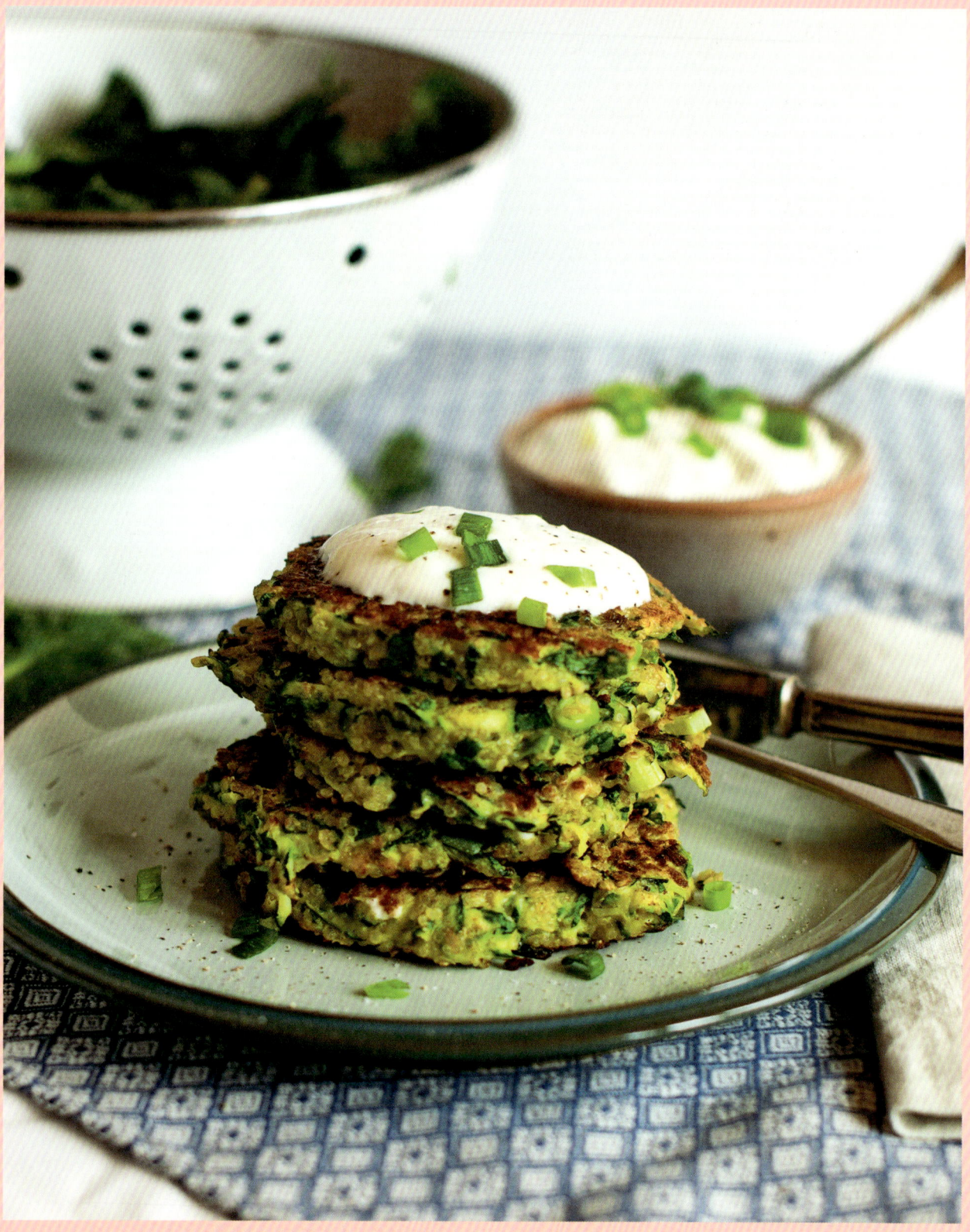

Grüne Quinoabratlinge

Ich stelle mir vor, dass dies ein Gericht ist, das ich für meine (zukünftigen) Kinder zubereiten werde. Irgendwas an den Bratlingen lässt mich glauben, dass Kinder sie lieben müssen – unwissend, dass sich viel Gesundes unter der knusprigen Kruste versteckt. Zucchini, Basilikum, Spinat und Frühlingszwiebeln stecken voller Vitamine und Mineralstoffe, Quinoa liefert Eiweiß, Magnesium und Eisen, Eier und Feta sorgen für Proteine.

Nun, ich habe zwar keine Kinder um ihre Meinung gefragt, doch Freunde und Bekannte, die die Bratlinge probiert haben, waren sich einig: lecker! Sie schmecken warm mit einem bunten Salat oder auch kalt im Büro.

Für 2 Portionen (6–8 Stück)

Für die Bratlinge:
80 g Quinoa
feines Meersalz
2 kleine Zucchini (300 g)
1 Knoblauchzehe
3 Frühlingszwiebeln
50 g Spinat
1 Handvoll Basilikumblätter
1 TL Zitronensaft
20 g geriebener Parmesan
80 g Feta
3 Eier (am besten Bioqualität; Größe M)
2–3 EL gemahlene Mandeln (alternativ für eine nicht-glutenfreie Variante Semmelbrösel oder Vollkornmehl)
schwarzer Pfeffer aus der Mühle
Kokosöl zum Braten

Für den Dip:
200 g griechischer Joghurt
feines Meersalz
schwarzer Pfeffer aus der Mühle

glutenfrei

1. Quinoa in einem Sieb abbrausen und abtropfen lassen. In einem kleinen Topf 200 ml Wasser mit 1 Prise Salz aufkochen, Quinoa darin bei schwacher Hitze 20 Minuten weich köcheln. Dabei gelegentlich umrühren und, falls nötig, noch Wasser angießen (das Wasser sollte am Ende der Garzeit jedoch aufgesogen sein). Vom Herd nehmen und abkühlen lassen.

2. Inzwischen Zucchini putzen, waschen, in eine Schüssel raspeln, mit 1 Prise Salz mischen und 10 Minuten ziehen lassen. Die Flüssigkeit gut mit den Händen ausdrücken und die Zucchini in eine große Schüssel geben. Knoblauch schälen und fein hacken, Frühlingszwiebeln putzen, waschen und in Scheiben schneiden. Spinat verlesen und ebenso wie das Basilikum waschen, trocken schleudern und fein hacken. Ein Drittel der Frühlingszwiebeln beiseitestellen, den Rest mit Knoblauch, Spinat, Zitronensaft und Parmesan zu den Zucchini geben. Feta dazubröckeln und alles gut mischen. Eier und so viele Mandeln unterarbeiten, dass eine feuchte, aber gut formbare Masse entsteht. Mit Salz und Pfeffer würzen.

3. Eine große Pfanne auf mittlerer Stufe erhitzen und mit Kokosöl auspinseln. Aus der Zucchinimasse mit den Händen sechs bis acht Bratlinge formen, diese in die Pfanne legen und auf der Unterseite 4 Minuten braun braten. Wenden und auf der zweiten Seite 4 Minuten fertig braten.

4. Für den Dip Joghurt mit Salz und Pfeffer würzen. Bratlinge auf Tellern anrichten, etwas Joghurt daraufgeben und mit den beiseitegestellten Frühlingszwiebeln garnieren. Übrigen Joghurt extra dazu servieren.

Möhren-Zucchini-Tarte in Rosenform

Für 1 Tarteform von 24 cm Durchmesser (8 Stücke)

Für den Boden:
150 g Dinkelvollkornmehl
100 g Weizenmehl (Type 550; alternativ Mandelmehl für eine weizenfreie Zubereitung)
50 g Haferflocken | 130 g kalte Butter
1 Ei (am besten Bioqualität; Größe L) | ½ TL getrocknete Kräuter der Provence
feines Meersalz | schwarzer Pfeffer aus der Mühle
Butter für die Form | Mehl zum Ausrollen
getrocknete Hülsenfrüchte zum Blindbacken

Für den Belag:
1 Ei (am besten Bioqualität; Größe L)
150 g griechischer Joghurt
je 1 Zweig Thymian, Oregano und Rosmarin
feines Meersalz | schwarzer Pfeffer aus der Mühle
3–4 mittelgroße Möhren
2–4 mittelgroße Zucchini

1. Für den Boden Dinkelmehl, Weizenmehl und Haferflocken vermischen. Butter in Stückchen, Ei, Kräuter der Provence und etwas Salz und Pfeffer hinzufügen und alles rasch zu einem homogenen Teig verkneten. Den Teig zur Kugel formen und in Frischhaltefolie gewickelt 30 Minuten im Kühlschrank ruhen lassen. Den Backofen auf 160 °C vorheizen. Die Tarteform einfetten.

2. Den Teig nochmals kurz durchkneten. Dann auf einer leicht bemehlten Arbeitsfläche etwas größer als die Form ausrollen und diese damit auskleiden, dabei einen Rand bilden. Den Boden mehrmals mit einer Gabel einstechen.

3. Den Teig mit Backpapier belegen, mit Hülsenfrüchten auffüllen und im Ofen auf der mittleren Schiene 10 Minuten blindbacken. Herausnehmen, das Backpapier mit den Hülsenfrüchten entfernen. Den Boden wieder in den Ofen stellen und 10 Minuten weiterbacken.

4. Inzwischen für den Belag das Ei und den Joghurt in einer Schüssel verquirlen. Thymian, Oregano und Rosmarin waschen und trocken schütteln. Die Blätter bzw. Nadeln abzupfen, fein hacken und unter die Joghurtmischung rühren. Mit Salz und Pfeffer abschmecken.

5. Die Möhren und die Zucchini putzen und schälen bzw. waschen. Das Gemüse mit einem Sparschäler längs in dünne Scheiben schneiden.

6. Die Joghurtmasse gleichmäßig auf dem vorgebackenen Boden verteilen. Mit einigen Möhren- und Zucchinischeiben eine Knospe formen und diese in die Mitte der Tarte setzen. Nun die Möhren- und Zucchinischeiben abwechselnd Schicht für Schicht hochkant um das Zentrum herum arrangieren und die Tarte damit vollständig bedecken, sodass sie am Ende an eine Rosenblüte erinnert.

7. Die Tarte im Ofen auf der mittleren Schiene 30 Minuten fertig backen. Herausnehmen und vor dem Servieren leicht abkühlen lassen. Dazu passt ein gemischter Salat. Die Tarte schmeckt auch kalt sehr gut und hält sich im Kühlschrank bis zu 3 Tage frisch.

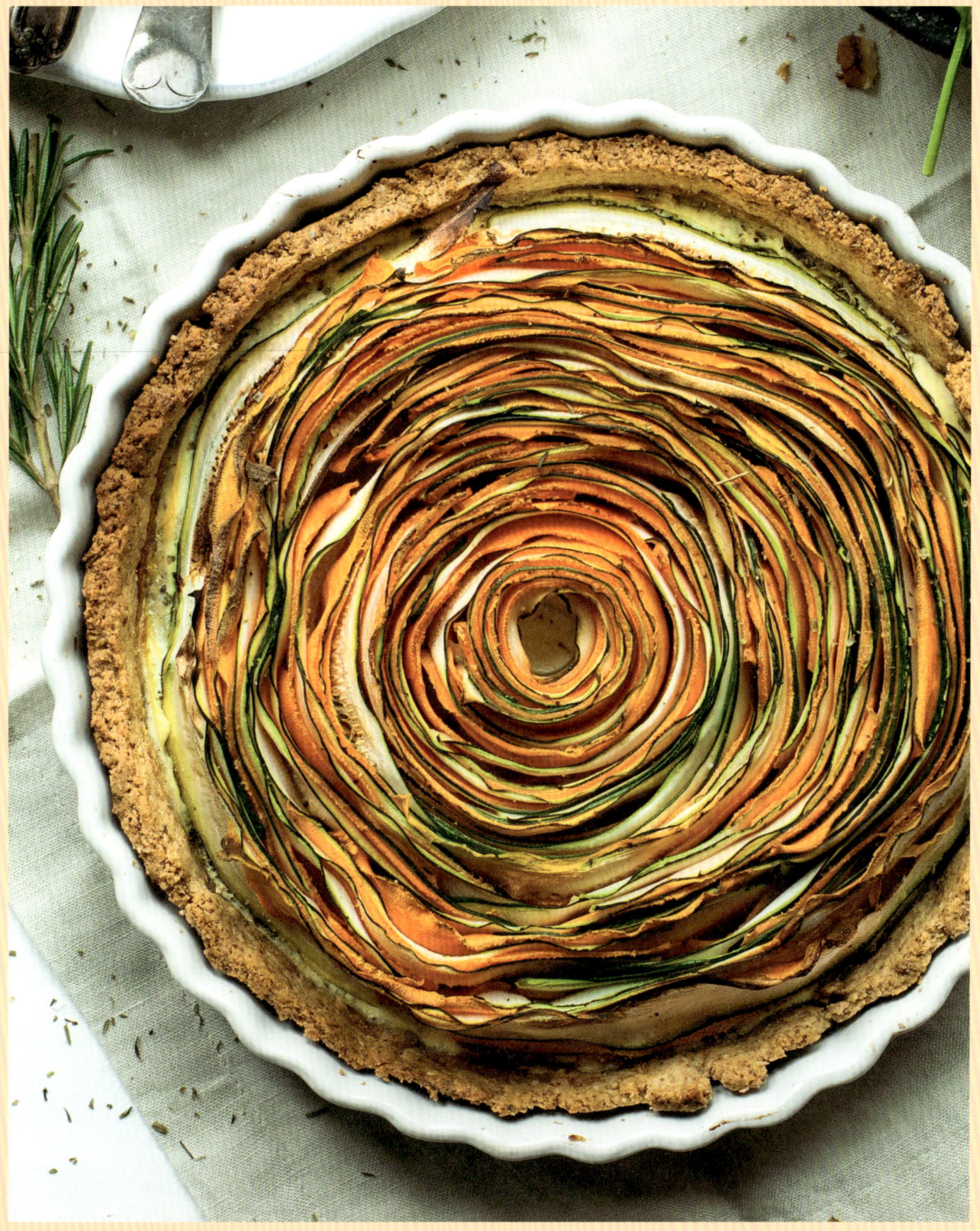

Warme Hauptgerichte | 151

Grünes Thaicurry

Für 2 Portionen

Für das Curry:
150 g Basmatireis | feines Meersalz
100 g Shiitakepilze | ½ Aubergine
50 g Mini-Maiskolben | ½ rote Paprikaschote
50 g Zuckerschoten | 50 g Blattspinat
1 kleine weiße Zwiebel | 2 Knoblauchzehen
1 haselnussgroßes Stück Ingwer | ½ grüne oder rote Chilischote
1 Stängel Zitronengras | 150 g fester Tofu (nach Belieben)
ca. 1 EL Kokosöl | 2 EL grüne Thaicurry-Paste
2 Kaffir-Limettenblätter | 250 ml Kokosmilch (aus der Dose)
½ TL dunkler Rohrohrzucker | 1 ½ TL Reisessig

Zum Servieren (nach Belieben):
einige Blätter Thaibasilikum
etwas Limettensaft

vegan, gluten- & laktosefrei

1. Den Reis in einem Sieb gründlich mit kaltem Wasser abspülen. Dann in einem Topf mit 300 ml leicht gesalzenem Wasser zugedeckt bei schwacher Hitze 15 bis 20 Minuten garen.

2. Inzwischen die Pilze putzen und in dicke Scheiben schneiden. Die Aubergine putzen, waschen und ebenfalls in dicke Scheiben schneiden. Die Maiskölbchen nach Belieben längs halbieren. Die Paprikaschote entkernen, waschen und in mundgerechte Stücke schneiden. Die Zuckerschoten putzen und waschen. Den Spinat verlesen und waschen, grobe Stiele entfernen. Zwiebel, Knoblauch sowie Ingwer schälen und fein hacken. Die Chilischote entkernen, waschen und in dünne Ringe schneiden. Das Zitronengras putzen, waschen und mit einem Nudelholz etwas andrücken. Nach Belieben den Tofu in mundgerechte Würfel schneiden.

3. Eine große Wokpfanne auf mittlerer Stufe erhitzen und das Kokosöl darin zerlassen. Zwiebel-, Knoblauch-, Ingwer- und Chilistücke einige Minuten unter Rühren darin anbraten. Die Currypaste unterrühren, dann die Limettenblätter und das Zitronengras hinzufügen. Alles etwa 5 Minuten weitergaren. Die Kokosmilch unterrühren und die Currysauce mit Salz, Zucker und Essig abschmecken.

4. Alle vorbereiteten Gemüse, bis auf den Spinat sowie die Tofuwürfel in den Wok geben und etwa 5 Minuten garen. Zum Schluss den Spinat untermengen und zusammenfallen lassen. Den Reis in ein Sieb abgießen und gut abtropfen lassen.

5. Den Wok vom Herd nehmen. Zitronengras und Limettenblätter entfernen. Den Reis auf Tellern oder in Schüsseln anrichten und das Curry daraufgeben. Nach Belieben mit Basilikum garnieren und 1 Spritzer Limettensaft daraufgeben.

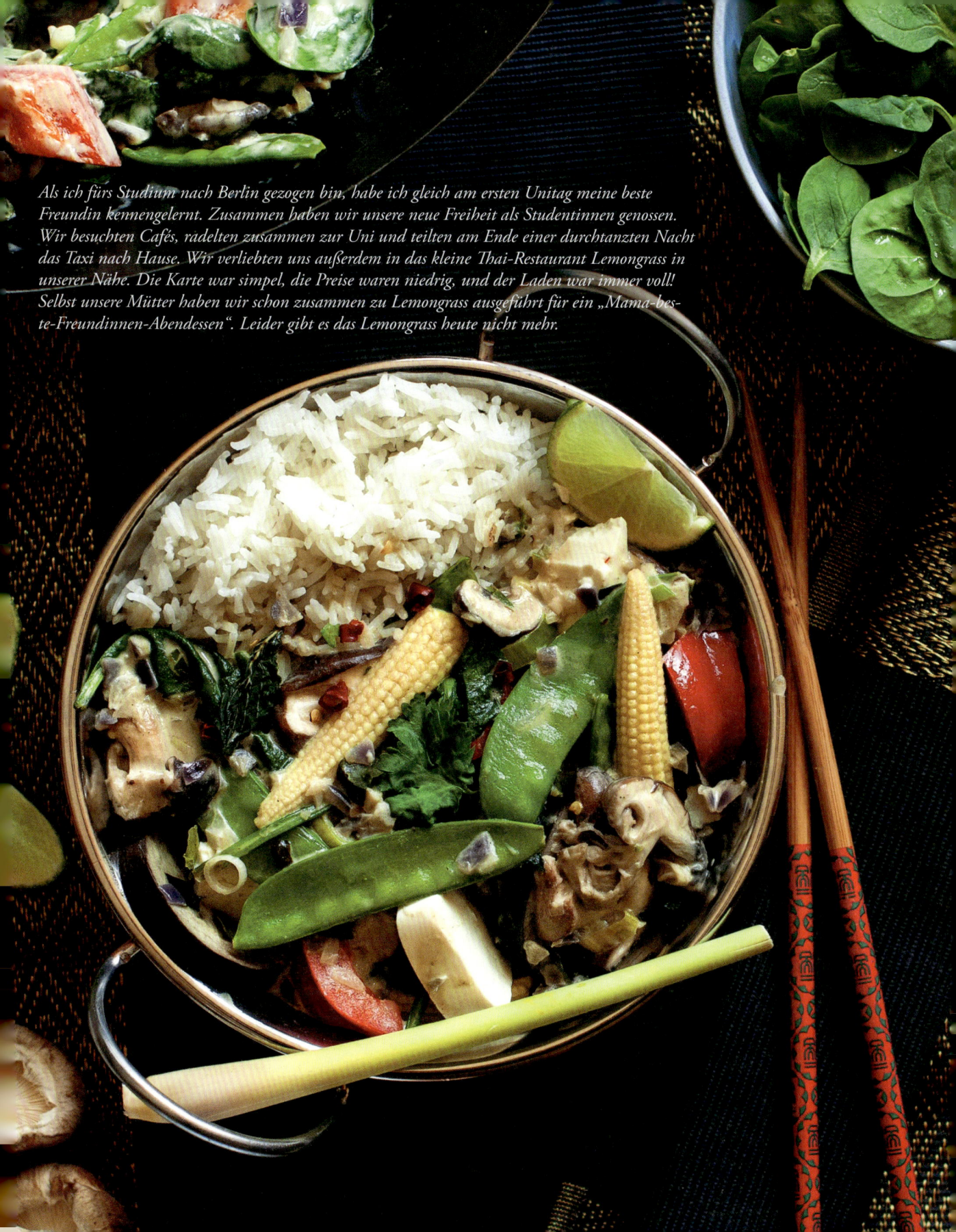

Als ich fürs Studium nach Berlin gezogen bin, habe ich gleich am ersten Unitag meine beste Freundin kennengelernt. Zusammen haben wir unsere neue Freiheit als Studentinnen genossen. Wir besuchten Cafés, radelten zusammen zur Uni und teilten am Ende einer durchtanzten Nacht das Taxi nach Hause. Wir verliebten uns außerdem in das kleine Thai-Restaurant Lemongrass in unserer Nähe. Die Karte war simpel, die Preise waren niedrig, und der Laden war immer voll! Selbst unsere Mütter haben wir schon zusammen zu Lemongrass ausgeführt für ein „Mama-beste-Freundinnen-Abendessen". Leider gibt es das Lemongrass heute nicht mehr.

Tofu mit Teriyakisauce

Für 2 Portionen

Für Tofu, Reis und Gemüse:
300 g fester Tofu | 2 EL Öl (z. B. Erdnussöl)
1 EL Tamari (alternativ andere glutenfreie Sojasauce) | 1 TL Maisstärke
150 g Basmatireis (am besten Vollkorn) | feines Meersalz
125 g Shiitakepilze | schwarzer Pfeffer aus der Mühle
200 g Zuckerschoten

Für die Teriyakisauce:
1 walnussgroßes Stück Ingwer | 1 Knoblauchzehe
60 ml Tamari (alternativ andere glutenfreie Sojasauce) | 1 EL Reisessig
1 EL dunkler Rohrohrzucker | 2 TL Maisstärke

Zum Servieren (nach Belieben):
1 EL Sesamsamen | 1 Frühlingszwiebel

vegan, gluten- & laktosefrei

1. Den Tofu in dreieckige Scheiben schneiden, diese zwischen zwei Küchenhandtücher legen. Mit etwas Druck die überschüssige Flüssigkeit herauspressen. Die Tofuscheiben auf einen großen tiefen Teller legen. 1 EL Öl und die Tamari verrühren. Die Mischung über den Tofu träufeln und alles mit der Stärke bestäuben. Den Tofu vorsichtig in der Marinade wenden, sodass er gleichmäßig davon überzogen ist, und 10 Minuten marinieren lassen.

2. Inzwischen den Backofen auf 220 °C vorheizen. Ein Backblech mit Backpapier auslegen. Die Tofuscheiben auf das Blech legen und im Ofen auf der mittleren Schiene 25 Minuten goldbraun backen. Herausnehmen.

3. Während der Backzeit des Tofus Reis, Gemüse und Sauce zubereiten. Den Reis in einem Sieb gründlich mit kaltem Wasser abspülen. In einem Topf mit 350 ml leicht gesalzenem Wasser zugedeckt bei schwacher Hitze 25 Minuten garen (weißen Basmatireis nur 15 bis 20 Minuten).

4. Die Pilze putzen und in mundgerechte Stücke schneiden. Das restliche Öl in einer mittelgroßen Pfanne erhitzen und die Pilze darin bei mittlerer Hitze etwa 5 Minuten anbraten. Mit Salz und Pfeffer würzen.

5. Die Zuckerschoten putzen, waschen und in kochendem Salzwasser 3 Minuten garen. In eine Sieb abgießen und abtropfen lassen.

6. Für die Teriyakisauce den Ingwer schälen und fein reiben. Den Knoblauch schälen und durchpressen. Ingwer, Knoblauch, Tamari, Essig und Zucker in einem kleinen Topf verrühren. Die Stärke mit 3 bis 4 EL kaltem Wasser anrühren, dann unter Rühren in den Topf geben. Die Sauce bei mittlerer Hitze unter Rühren aufkochen und 2 bis 3 Minuten andicken lassen.

7. Nach Belieben zum Servieren den Sesam in einer Pfanne ohne Fett anrösten. Die Frühlingszwiebel putzen, waschen und in dünne Ringe schneiden. Reis, Tofu und Gemüse auf Tellern anrichten. Tofu mit Teriyakisauce beträufeln und nach Belieben mit Frühlingszwiebelringen und gerösteten Sesam bestreuen.

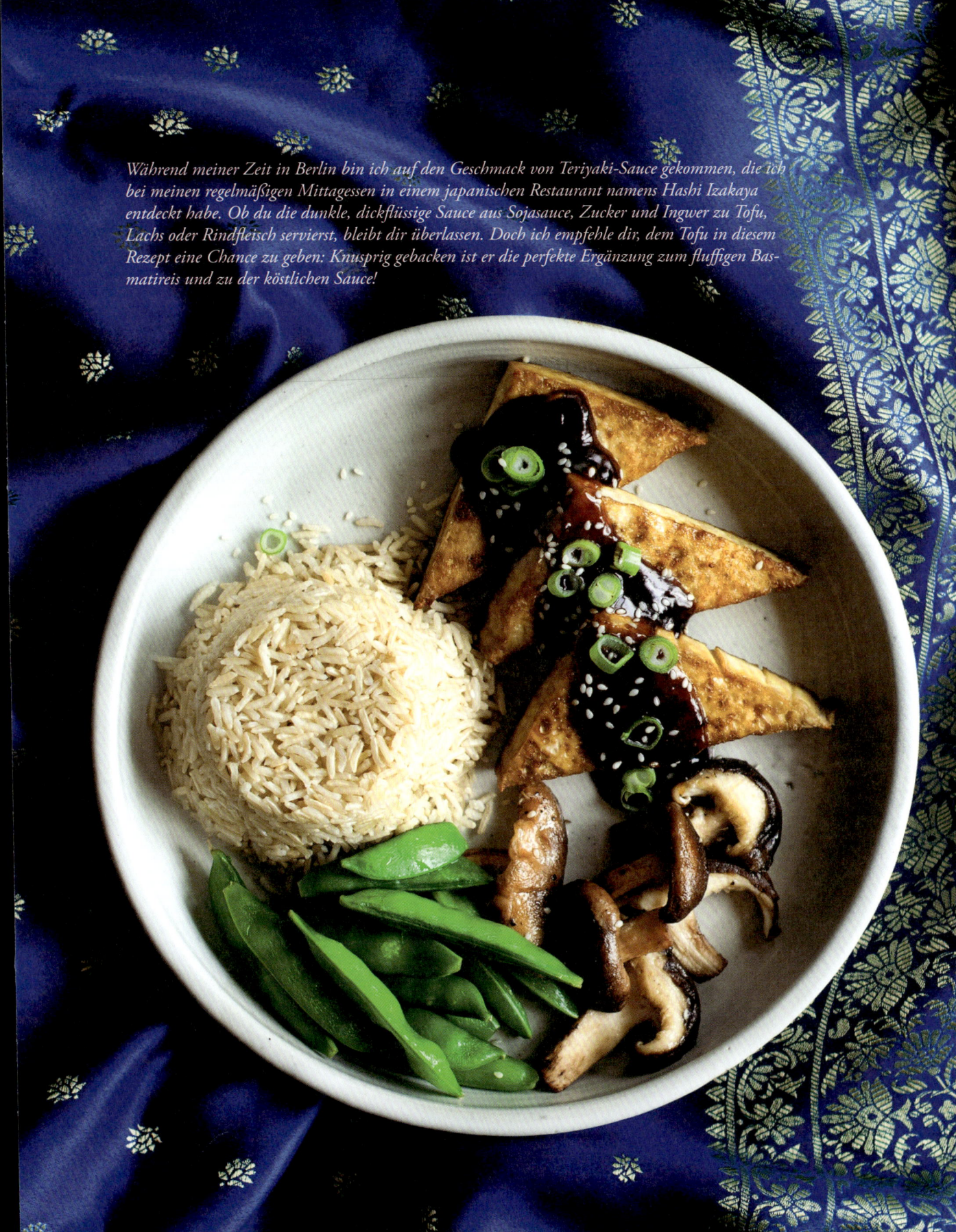

Während meiner Zeit in Berlin bin ich auf den Geschmack von Teriyaki-Sauce gekommen, die ich bei meinen regelmäßigen Mittagessen in einem japanischen Restaurant namens Hashi Izakaya entdeckt habe. Ob du die dunkle, dickflüssige Sauce aus Sojasauce, Zucker und Ingwer zu Tofu, Lachs oder Rindfleisch servierst, bleibt dir überlassen. Doch ich empfehle dir, dem Tofu in diesem Rezept eine Chance zu geben: Knusprig gebacken ist er die perfekte Ergänzung zum fluffigen Basmatireis und zu der köstlichen Sauce!

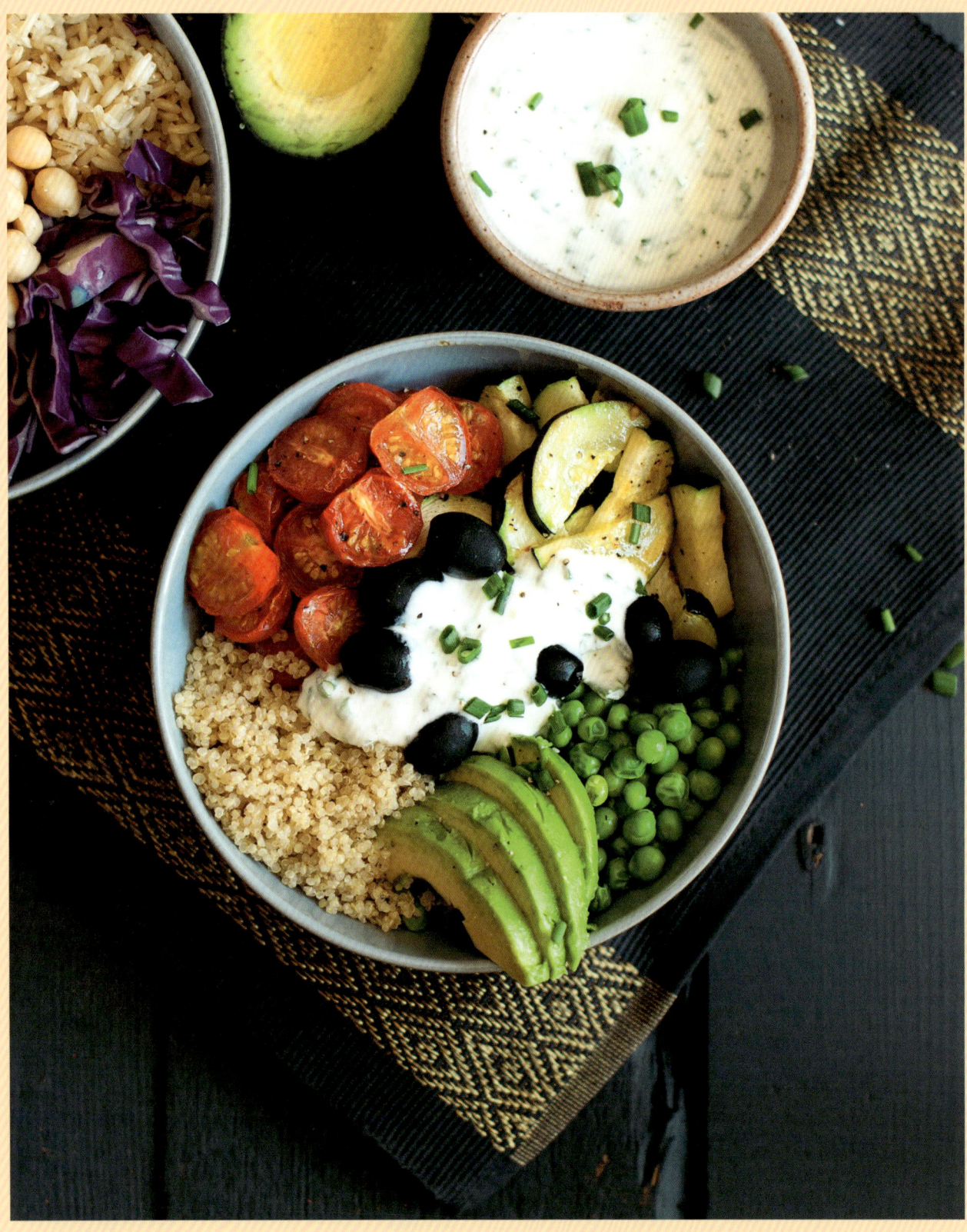

Buddha-Bowls

Angeblich heißt die „Buddha-Bowl" deshalb so, weil sie mit Zutaten gefüllt ist, die uns so satt und zufrieden machen sollen, wie es ein Buddha mit seinem rundlichen Bäuchlein ausstrahlt. Aber gut, ich würde meine Hand nicht dafür ins Feuer legen! Egal, wie du sie jedoch nennst, bei einer Buddha-Bowl handelt es sich um eine Schale voller Köstlichkeiten – meist frisches Gemüse, Kräuter, Getreide und eine Eiweiß-Komponente.

Es ist nicht leicht, genaue Anweisungen für die Zubereitung einer Buddha-Bowl zu geben, denn du kannst sie mit so ziemlich allem füllen, worauf du Lust hast. Probiere jedoch einmal meine Rezepte: eins für eine sommerliche Bowl und eins für eine winterliche Version. Und dann sei fröhlich wie ein Buddha!

Sommer-Buddha-Bowl

Für 2 Portionen

Für die Bowl-Mischung:
200 g Tomaten (Flaschen-, Strauch- oder Cocktailtomaten)
1 kleine Zucchini
1 EL Olivenöl
feines Meersalz
schwarzer Pfeffer aus der Mühle
80 g Quinoa
100 g Erbsen (frisch oder TK)
1 Avocado
1 Handvoll schwarze Oliven (ohne Stein)

Für das Joghurtdressing:
1 Knoblauchzehe
100 g Naturjoghurt
2 EL Zitronensaft
1 EL Schnittlauchröllchen
feines Meersalz
schwarzer Pfeffer aus der Mühle

glutenfrei

1. Den Backofen auf 195 °C vorheizen. Tomaten waschen, trocken reiben und je nach Größe halbieren oder vierteln. Die Tomatenstücke in eine ofenfeste Form legen. Zucchini putzen, waschen und trocken reiben. Dann längs halbieren, in halbmondförmige Scheiben schneiden und zu den Tomaten geben. Gemüse mit Olivenöl beträufeln, mit Salz und Pfeffer bestreuen und im Ofen auf der mittleren Schiene 20 Minuten backen.

2. Inzwischen Quinoa in einem Sieb abbrausen und abtropfen lassen. In einem kleinen Topf 200 ml Wasser mit 1 Prise Salz aufkochen, Quinoa darin zugedeckt bei schwacher Hitze 20 Minuten weich köcheln. Dabei gelegentlich umrühren und, falls nötig, noch etwas Wasser angießen (das Wasser sollte am Ende der Garzeit jedoch aufgesogen sein).

3. Die Erbsen in kochendem Salzwasser 2 bis 3 Minuten blanchieren. In einem Sieb abtropfen lassen. Die Avocado halbieren, den Stein entfernen, das Fruchtfleisch schälen und in dünne Spalten schneiden. Gemüse aus dem Ofen nehmen und mit Quinoa, Erbsen, Avocado und Oliven in Schalen anrichten.

4. Für das Dressing Knoblauch schälen, durchpressen und mit Joghurt, Zitronensaft und Schnittlauch verrühren. Das Dressing mit Salz und Pfeffer abschmecken. Jeweils einen Klecks davon auf jede Bowl geben.

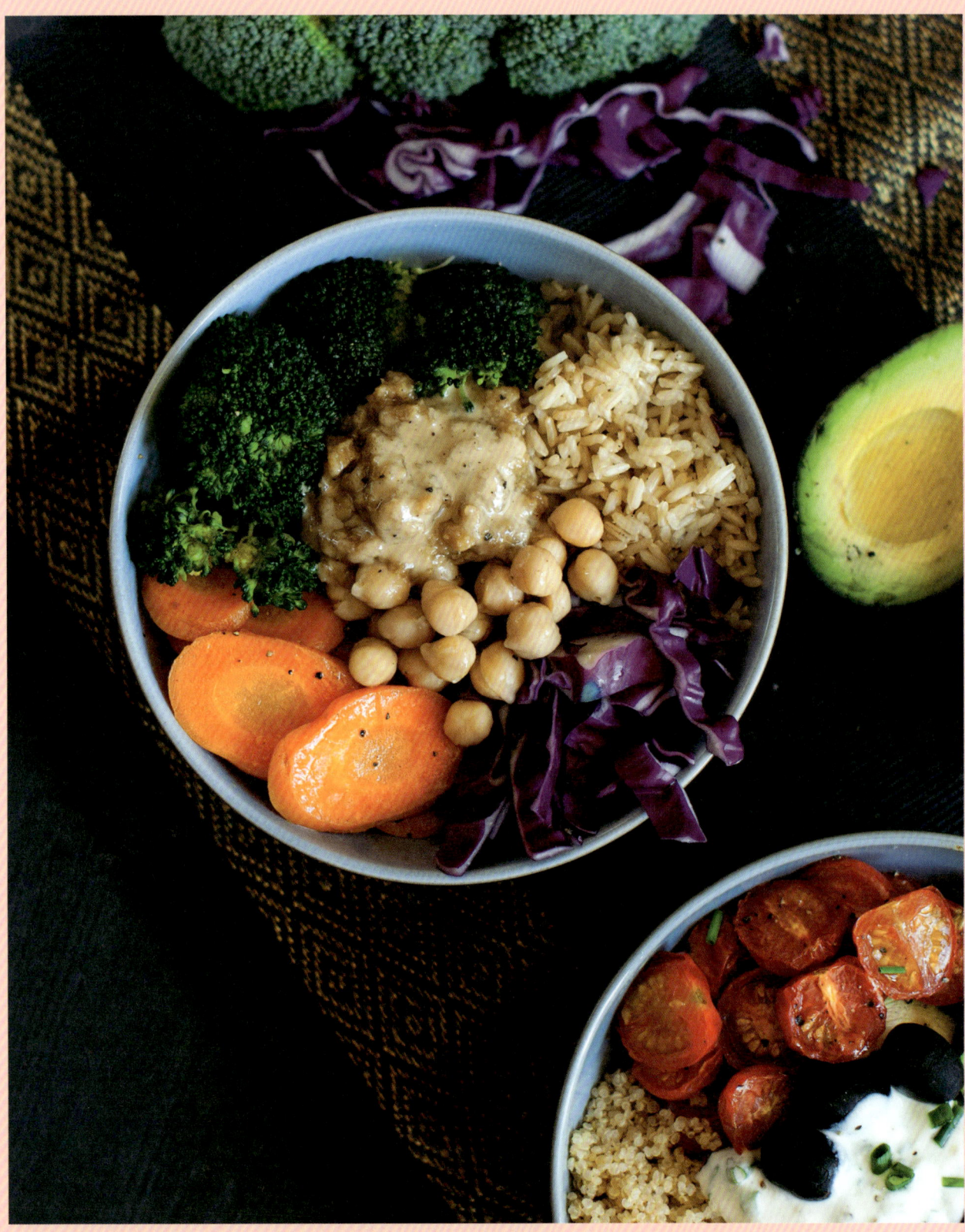

Winter-Buddha-Bowl

Wie versprochen kommt hier nun eine winterliche Version einer Buddha-Bowl. Mit Vollkornreis, Möhren, Kohl und Kichererbsen sättigt sie richtig gut und liefert dem Körper die nötige Energie für kalte Tage.

Traue dich aber ruhig auch mal, andere Gemüse- und Getreidesorten zu verwenden, oder bereite deine Bowl mit Käse, Fisch, Eiern oder auch Fleisch zu – mit solchen eiweißreichen Zutaten sorgt die Bowl dann noch länger für ein sattes, zufriedenes Buddha-Gefühl!

Für 2 Portionen

Für die Bowl-Mischung:
120 g Vollkorn-Langkornreis
feines Meersalz
2 Möhren
1 EL Olivenöl
½ EL Ahornsirup
½ Brokkoli
schwarzer Pfeffer aus der Mühle
200 g Rotkohl
1 Handvoll Kichererbsen (aus der Dose)

Für das Sesam-Miso-Dressing:
1 haselnussgroßes Stück Ingwer
1 Knoblauchzehe
1 TL weiße Misopaste
2 EL Tahini (Sesammus)
1 TL Ahornsirup
1 EL Olivenöl
1 EL Reisessig

vegan, gluten- & laktosefrei

1. Den Reis in einem Sieb gründlich mit kaltem Wasser abspülen. In einem kleinen Topf 300 ml leicht gesalzenes Wasser zum Kochen bringen und den Reis darin bei mittlerer Hitze etwa 35 Minuten garen.

2. Inzwischen die Möhren putzen, schälen und in dünne Scheiben schneiden. Das Olivenöl in einer großen Pfanne erhitzen und die Möhrenscheiben darin einige Minuten unter Rühren anbraten. 5 bis 6 EL Wasser hinzufügen und die Möhren offen etwa 5 Minuten gar dünsten und das Wasser verkochen lassen. Den Ahornsirup darüberträufeln und karamellisieren lassen. Die Möhren in einer Schüssel zugedeckt beiseitestellen.

3. Den Brokkoli putzen, waschen und in Röschen teilen. Mit 5 bis 6 EL Wasser in die Pfanne geben und zugedeckt etwa 4 Minuten gar dünsten. Mit Salz und Pfeffer würzen. Vom Rotkohl die äußeren Blätter und den harten Strunk entfernen. Dann den Rotkohl in feine Streifen schneiden oder hobeln.

4. Den Reis, falls nötig, in einem Sieb abtropfen lassen und mit dem Gemüse in Schalen anrichten. Die Kichererbsen in einem Sieb abbrausen, abtropfen lassen und auf den Bowls verteilen.

5. Für das Dressing Ingwer sowie Knoblauch schälen und grob hacken. Mit Misopaste, Tahini, Ahornsirup, Olivenöl und Essig im Mixer oder in einem hohen Becher mit dem Stabmixer cremig pürieren. Jeweils einen Klecks Dressing auf jede Bowl geben.

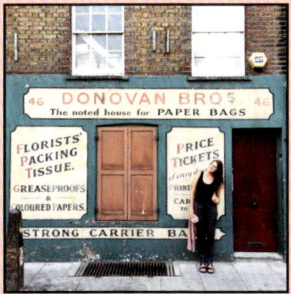

Warme Hauptgerichte | 159

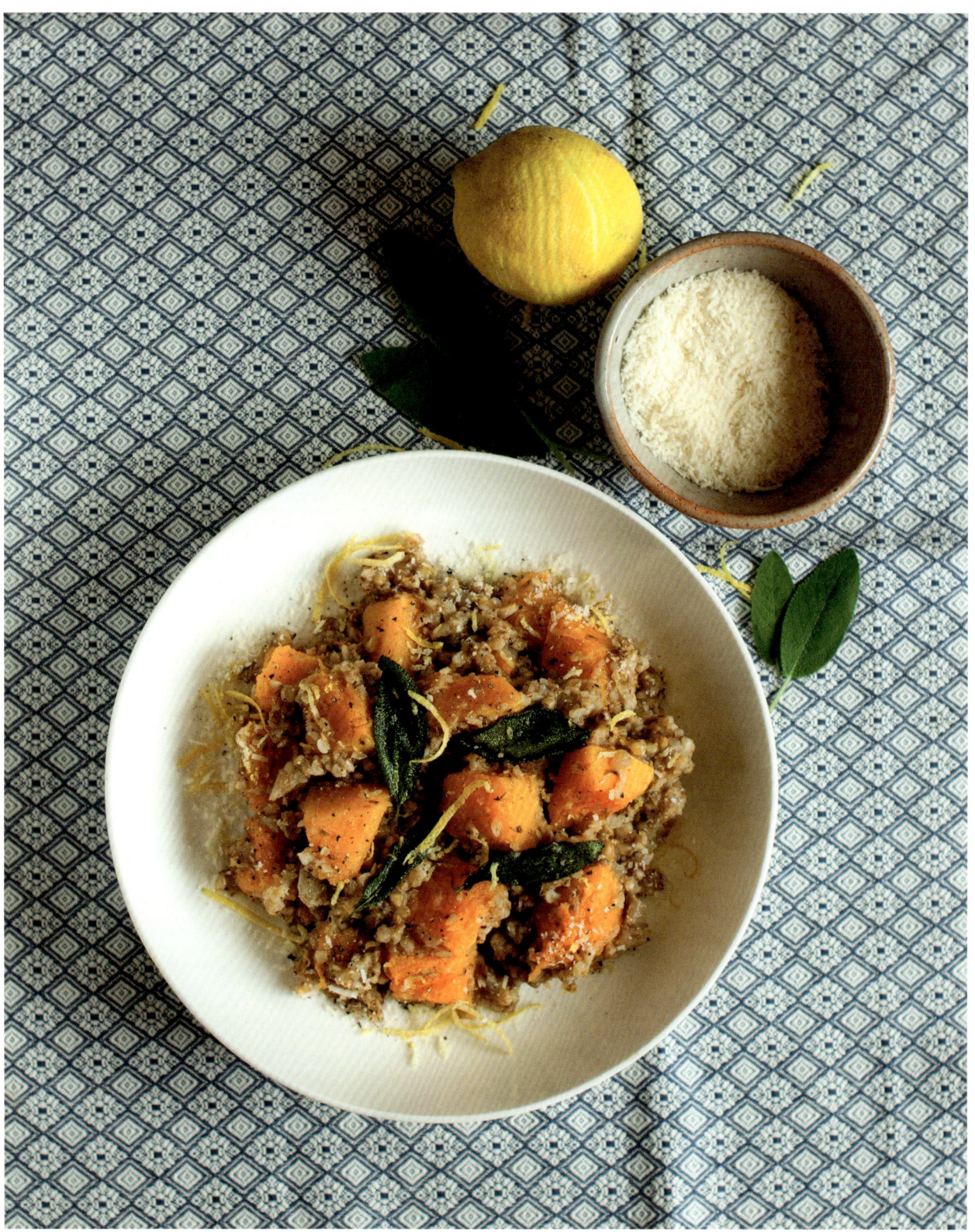

„Risotto" aus Buchweizengrütze mit Kürbis und Salbei

Ich liebe eine Portion cremiges – „echtes" – Risotto aus Arborio-Reis, ganz nach typisch italienischem Rezept. Doch vielleicht stimmst du mir zu, wenn ich sage, dass es nach eben solch einer Portion zumindest eine Stunde lang fast unmöglich ist, sich zu bewegen. Also habe ich ein Reisfreies Risotto kreiert; ich weiß, ich dürfte das Gericht gar nicht mehr „Risotto" nennen – aber „Buchweizotto" ist nicht wirklich eine Lösung, oder?

Buchweizenkörner sind köstliche kleine Energielieferanten, reich an Ballaststoffen, Eiweiß, Vitamin E und B sowie Mineralstoffen wie Kalium, Kalzium und Eisen. Doch das „Risotto" schmeckt obendrein auch noch himmlisch! Der zarte Butternusskürbis ergänzt den knackigen Buchweizen perfekt. Vollendet mit knusprig gebratenem Salbei, Zitronenschale und Parmesan sprechen wir hier von wahrem Komfort-Food!

Für 2 Portionen

½ kleiner Butternusskürbis (ca. 500 g)
175 g Buchweizengrütze
½ Zwiebel
1 Knoblauchzehe
1 EL Olivenöl
750 ml Gemüsebrühe
½ Bio-Zitrone
30 g geriebener Parmesan
3 Zweige Salbei
1 EL Butter

glutenfrei

1. Den Kürbis schälen, entkernen und in mundgerechte Stücke schneiden. Die Buchweizengrütze in einem Sieb abbrausen und abtropfen lassen. Die Zwiebel sowie den Knoblauch schälen und fein hacken.

2. Das Olivenöl in einem großen Topf erhitzen und Zwiebel sowie Knoblauch darin bei mittlerer Hitze weich dünsten. Die Grütze unter Rühren 1 bis 2 Minuten mit anbraten. 1 Schuss Brühe angießen und alles zugedeckt bei schwacher Hitze 5 Minuten unter gelegentlichem Rühren köcheln lassen, dabei bei Bedarf noch etwas Brühe angießen. Kürbis und noch etwas Brühe unterrühren. Alles 20 Minuten offen gar köcheln lassen, dabei im Abstand von 3 bis 4 Minuten rühren und nach und nach die restliche Brühe angießen.

3. Sobald das Risotto gar und die Flüssigkeit verkocht ist, den Topf vom Herd nehmen. Zitrone waschen und trocken reiben, die Schale mit einem Zestenreißer abziehen und mit dem Parmesan unter das Risotto rühren.

4. Den Salbei waschen und trocken tupfen, die Blätter abzupfen. Die Butter in einer kleinen Pfanne bei mittlerer Hitze aufschäumen und leicht bräunen. Den Salbei darin etwa 2 Minuten knusprig frittieren. Mit einem Schaumlöffel herausheben und auf Küchenpapier abtropfen lassen. Das Risotto auf Tellern anrichten und mit Salbei garnieren.

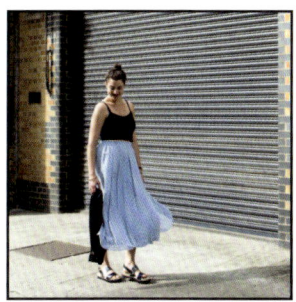

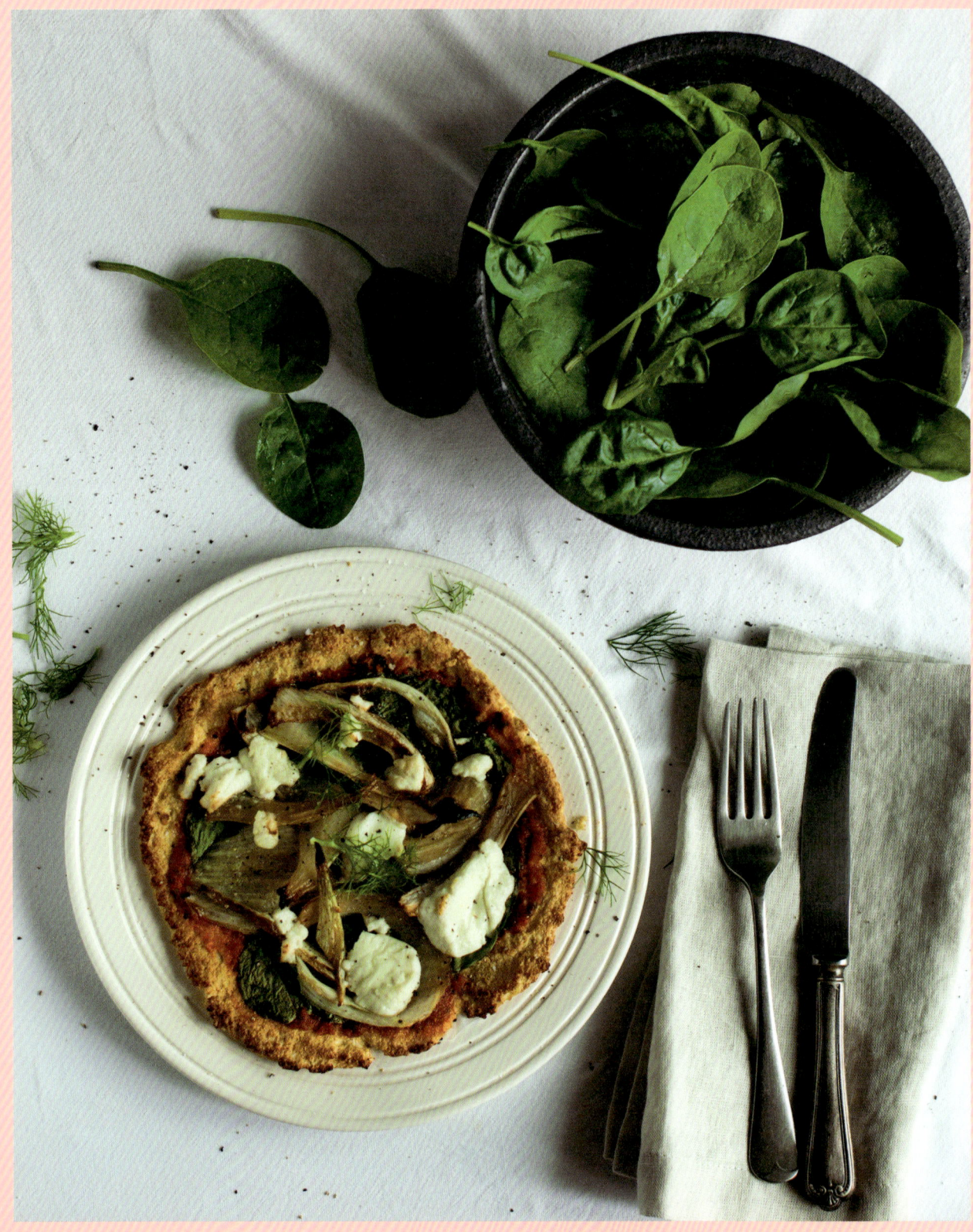

Blumenkohlpizza mit karamellisiertem Fenchel

Hier bringt der oftmals als langweilig angesehene Blumenkohl frischen Wind in den Backofen. Das Gemüse stellt die Basis für einen Pizzaboden dar: mit Haferflocken, gemahlenen Mandeln und Eiern wird aus geraspeltem Blumenkohl nämlich ein köstlich knuspriger Teig. Geschmacklich steht diese Pizzaversion einer „richtigen" Pizza in nichts nach – und du wirst dich fit, leicht und zufrieden fühlen, selbst wenn du die ganze Portion alleine isst! Für eine glutenfreie Variante musst du nur glutenfreie Haferflocken verwenden.

Selbstverständlich kannst du deine Pizza mit allem belegen, wonach dir der Sinn steht; doch diese Version mit Fenchel, Tomaten, Babyspinat und Ziegenkäse lege ich dir wärmstens ans Herz.

Für 2–3 Pizzen

Für den Boden:
½ Blumenkohl (300 g)
60 g gemahlene Mandeln
40 g kernige Haferflocken
2 Eier (am besten Bioqualität; Größe M)
½ EL Olivenöl
getrockneter Oregano
feines Meersalz
schwarzer Pfeffer aus der Mühle

Für die Tomatensauce:
1 Handvoll Basilikumblätter
200 g stückige Tomaten (aus der Dose)
1 EL Olivenöl | feines Meersalz
schwarzer Pfeffer aus der Mühle

Für den Belag:
1 Fenchelknolle | 1 EL Olivenöl
2 EL Ahornsirup | feines Meersalz
schwarzer Pfeffer aus der Mühle
1 Handvoll Babyspinat
70 g Ziegenfrischkäse

1. Den Backofen auf 220 °C vorheizen. Zwei Backbleche mit antihaftendem Backpapier auslegen. Für den Boden den Blumenkohl putzen, waschen, in Röschen teilen und diese im Blitzhacker grob zerkleinern. Mandeln, Haferflocken, Eier, Olivenöl, 1 Prise Oregano sowie etwas Salz und Pfeffer hinzufügen und alles zu einem feuchten, klebrigen Teig verarbeiten.

2. Den Teig halbieren oder dritteln. Die Portionen auf den Backblechen mit den Händen zu sehr dünnen Pizzaböden andrücken. Die Böden im Ofen auf der mittleren Schiene etwa 20 Minuten knusprig backen.

3. Inzwischen für die Sauce das Basilikum waschen und mit Tomaten, Olivenöl sowie etwas Salz und Pfeffer im Mixer fein pürieren. Für den Belag den Fenchel putzen, waschen und halbieren, den harten Strunk entfernen. Den Fenchel längs in dünne Scheiben schneiden. Das Olivenöl in einer großen Pfanne erhitzen und die Fenchelscheiben darin etwa 3 Minuten anbraten, dabei zwischendurch einmal wenden. Mit Ahornsirup beträufeln, karamellisieren lassen und etwa 5 Minuten weiterbraten, bis der Fenchel gar ist. Mit Salz und Pfeffer würzen.

4. Den Spinat verlesen, waschen und trocken schleudern. Die Pizzaböden aus dem Ofen nehmen und mit der Tomatensauce bestreichen. Spinat und Fenchel darauf verteilen. Den Ziegenkäse als kleine Häufchen daraufsetzen. Die Pizzen mit Salz und Pfeffer bestreuen und im Ofen etwa 10 Minuten weiterbacken, bis der Käse zerläuft. Sofort servieren.

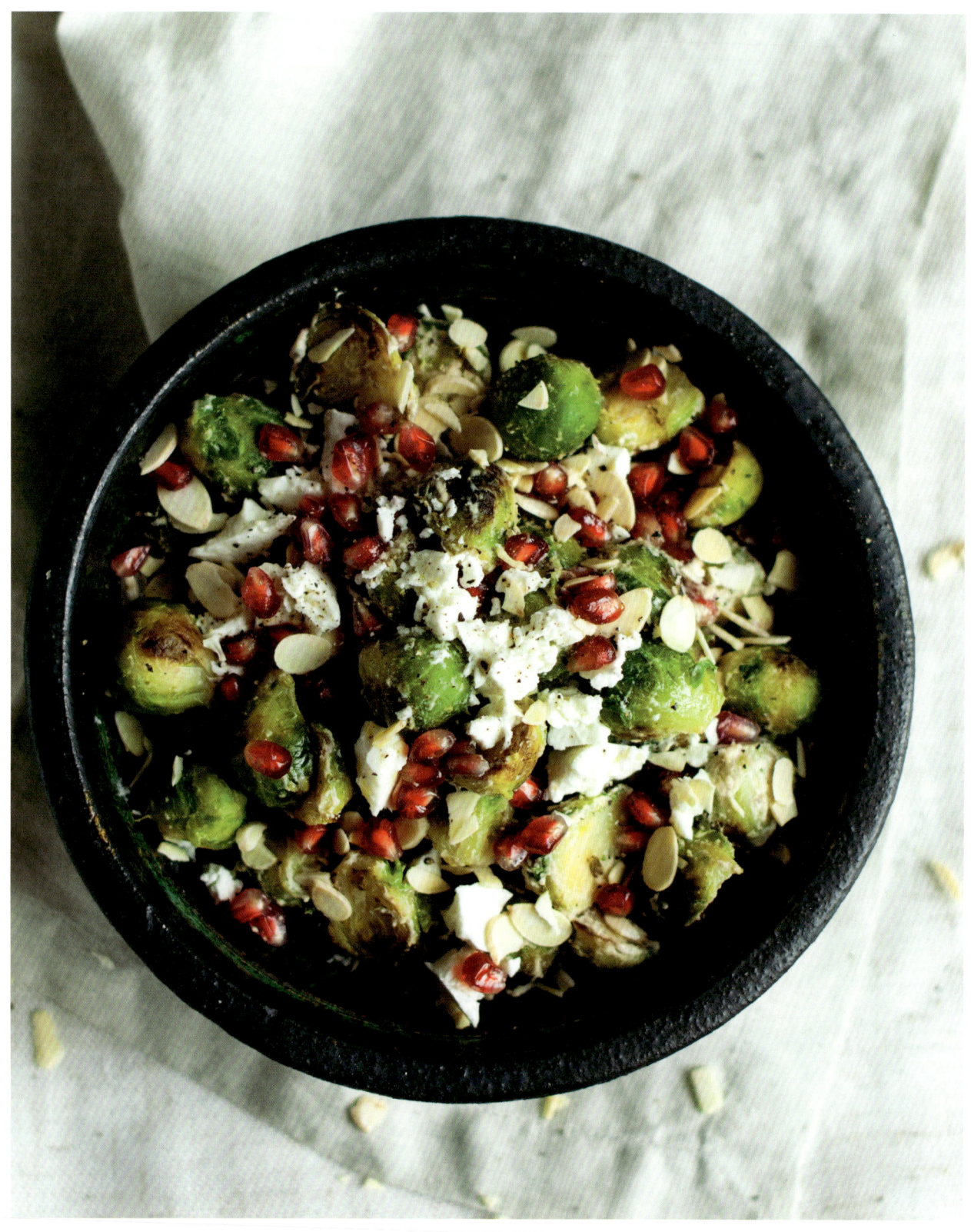

Rosenkohl mit Tahinidressing und Feta

Es gibt nicht viele Gemüsesorten, die ich nicht von klein auf mochte, doch Rosenkohl ist so ein Fall! Ich habe ihn als Kind verabscheut, doch mit einer rosenkohlliebenden Mutter hatten meine Schwestern und ich leider keine Wahl. Oh, was für eine Mühe es war, die kleinen grünen Knäuel irgendwie runterzuschlucken – da half es selbst nichts mehr, sich die Nase mit allen Fingern zuzuhalten!

Selbst heute gehört Rosenkohl nicht zu meinen Lieblingsgemüse, doch hin und wieder freue ich mich über eine Portion gebratenen Rosenkohl. Am liebsten esse ich ihn wie in diesem Rezept: mit Granatapfelkernen, Feta und einem Tahinidressing. Das Gemüse am besten am Vortag zubereiten, so hat der Rosenkohl genug Zeit, gut im Dressing durchzuziehen und das volle Aroma zu entfalten.

Für 2 Portionen

Für das Gemüse:
500–600 g Rosenkohl
1 EL Kokosöl
feines Meersalz
schwarzer Pfeffer aus der Mühle
½ Granatapfel

Für das Dressing:
1 Knoblauchzehe
50 g Tahini (Sesammus)
50 g Naturjoghurt
Saft von ½ Zitrone
1 EL Granatapfelsirup (alternativ Ahornsirup)
1 TL Olivenöl
feines Meersalz
schwarzer Pfeffer aus der Mühle

Zum Servieren:
2 EL Mandelblättchen
75 g Feta

glutenfrei

1. Den Rosenkohl putzen und die äußeren Blätter entfernen. Die Rosenkohlröschen waschen und je nach Größe halbieren oder vierteln.

2. Das Kokosöl in einer großen Pfanne erhitzen und die Rosenkohlstücke darin bei mittlerer Hitze 5 Minuten unter gelegentlichem Wenden hellbraun und zart braten. Die Pfanne vom Herd nehmen und den Rosenkohl mit Salz und Pfeffer würzen.

3. Zum Auslösen der Granatapfelkerne eine große Schüssel mit Wasser füllen. Die Granatapfelhälfte unter Wasser mit den Händen aufbrechen und die Kerne herauslösen, diese sinken dann automatisch auf den Schüsselboden. Die Granatapfelkerne in ein Sieb abgießen und mit dem Rosenkohl in der Pfanne vermengen.

4. Für das Dressing den Knoblauch schälen und durchpressen. Mit Tahini, Joghurt, Zitronensaft, Sirup und Olivenöl in einem hohen Becher mit dem Stabmixer glatt pürieren. Das Dressing mit Salz und Pfeffer abschmecken und gut mit dem Rosenkohl vermengen.

5. Zum Servieren die Mandelblättchen in einer Pfanne ohne Fett anrösten, vom Herd nehmen. Den Rosenkohl in der Pfanne nach Belieben nochmals bei mittlerer Hitze erwärmen, dann auf Teller verteilen. Den Feta darüberbröckeln und alles mit Mandelblättchen bestreuen.

Burger mit Quinoa-Cannellinibohnen-Pattys

Für 2–3 Portionen (4–6 Pattys)

Für die Pattys:
80 g Quinoa | feines Meersalz
150 g Cannellinibohnen (aus der Dose, alternativ andere weiße Bohnen)
1 Knoblauchzehe | 1 kleine Schalotte
60 g Erbsen (frisch oder TK)
½ rote Paprikaschote | Saft von ½ Zitrone
50 g gemahlene Mandeln (alternativ für eine nicht-glutenfreie Variante Mehl)
1 Ei (am besten Bioqualität; Größe M)
geräuchertes Paprikapulver | gemahlener Kreuzkümmel
schwarzer Pfeffer aus der Mühle
Öl zum Braten (z. B. Kokosöl)

Zum Servieren:
Burgerbrötchen (am besten Vollkornbrötchen; bei Bedarf gluten- und laktosefreie Brötchen)
Hummus zum Bestreichen
etwas Grünes: Salatblätter (z. B. Romanasalat, Kopfsalat, Babyspinat oder Rucola)
etwas Würze: rote Zwiebeln, Essiggurken, Senfkörner
etwas Gemüse: Tomaten, Gurken, Paprikaschoten

gluten- und laktosefrei

1. Die Quinoa in einem Sieb abbrausen und abtropfen lassen. In einem kleinen Topf 200 ml Wasser mit 1 Prise Salz aufkochen, Quinoa darin zugedeckt bei schwacher Hitze 20 Minuten weich köcheln. Dabei gelegentlich umrühren und, falls nötig, noch etwas Wasser angießen (das Wasser sollte am Ende der Garzeit jedoch aufgesogen sein).

2. Inzwischen die Bohnen in einem Sieb abbrausen und abtropfen lassen, dann in einer mittelgroßen Schüssel mit einer Gabel grob zerdrücken. Den Knoblauch sowie die Schalotte schälen und fein hacken. Die Erbsen in kochendem Wasser 2 bis 3 Minuten bissfest blanchieren. Die Paprikaschote entkernen, waschen und in sehr kleine Würfel schneiden.

3. Quinoa, Knoblauch, Schalotte, Erbsen und Paprikastücke unter die Bohnen in der Schüssel mischen. Zitronensaft, Mandeln und Ei unterarbeiten. Die Masse mit je 1 kräftigen Prise Paprikapulver und Kreuzkümmel sowie etwas Salz und Pfeffer abschmecken. Alles mit den Händen zu einem homogenen, klebrigen Teig vermengen.

4. Die Quinoamasse in vier bis sechs Portionen teilen. Jede Portion mit den Händen zu einer Kugeln formen und diese zu Burgerpattys flach drücken.

5. Das Öl in einer großen Pfanne erhitzen und die Pattys darin bei mittlerer Hitze zunächst 4 bis 5 Minuten auf der Unterseite goldbraun braten. Dann die Pattys wenden und auf der anderen Seite ebenfalls 4 bis 5 Minuten goldbraun braten.

6. Zum Servieren die Burgerbrötchen mit den Pattys und weiteren Zutaten nach Wahl belegen oder aber am Tisch selbst belegen lassen.

fen, sich vor freien Radikalen zu schützen. Wie alle Hülsenfrüchte sind auch Cannellinibohnen reich an Ballaststoffen und pflanzlichem Eiweiß.

Zu Brei gestampft und mit den restlichen Zutaten vermischt, halten die Bohnen das Gemüse und die Quinoa in den Bratlingen zusammen und geben ihnen einen nussigen Geschmack. Beim Würzen heißt es: Bloß nicht zimperlich sein! Denn der gemahlene Kreuzkümmel und das geräucherte Paprikapulver geben dem Burger einen feinen Geschmack.

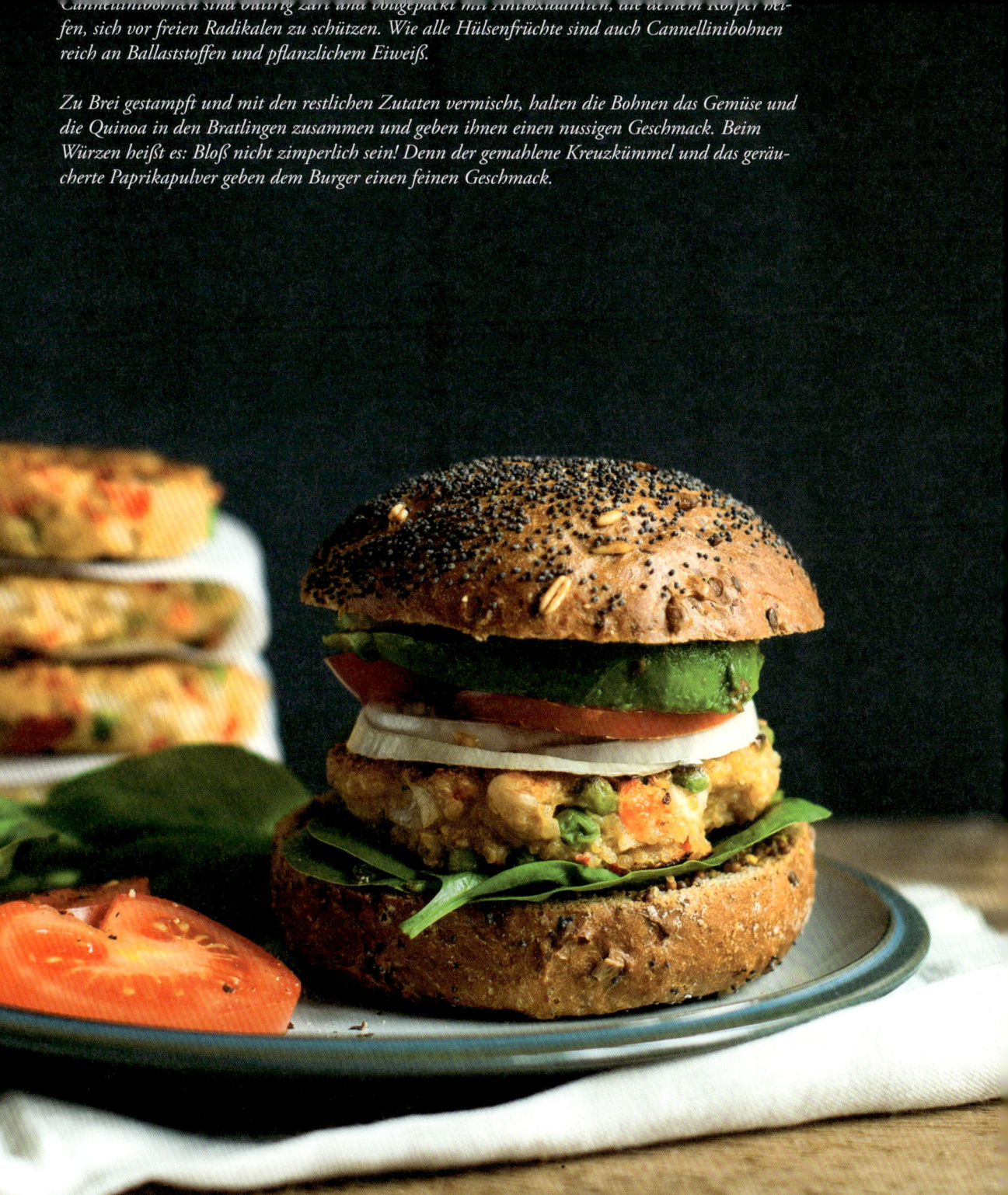

Sommerrollen mit Sesamdip

Für 2 Snackportionen

Für den Sesamdip:
100 g Tahini (Sesammus) | 1 EL Reisessig
1 TL Ahornsirup (alternativ für eine nicht-vegane Alternative flüssiger Honig)
1 Knoblauchzehe | Chiliflocken
schwarzer Pfeffer aus der Mühle

Für die Sommerrollen:
3 EL Sesamsamen
150 g fester Tofu (natur oder etwa 1 Stunde in Sojasauce mariniert)
1 Möhre | ½ Salatgurke
2 Frühlingszwiebeln | ½ rote Paprikaschote
½ reife Mango | 1 Limette
1 Bund Koriander
8 Reispapierblätter (à 16 cm Ø)

Zum Servieren:
Sojasauce | Limettenspalten (nach Belieben)

vegan, gluten- & laktosefrei

1. Für den Dip Tahini, Essig und Ahornsirup in einer kleinen Schüssel verrühren. Knoblauch schälen, klein hacken und gut untermischen. 2 bis 4 EL Wasser unterrühren, bis der Dip eine cremige Konsistenz hat. Mit 1 Prise Chiliflocken und Pfeffer abschmecken und beiseitestellen.

2. Für die Rollen Sesam in einer Pfanne ohne Fett anrösten, vom Herd nehmen und abkühlen lassen. Tofu in 4 cm lange, dünne Sticks schneiden. Möhre putzen und schälen. Gurke, Frühlingszwiebeln und Paprikaschote putzen und waschen. Das Gemüse jeweils wie den Tofu in dünne Sticks schneiden. Mango schälen, das Fruchtfleisch vom Stein und anschließend ebenfalls in dünne Sticks schneiden. Limette auspressen. Koriander waschen und trocken schütteln, die Blätter abzupfen.

3. Einen großen tiefen Teller mit etwas kaltem Wasser füllen. Nacheinander die Rollen zubereiten. Dafür je 1 Blatt Reispapier in das Wasser legen, sodass es davon bedeckt ist, und 20 bis 30 Sekunden einweichen. Das Reispapier jedoch nicht zu lange im Wasser lassen – es soll weich, aber nicht zu feucht sein.

4. Reispapier auf eine saubere, glatte Arbeitsfläche legen und mit etwas Sesam bestreuen. Einige Tofu-, Gemüse- und Mangostreifen quer in die Mitte des Papiers legen und einige Korianderblätter daraufgeben. Die Füllung mit etwas Limettensaft beträufeln. Eine lange Seite des Reispapiers über die Füllung legen, dann die Seiten rechts und links über der Füllung einklappen und zum Schluss die andere lange Seite über die Füllung falten.

5. Die Rollen jeweils mit der Naht nach unten auf eine Servierplatte legen. Dip, Sojasauce und Limettenspalten auf der Platte anrichten. Den Dip und die Rollen mit übrigem Sesam streuen.

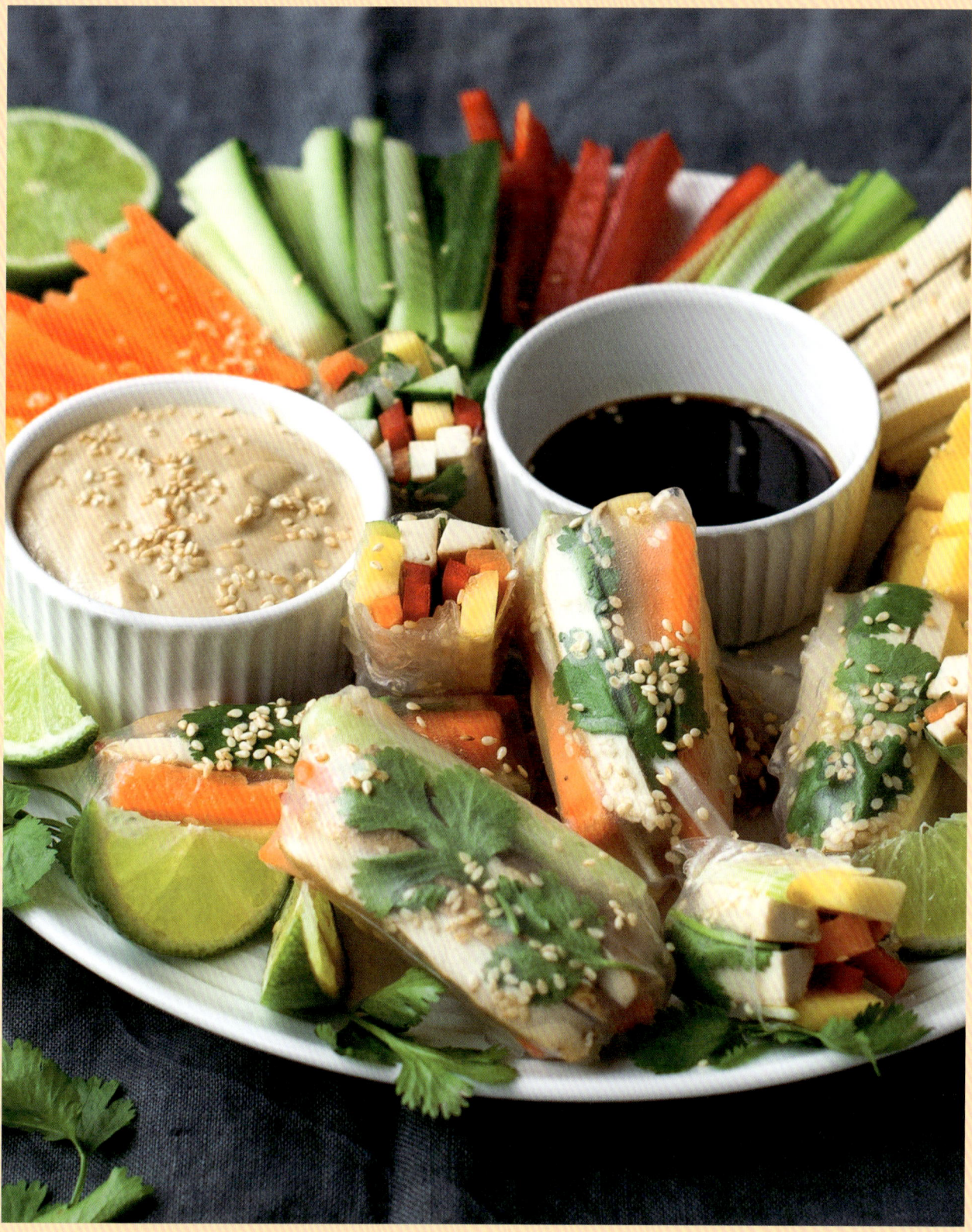

Snacks | 169

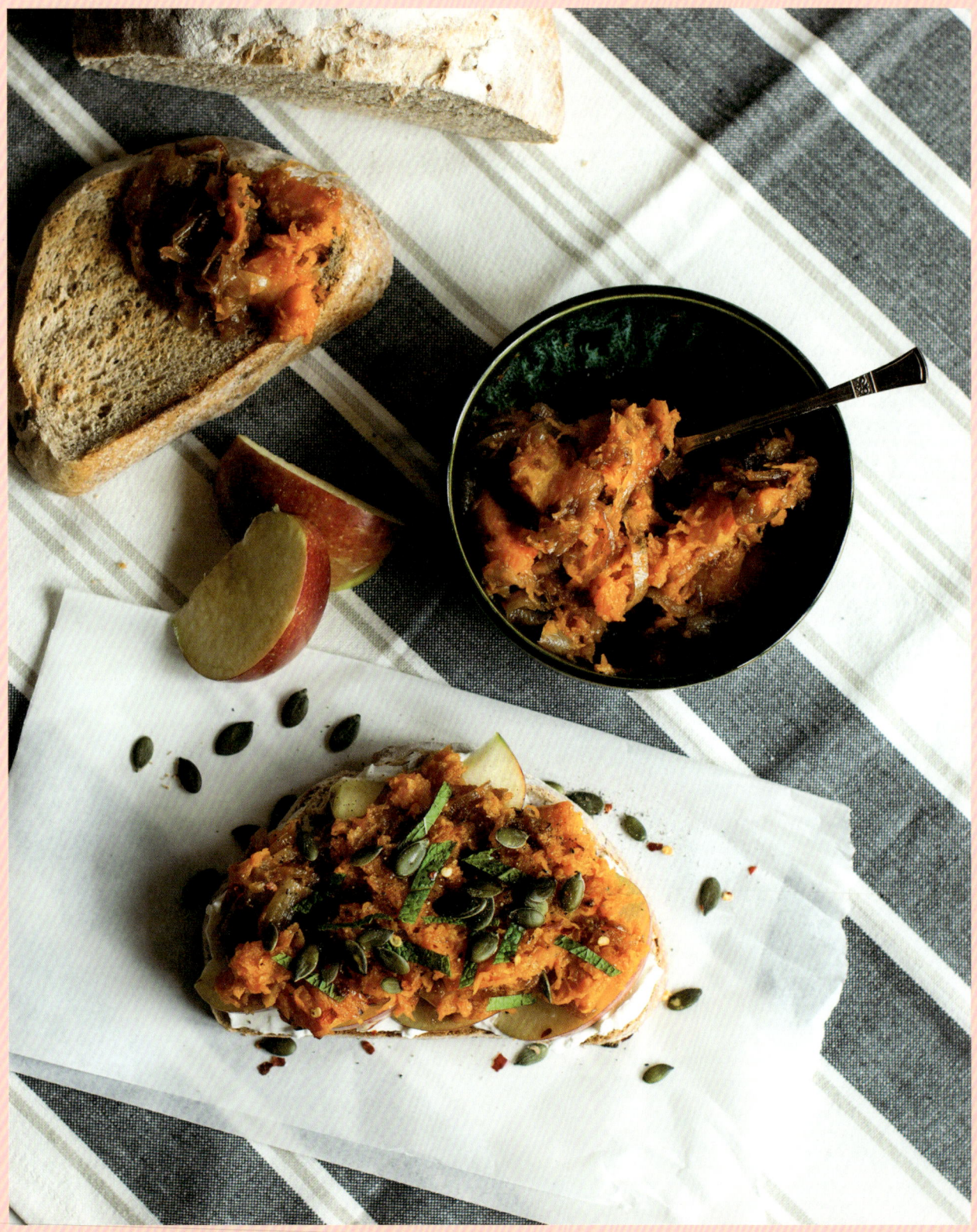

Kürbissandwiches mit Zwiebelchutney

Sobald der Herbst Einzug erhält, bin ich aufgeregt wie ein Kind an Weihnachten. Er ist meine Lieblingsjahreszeit: Die Farben, die Obst- und Gemüsesorten, der kalte Wind – all das erinnert mich an meine Kindheit auf dem Dorf, wo ich die Herbste damit verbracht habe, mit meinen Schwestern aus Kastanien Tiere zu basteln und in unserer Kastanien-Kiste zu spielen.

Für 2 Snackportionen

Für den Kürbis:
300 g Butternusskürbis
ca. 2 EL Olivenöl
feines Meersalz
schwarzer Pfeffer aus der Mühle

Für das Chutney:
½ kleine Zwiebel
1 EL Olivenöl
50 ml Apfelessig
40 ml Ahornsirup
Chiliflocken

Zum Servieren:
1 rotschaliger Apfel (z. B. Braeburn)
2 große Brotscheiben (nach Belieben, alternativ Cracker)
70 g Ziegenfrischkäse

Außerdem:
einige Minzeblätter zum Garnieren
Kürbis- oder Pekannusskerne zum Bestreuen

1. Für den Kürbis den Backofen auf 180 °C vorheizen. Ein Backblech mit Backpapier auslegen. Den Kürbis halbieren, schälen und die Kerne mit einem Löffel entfernen. Das Kürbisfleisch in mundgerechte Stücke schneiden, diese auf dem Blech verteilen und dünn mit Olivenöl bestreichen. Den Kürbis im Ofen auf der mittleren Schiene etwa 30 Minuten saftig und weich garen, die Ränder sollten gerade bräunen. Aus dem Ofen nehmen, mit Salz und Pfeffer bestreuen und abkühlen lassen.

2. Inzwischen für das Chutney die Zwiebel schälen und grob hacken. Das Olivenöl in einem kleinen Topf erhitzen und die Zwiebelstücke darin bei mittlerer Hitze etwa 10 Minuten weich und dunkel anbraten. Mit Essig ablöschen, den Ahornsirup dazugeben und alles 15 bis 30 Minuten zu einer konfitüreartigen Konsistenz einköcheln lassen.

3. Den Kürbis in einer großen Schüssel mit einem Kartoffelstampfer grob zerdrücken, dabei einige Stücke ganz lassen. Das Zwiebelchutney untermengen und die Masse mit Salz, Pfeffer und 1 Prise Chiliflocken abschmecken. Die Masse abkühlen lassen.

4. Zum Servieren den Apfel waschen, vierteln und entkernen. Die Viertel in dünne Scheiben schneiden. Die Brotscheiben in einer Pfanne ohne Fett knusprig braun rösten und mit etwas Olivenöl bestreichen. Etwas Ziegenfrischkäse auf jeder Scheibe verstreichen, dann einige Apfelscheiben darauflegen. Die Kürbismischung darauf verteilen. Die Minzeblätter waschen, trocken tupfen, grob hacken und auf die Brote streuen. Kürbiskerne oder Pekannüsse daraufstreuen.

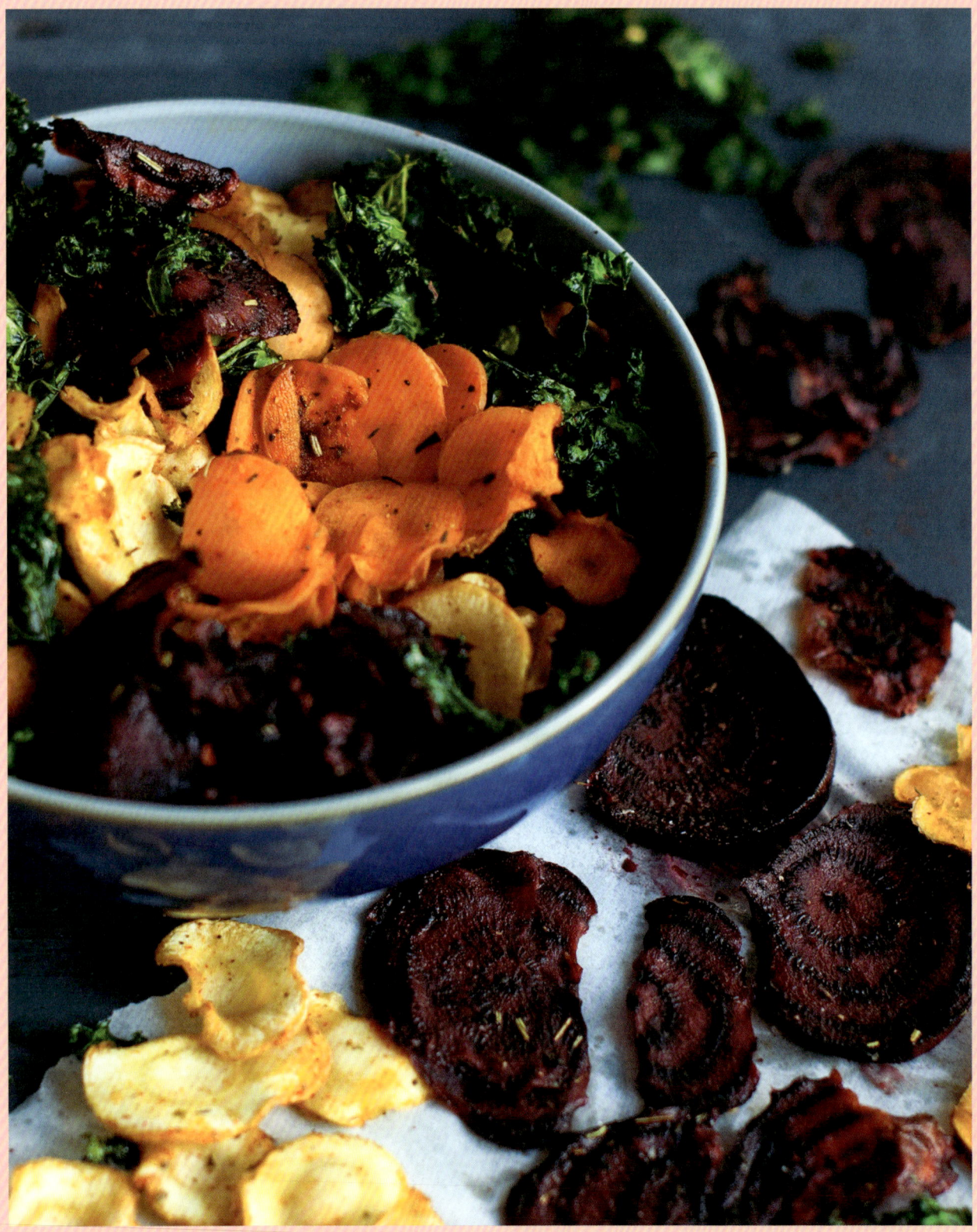

Wurzelgemüse- und Grünkohlchips aus dem Ofen

Vor Fett triefende salzige Chips sind so gar nicht nach meinem Geschmack, doch gelegentlich habe ich Lust auf eine Portion Kartoffel- oder Gemüsechips. Was tun? Natürlich selbst machen! Farbenfrohe, dünn gehobelte Gemüsescheiben werden mit Olivenöl bepinselt und im Ofen bei niedriger Hitze knusprig gebacken – köstlich! Damit die Farben der einzelnen Sorten gut erhalten bleiben, kommen die Chips nacheinander in den Backofen. Und damit sie knusprig werden, dürfen die Gemüsescheiben auf dem Blech nicht übereinanderliegen.

Hier sind zwei Rezepte für Gemüsechips. Wenn du noch nie Grünkohlchips gegessen hast, bin ich ganz besonders gespannt darauf, wie du sie findest. Mit Kokosöl und Chiliflocken gebacken liebe ich sie!

Für ca. 15 Portionen (à ca. 40 g)

Für die Wurzelgemüsechips:
3 EL Olivenöl
feines Meersalz
geräuchertes Paprikapulver
schwarzer Pfeffer aus der Mühle
getrockneter Thymian
1 große Süßkartoffel
1 große, dicke Pastinake
1 große, dicke Möhre
1 große Rote Bete

Für die Grünkohlchips:
200 g Grünkohl
2 EL zerlassenes Kokosöl
¼ TL Chiliflocken
½ TL geräuchertes Paprikapulver
feines Meersalz
schwarzer Pfeffer aus der Mühle

vegan, gluten- & laktosefrei

1. Für die Wurzelgemüsechips Backofen auf 160 °C Umluft vorheizen. Zwei Backbleche mit Backpapier auslegen. Für die Marinade Olivenöl in einer großen Schüssel mit ½ TL Salz, je 1 kräftigen Prise Paprika sowie Pfeffer und 1 Prise Thymian vermengen. Die Gemüse nacheinander jeweils gut waschen und trocken reiben bzw. schälen und mit einem Gemüsehobel in sehr dünne Scheiben schneiden. Die Scheiben auf Küchenpapier 5 Minuten entfeuchten. In der Marinade wenden, nebeneinander auf den Backblechen verteilen und im Ofen auf der unteren und mittleren Schiene 20 Minuten backen, dabei die Bleche ein- oder zweimal tauschen. Die Chips sollten am Rand leicht bräunen und knusprig sein. Chips aus dem Ofen nehmen, mit Backpapier vom Blech heben und abkühlen lassen. Bleche für die nächsten Chips jeweils mit neuem Backpapier auslegen.

2. Für die Grünkohlchips die Ofentemperatur auf 140 °C Umluft reduzieren, Backbleche mit neuem Backpapier auslegen. Grünkohl putzen, waschen, trocken schleudern. Kokosöl, Chili, Paprika sowie etwas Salz und Pfeffer in einer großen Schüssel mischen. Kohl hinzufügen und die Ölmischung einmassieren, dabei den Kohl kleiner zupfen. Kohl auf den Blechen verteilen und im Ofen auf der unteren und mittleren Schiene 20 Minuten backen, dabei die Bleche einmal tauschen. Ofen ausschalten und Chips noch 15 Minuten darin lassen. Aus dem Ofen nehmen und abkühlen lassen. Wurzelgemüse- und Grünkohlchips gemischt oder sortenrein servieren. Luftdicht verpackt halten sie sich 4 bis 5 Tage.

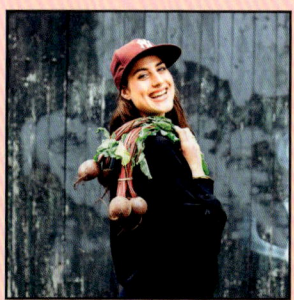

Kleinigkeiten für Gäste

Wer möchte bloß einen Snack, wenn er stattdessen eine ganze Auswahl an Köstlichkeiten haben kann! Ich liebe es, mal hier zu probieren und mal da zu naschen, und so habe ich ein paar meiner liebsten Snackrezepte kombiniert für den Mädelsabend (oder Männerstammtisch). Wenn du dir nicht die ganze Arbeit machen willst, kannst du selbstverständlich zu fertigen Crackern greifen oder statt zwei Dips nur einen zubereiten; doch insbesondere die Tomaten-Parmesan-Cracker solltest du unbedingt einmal probieren – happy snacking!

Erbsen-Minze-Hummus

Für 2 Snackportionen

250 g Erbsen (TK) | feines Meersalz
20 g Minze | 1 Knoblauchzehe
½ Bio-Zitrone | 3 EL Olivenöl
1 EL Tahini (Sesammus)
schwarzer Pfeffer aus der Mühle

vegan, gluten- & laktosefrei

1. Die Erbsen in kochendem Salzwasser etwa 2 Minuten blanchieren. In ein Sieb abgießen, kalt abschrecken, abtropfen und abkühlen lassen.

2. Die Minze waschen und trocken schütteln, die Blätter abzupfen und grob hacken. Den Knoblauch schälen und grob hacken. Die Zitrone waschen und trocken reiben, die Schale abreiben und 1 EL Saft auspressen.

3. Erbsen, Minze, Knoblauch, Olivenöl, Zitronenschale und -saft sowie Tahini im Mixer oder in einem hohen Becher mit dem Stabmixer cremig pürieren. Das Hummus mit Salz und Pfeffer abschmecken.

Rote-Bete-Dip

Für 2 Snackportionen

500 g Rote Beten (ca. 3 kleine Knollen)
1 Knoblauchzehe
ca. 2 EL Olivenöl
1 Handvoll Kürbiskerne
½ Bio-Zitrone
ca. 2 EL griechischer Joghurt
feines Meersalz
schwarzer Pfeffer aus der Mühle

glutenfrei

1. Den Backofen auf 170 °C vorheizen. Die Roten Beten putzen und schälen, dabei Einmalhandschuhe tragen, damit die Hände sich nicht verfärben. Jede Knolle vierteln und die Spalten in eine ofenfeste Form legen. Den Knoblauch schälen, grob hacken und zu den Rote-Bete-Spalten geben. Das Gemüse mit 1 EL Olivenöl vermengen. Im Ofen auf der mittleren Schiene 40 Minuten weich garen.

2. Inzwischen die Kürbiskerne in einer Pfanne ohne Fett bei mittlerer Hitze unter gelegentlichem Wenden anrösten. Die Zitrone waschen und trocken reiben, die Schale abreiben und den Saft auspressen.

3. Rote Beten, Knoblauch, Kürbiskerne, Zitronenschale und -saft, 2 EL Joghurt und 1 EL Olivenöl im Mixer oder in einem hohen Becher mit dem Stabmixer glatt pürieren. Je nach gewünschter Konsistenz noch etwas mehr Joghurt oder Olivenöl untermischen, der Dip sollte sehr cremig sein. Den Dip mit Salz und Pfeffer abschmecken.

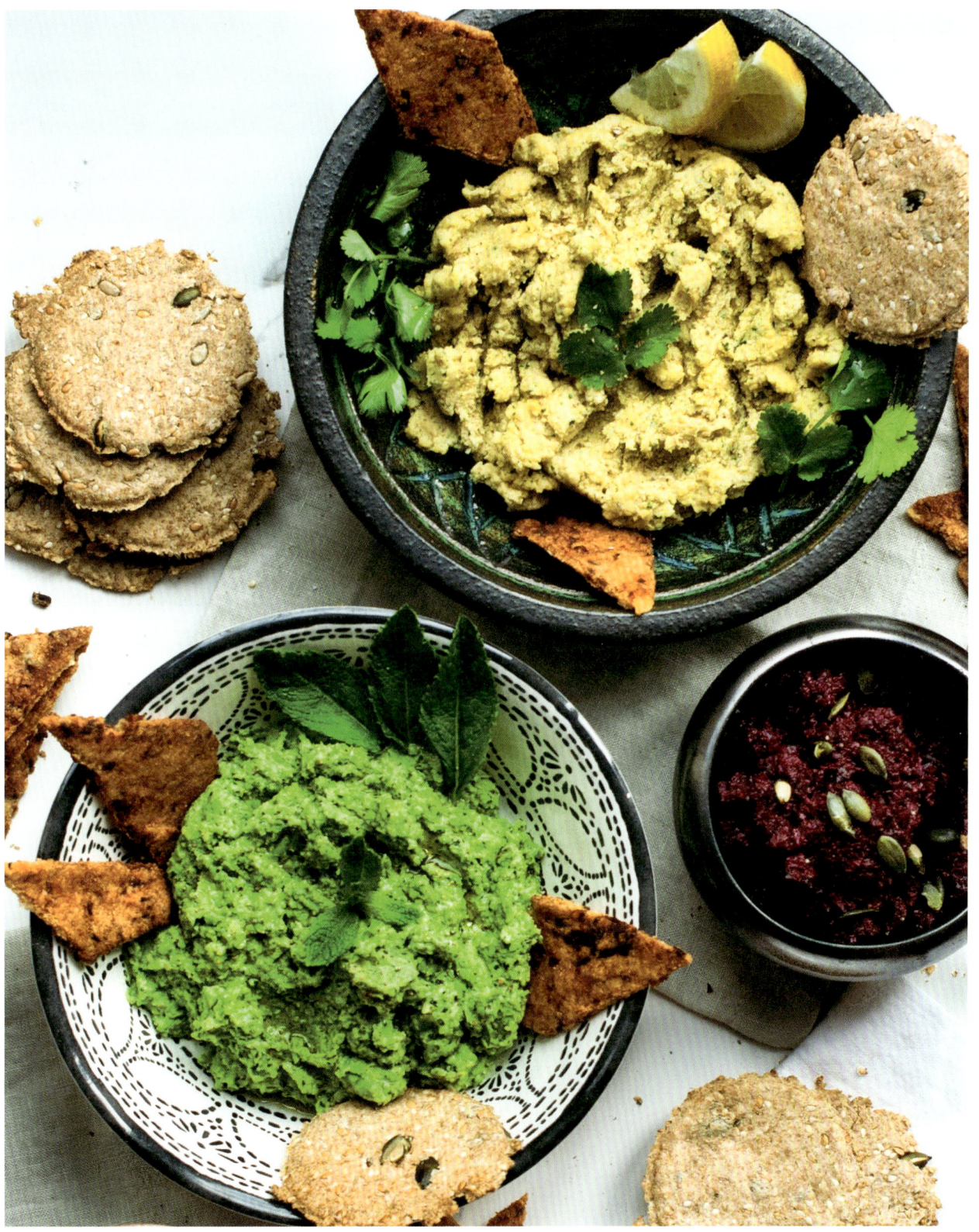

Kernige Dinkelcracker

Für 2 Snackportionen

100 g Dinkelmehl (Type 812)
50 g gemischte Samen und Kerne
(z. B. Leinsamen, Sesamsamen, Sonnenblumenkerne, Kürbiskerne)
3 EL Olivenöl
schwarzer Pfeffer aus der Mühle
feines Meersalz

vegan & laktosefrei

1. Den Backofen auf 180 °C vorheizen. Ein Backblech mit Backpapier auslegen. Das Mehl in einer Schüssel mit den Samen und Kernen vermengen. Das Olivenöl und 3 EL Wasser mit einem Holzkochöffel untermischen. 1 Prise Pfeffer hinzufügen und alles erst mit dem Holzlöffel, dann mit den Händen zu einem Teig verkneten. Den Teig zu einer Kugel formen.

2. Den Teig zwischen zwei Lagen Frischhaltefolie mit einem Nudelholz so dünn wie möglich ausrollen. Die obere Folie abziehen und aus der Teigplatte mit einem Glas oder einem Ausstecher Kreise von 3 bis 4 cm Durchmesser ausstechen. Die Teigkreise auf das Blech legen, großzügig mit Meersalz bestreuen und im Ofen auf der mittleren Schiene etwa 10 Minuten goldbraun und knusprig backen. Vom Blech heben und auf einem Kuchengitter abkühlen lassen. Die Cracker bleiben luftdicht verpackt bis zu 1 Woche frisch.

Hummus mit Koriander

Für 2 Snackportionen

250 g Kichererbsen (aus der Dose)
1 Knoblauchzehe
3 Stiele Koriander
½ EL Tahini (Sesammus)
3–4 EL Olivenöl
1 EL Zitronensaft
gemahlener Koriander und Kreuzkümmel
feines Meersalz
schwarzer Pfeffer aus der Mühle

vegan, gluten- & laktosefrei

1. Die Kichererbsen in einem Sieb abbrausen und abtropfen lassen. Den Knoblauch schälen und grob hacken. Den Koriander waschen und trocken schütteln, die Blätter abzupfen.

2. Kichererbsen, Knoblauch und Koriander mit Tahini, Olivenöl und Zitronensaft in einem hohen Becher mit dem Stabmixer fein pürieren. Mit je 1 Prise gemahlenem Koriander und Kreuzkümmel sowie etwas Salz und Pfeffer abschmecken.

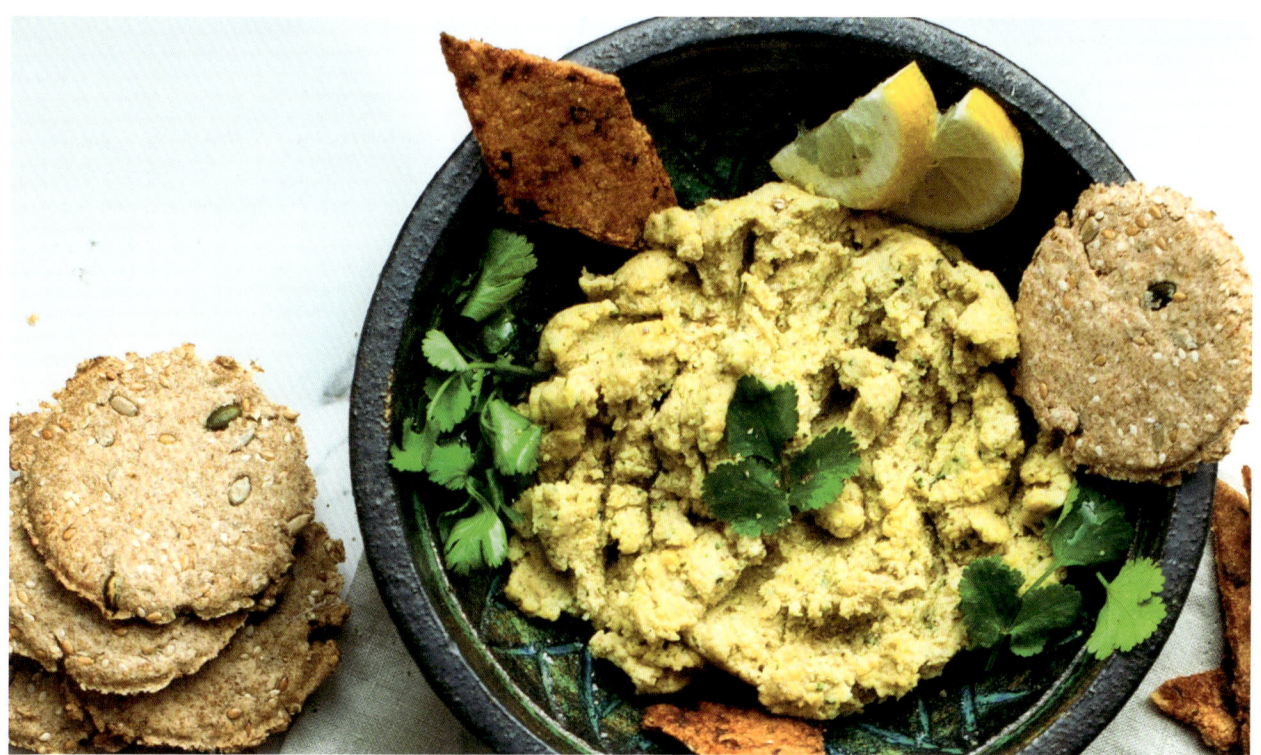

Cracker mit Parmesan und sonnengetrockneten Tomaten

Für 2 Snackportionen

1 Zweig Rosmarin
3–4 sonnengetrocknete Tomaten
100 g Mandelmehl
60 g geriebener Parmesan
feines Meersalz
schwarzer Pfeffer aus der Mühle
1 EL Olivenöl

glutenfrei

1. Den Backofen auf 180 °C vorheizen. Ein Backblech mit Backpapier auslegen. Den Rosmarin waschen und trocken schütteln, die Nadeln abzupfen und sehr fein hacken. Die Tomaten ebenfalls sehr fein hacken.

2. Das Mandelmehl mit Parmesan, Rosmarin, Tomaten sowie 1 Prise Salz und Pfeffer in einer mittelgroßen Schüssel vermengen. Das Olivenöl und 2 EL Wasser mit einem Holzkochlöffel untermischen, dann alles mit den Händen zu einem Teig verkneten. Den Teig zu einer Kugel formen.

3. Den Teig zwischen zwei Lagen Frischhaltefolie legen und mit einem Nudelholz so dünn wie möglich ausrollen. Die obere Folie abziehen, die Teigplatte mithilfe der unteren Folie umgedreht auf das Blech legen. Die zweite, nun oben liegende Folie ebenfalls abziehen. Mit einem scharfen Messer ein Gittermuster in die Platte einschneiden, sodass sich beim Backen gleichgroße rautenförmige oder dreieckige Cracker ergeben. Die Teigplatte im Ofen 12 bis 15 Minuten goldbraun und knusprig backen.

4. Aus dem Ofen nehmen, kurz abkühlen lassen und dann in die einzelnen Cracker brechen. Sie halten sich luftdicht verpackt bis zu 1 Woche.

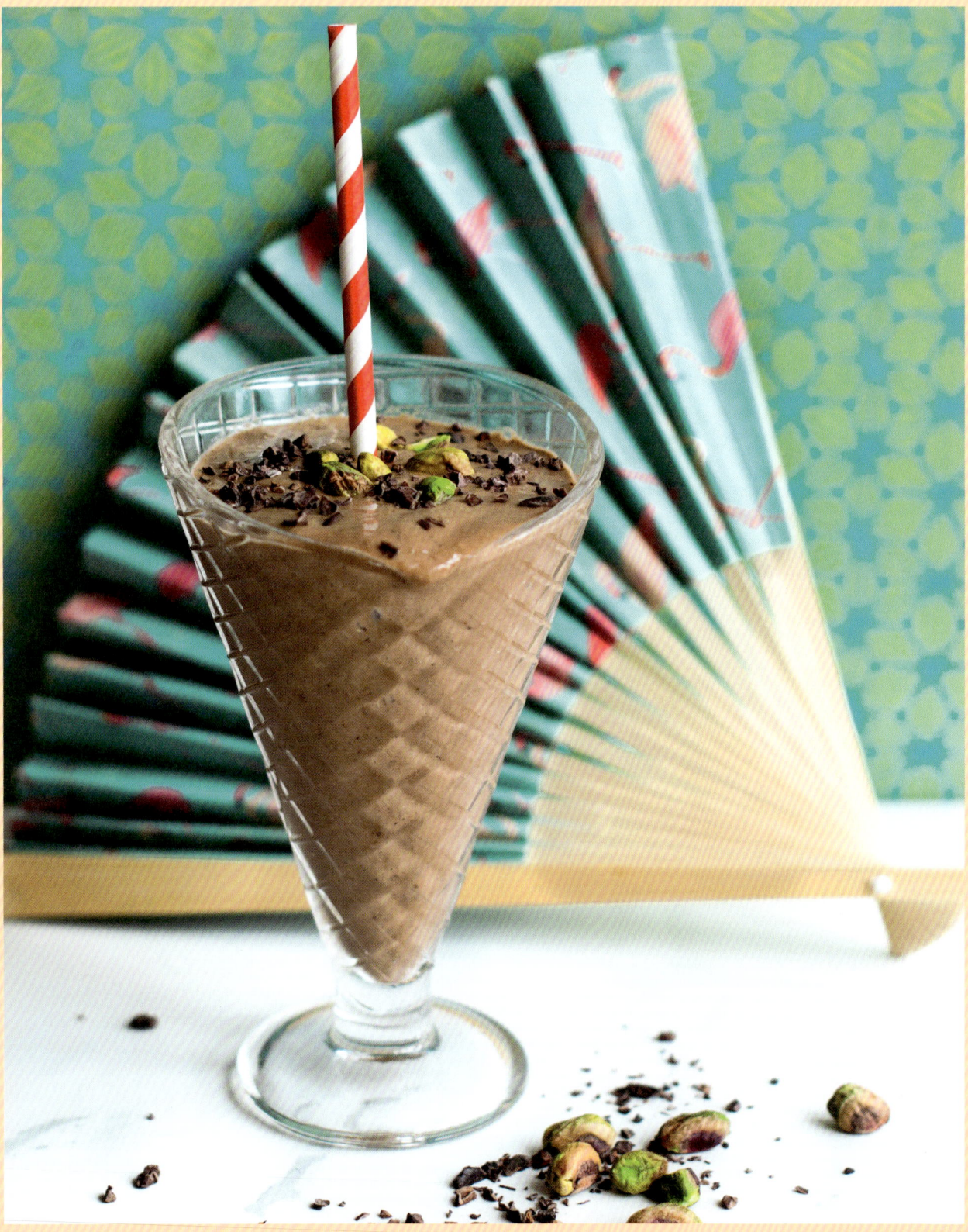

Chia-Kakao-Shake mit Pistazien

Kannst du glauben, dass dieser Shake rein pflanzlich und aus natürlichen Zutaten zubereitet ist? So cremig und reichhaltig er auch ausschaut: In diesem Drink steckt nur Gutes! Chiasamen liefern Ballaststoffe, Vitamine und Eiweiß, rohes Kakaopulver beinhaltet hohe Mengen an Antioxidantien und Pistazien fügen noch ein paar gesunde Fettsäuren sowie Mineralstoffe hinzu.

Ich verwende im Rezept gefrorene Bananenstücke. Du kannst den Shake jedoch auch mit einer ungefrorenen Banane zubereiten – er ist dann einfach nicht „eisgekühlt".

Für 1 großes Glas (ca. 400 ml)

1 EL Chiasamen
200 ml Mandeldrink
20 g Pistazienkerne
2 Medjool-Datteln
½ Vanilleschote
1 Banane (nach Belieben in Stücke geschnitten und tiefgekühlt)
1 gehäufter EL rohes Kakaopulver
50 g pflanzliche Kokos-Joghurtalternative (für eine nicht-vegane Zubereitung Naturjoghurt)
1–3 Eiswürfel

vegan, gluten- & laktosefrei

1. Die Chiasamen in einer kleinen Schüssel mit dem Mandeldrink verrühren und 10 Minuten einweichen lassen.

2. Inzwischen die Pistazien grob hacken, in einer Pfanne bei mittlerer Hitze einige Minuten leicht braun rösten und anschließend abkühlen lassen. Die Datteln entsteinen und grob hacken. Die Vanilleschote längs aufschneiden und das Mark mit einem spitzen Messer herauskratzen.

3. Eingeweichte Chiasamen und übrige vorbereitete Zutaten mit Bananenstücken, Kakaopulver, Joghurtalternative und Eiswürfeln im Mixer zu einem cremigen, glänzenden Shake pürieren. Den Shake in ein hohes Glas gießen und sofort genießen.

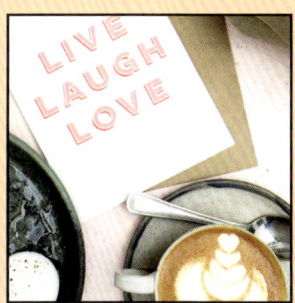

Dreierlei Energiebällchen

Kleine, runde, nahrhafte Energiekugeln halten mich selbst am hektischsten Tag bei Laune. Ich liebe es, verschiedene Zutaten, die ich in meinem Küchenschrank finden kann, in den Mixer zu werfen und diesen dann die Arbeit machen zu lassen. Mit den Händen zu kleinen Kugeln geformt, erhalte ich einen geschmackvollen, reichhaltigen Snack. Aber wer zählt schon Kalorien, wenn es sich um gesunde, nahrhafte Zutaten handelt?

Hier ist eine Auswahl meiner liebsten Energiekugeln – allesamt vegan und zudem reich an rohen Inhaltsstoffen. Welche wird deine Lieblingssorte?

Jedes Rezept ergibt etwa 15 Kugeln, die in einem luftdicht verschlossenen Behälter locker eine Woche im Kühlschrank aufbewahrt werden können; du kannst die Energiekugeln aber auch einfrieren und hast dann jederzeit in kürzester Zeit einen Snack zur Hand – bei Zimmertemperatur tauen die Kugeln rasch auf.

Nuss-Kakao-Bällchen mit Chiasamen

Für 15 Stück

150 g Medjool-Datteln (oder getrocknete
Datteln 10 Minuten einweichen)
100 g gemahlene Mandeln
100 g Erdnussmus mit Stücken (crunchy)
3 EL rohes Kakaopulver | 1 EL Kakaonibs
1 EL Chiasamen | 1 EL Ahornsirup
1 EL weiches Kokosöl | feines Meersalz

vegan, gluten- & laktosefrei

1. Die Datteln entsteinen und mit Mandeln, Erdnussmus, Kakaopulver und -nibs sowie Chiasamen in die Küchenmaschine mit Messereinsatz geben. Ahornsirup, Kokosöl und 1 Prise Salz dazugeben und alles 4 bis 5 Minuten zu einer festen, gut formbaren Masse zerkleinern. Falls nötig, das Gerät zwischendurch stoppen und die Masse mit einem Teigspatel von der Behälterwand wieder in Richtung Messer schieben.

2. Aus der Masse mit den Händen 15 kleine Kugeln formen. Die Energiebällchen mindestens 1 Stunde in den Kühlschrank stellen.

Kokos-Limetten-Bällchen mit Gojibeeren

Für 15 Stück

75 g getrocknete Gojibeeren
2 EL Limettensaft und etwas abgeriebene
Limettenschale
100 g gemahlene Mandeln
2 EL Goldleinsamen (alternativ
Sesamsamen) | 70 g Kokosraspel
1 EL Ahornsirup | 1 EL weiches Kokosöl

vegan, gluten- & laktosefrei

1. Gojibeeren in einer Schüssel mit Wasser bedeckt 5 Minuten einweichen.

2. Mandeln, Leinsamen, Kokosraspel, Limettenschale und -saft, Ahornsirup und Kokosöl in der Küchenmaschine mit Messereinsatz zu einer festen, gut formbaren Masse zerkleinern. Falls nötig, das Gerät zwischendurch stoppen und die Masse mit einem Teigspatel von der Behälterwand wieder in Richtung Messer schieben.

3. Aus der Masse mit den Händen 15 kleine Kugeln formen. Die Energiebällchen mindestens 1 Stunde in den Kühlschrank stellen.

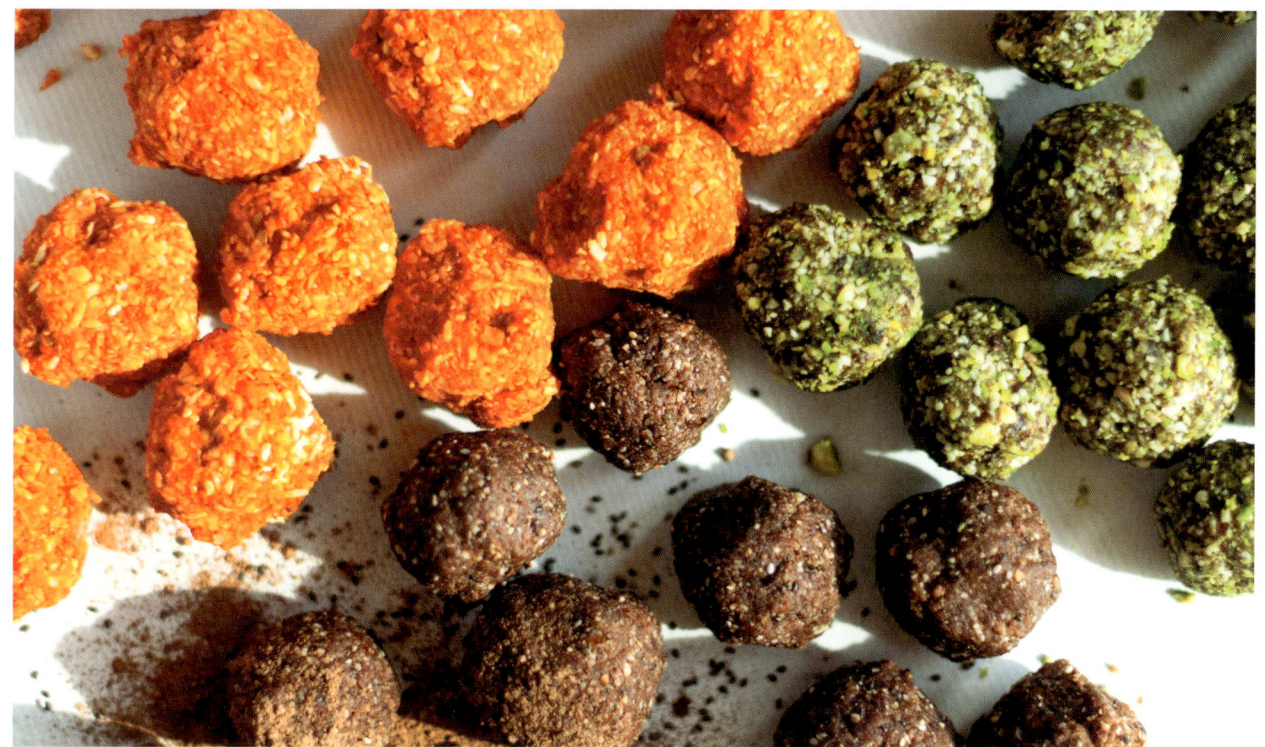

Cashew-Dattel-Bällchen mit Matchapulver

Für 15 Stück

Für die Bällchen:
150 g Medjool-Datteln (oder getrocknete Datteln 10 Minuten einweichen)
100 g Cashewkerne
50 g Pistazienkerne
25 g Kokosraspel
2 TL Matchapulver
2 EL weiches Kokosöl

Zum Garnieren:
25 g gehackte Pistazien
1 TL Matchapulver

vegan, gluten- & laktosefrei

1. Die Datteln entsteinen. Mit Cashew- und Pistazienkernen, Kokosraspeln, Matchapulver und Kokosöl in der Küchenmaschine mit Messereinsatz zu einer krümeligen, festen Masse verarbeiten. Je nach Geschmack für weiche und etwas zähe Energiebällchen etwas länger mixen, nur kurz, wenn die Bällchen noch einige Nuss- und Fruchtstückchen enthalten sollen. Falls nötig, das Gerät zwischendurch stoppen und die Masse mit einem Teigspatel von der Behälterwand wieder in Richtung Messer schieben.

2. Zum Garnieren die gehackten Pistazien auf einem Teller mit dem Matchapulver vermischen. Aus der Masse mit den Händen 15 kleine Kugeln formen und diese in der Pistazien-Matcha-Mischung wälzen. Die Energiebällchen mindestens 1 Stunde in den Kühlschrank stellen.

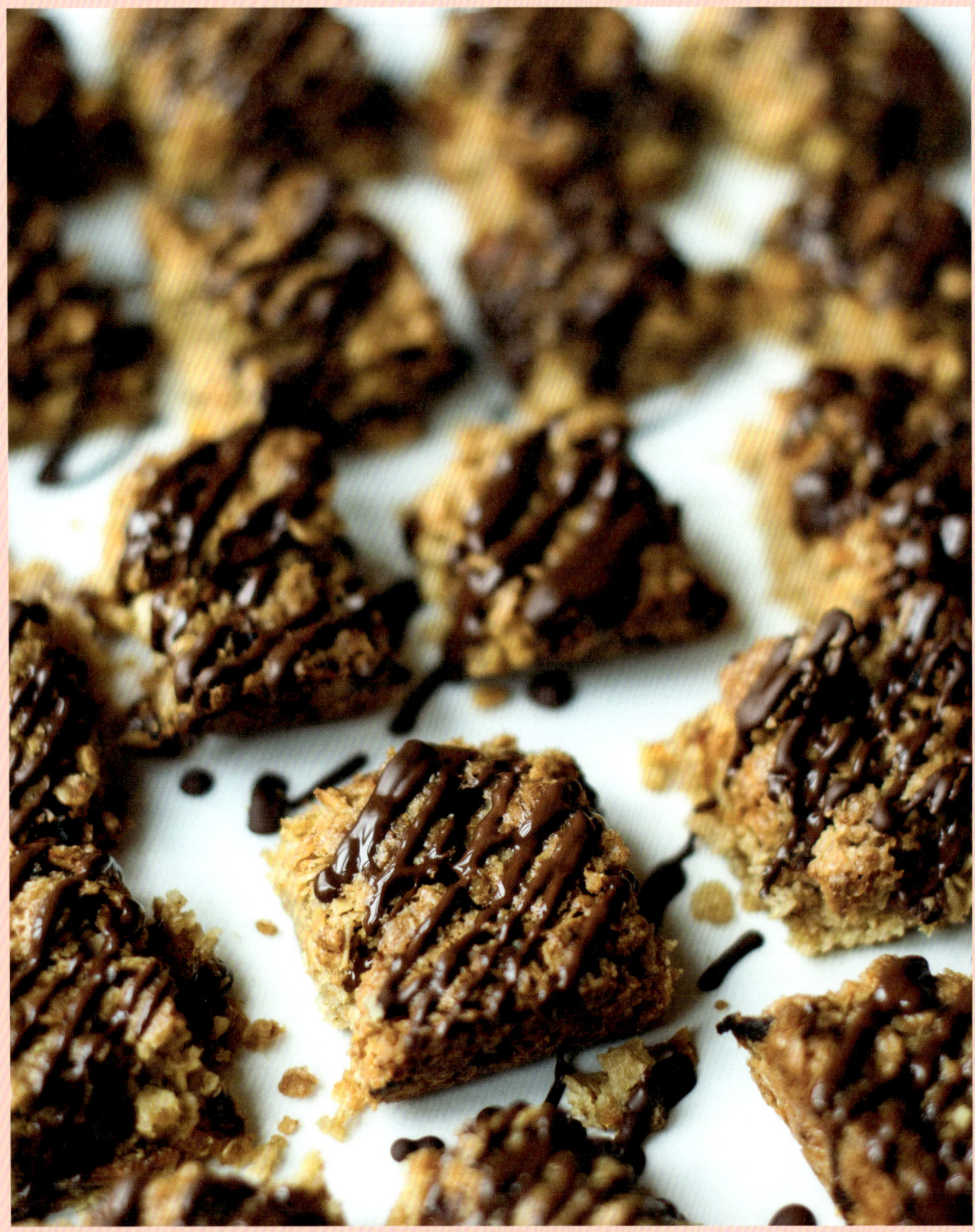

Aprikosenriegel mit Schokoglasur

Ich habe lange überlegt, ob dieses Rezept nicht eher zu den Desserts statt zu den Snacks zählt. Aber dann habe ich mich an die 80/20-Regel erinnert, die ich weiter vorne im Buch schon mal anspreche: Wer sich zu 80 Prozent ausgewogen ernährt, darf die restlichen 20 Prozent genießen. Also: Butter und (brauner) Zucker hin oder her – diese Riegel sind eine vollwertige Zwischenmahlzeit!

Ich füge dem Teig außerdem noch getrocknete Aprikosen hinzu und träufle Zartbitterschokolade über die fertigen Riegel. In einem luftdichten Behälter bleiben sie dann bis zu einer Woche lang frisch – jederzeit bereit, dich daran zu erinnern, dass du dich jeden Tag auch ein bisschen verwöhnen darfst!

Für 1 Backform von 20 × 20 cm (20 Stück)

150 g getrocknete Aprikosen
200 g Butter
100 g Ahornsirup
150 g dunkler Rohrohrzucker
250 g Haferbrei-Flocken (Porridge-Hafer; alternativ Schmelz- oder Instantflocken)
100 g Haferflocken
Ingwerpulver
feines Meersalz
80 g Zartbitterschokolade

1. Den Backofen auf 170 °C vorheizen. Die Backform mit Backpapier auslegen. Die Aprikosen in grobe Stücke schneiden.

2. Butter, Ahornsirup und Zucker in einem großen Topf unter Rühren aufkochen, bis der Zucker geschmolzen ist. Den Topf vom Herd nehmen. Haferbrei-Flocken, Haferflocken, je 1 Prise Ingwerpulver sowie Salz und die Aprikosenstücke unter die Buttermasse rühren.

3. Die Mischung gleichmäßig in der Backform verteilen. Dabei darauf achten, dass möglichst alle Aprikosenstücke von Haferflockenmasse bedeckt sind – sie verbrennen sonst beim Backen leicht.

4. Die Riegelmasse im Ofen auf der mittleren Schiene 25 Minuten goldbraun backen. Sollte die Masse gegen Ende der Backzeit zu stark bräunen, eventuell mit Alufolie abdecken.

5. Die Backform aus dem Ofen nehmen und die Teigplatte darin in 20 kleine Stücke schneiden. In der Form vollständig auskühlen lassen.

6. Inzwischen die Schokolade hacken und in einer Metallschüssel im heißen Wasserbad unter Rühren schmelzen. Die abgekühlten Riegel auf ein Stück Backpapier legen und die Schokolade als Linien darüberträufeln. Die Schokolade fest werden lassen.

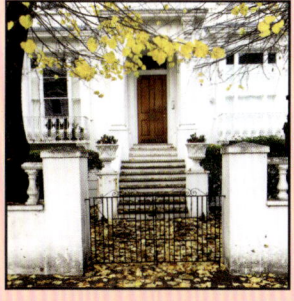

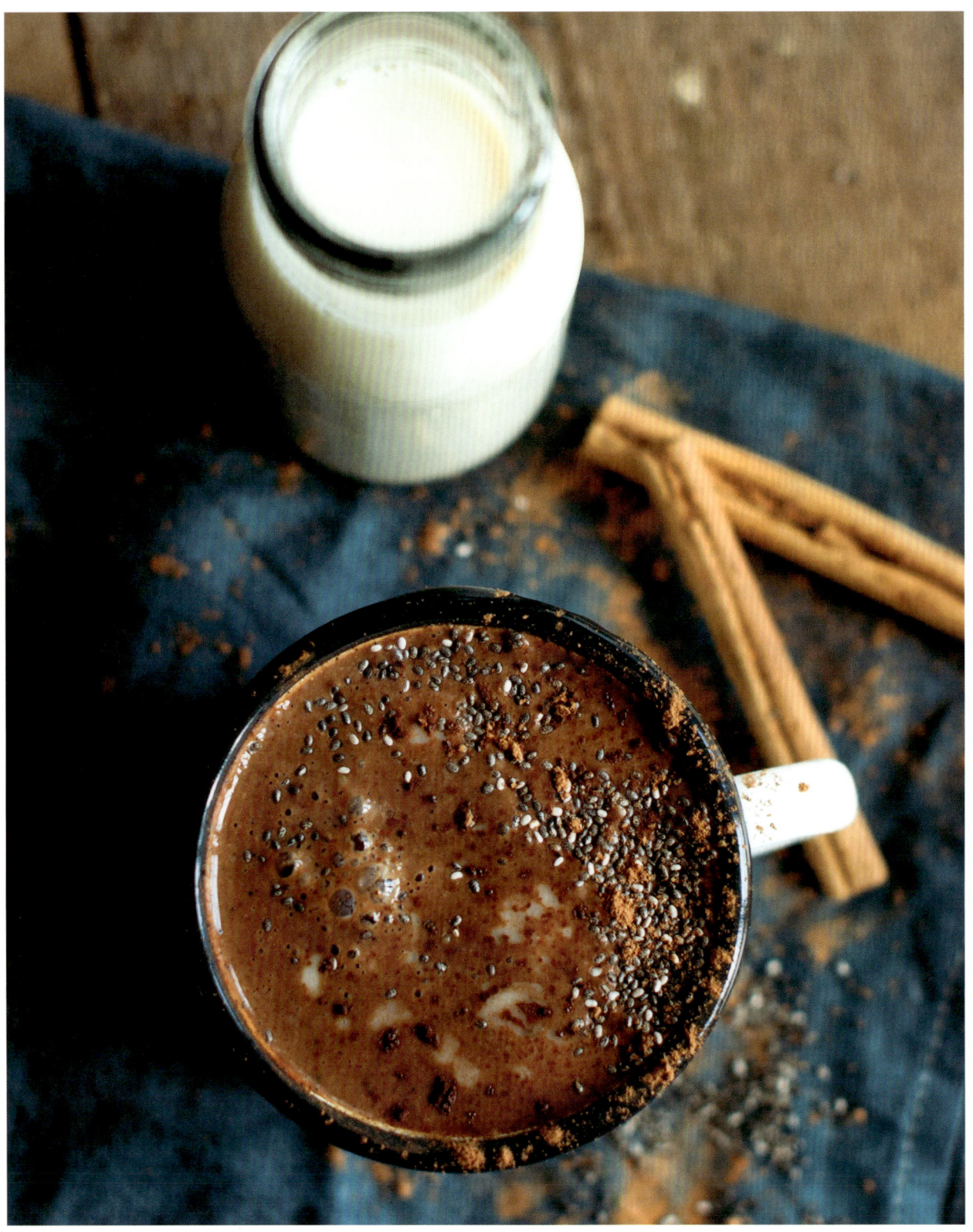

Superfood-Gewürz-Kakao

Diese heiße Schoki ist mindestens genauso geschmackvoll wie die Trinkschokolade, die du sicher noch aus deiner Kindheit kennst – dabei ist sie so viel gesünder! Rohes Kakaopulver steckt voller Antioxidantien und Magnesium, Macapulver sorgt für Mineralstoffe und Vitamine (allen voran B-Vitamine) und Chiasamen liefern Ballaststoffe, Eiweiß und noch eine Portion Antioxidantien. Zudem wirken sich alle der genannten Inhaltsstoffe positiv auf deinen Hormonhaushalt aus; wenn du dich also etwas angeschlagen fühlst – „to feel under the weather" heißt es im Englischen so schön und passend –, dann ab auf die Couch mit einer Tasse dieser genüsslichen heißen Schokolade!

Für 1 großen Becher oder 2 Tassen

400 ml Mandeldrink (alternativ Kokos-, Soja- oder Haferdrink)
½ Vanilleschote
1 Kardamomkapsel
2 EL rohes Kakaopulver (alternativ Kakaobohnen)
1 EL Macapulver
1 gehäufter EL Chiasamen
Zimtpulver
Ingwerpulver
frisch gemahlene Muskatnuss
schwarzer Pfeffer aus der Mühle
Chiliflocken
1 EL Ahornsirup

vegan, gluten- & laktosefrei

1. Den Mandeldrink in einem kleinen Topf unter Rühren aufkochen, dann von der Herdplatte nehmen. Die Vanilleschote längs aufschneiden und das Mark mit einem spitzen Messer herauskratzen, Schote und Mark in den kochenden Mandeldrink geben.

2. Die Kardamomkapsel aufbrechen und die Samen herauslösen. Kakaopulver, Macapulver, Chiasamen und Kardamomsamen in einer kleinen Schüssel vermischen. Jeweils 1 Prise Zimt, Ingwer, Muskat, Pfeffer und Chiliflocken untermischen.

3. Die Kakaomischung und den Ahornsirup gut unter den Mandeldrink rühren. Alles nochmals erhitzen, aber nicht aufkochen lassen. Die Vanilleschote entfernen.

4. Den Superfood-Gewürz-Kakao nach Belieben vor dem Servieren im Mixer noch fein und schaumig pürieren. Auf Becher oder Tassen verteilen und sofort genießen!

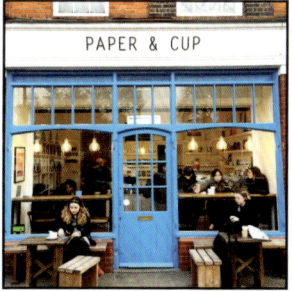

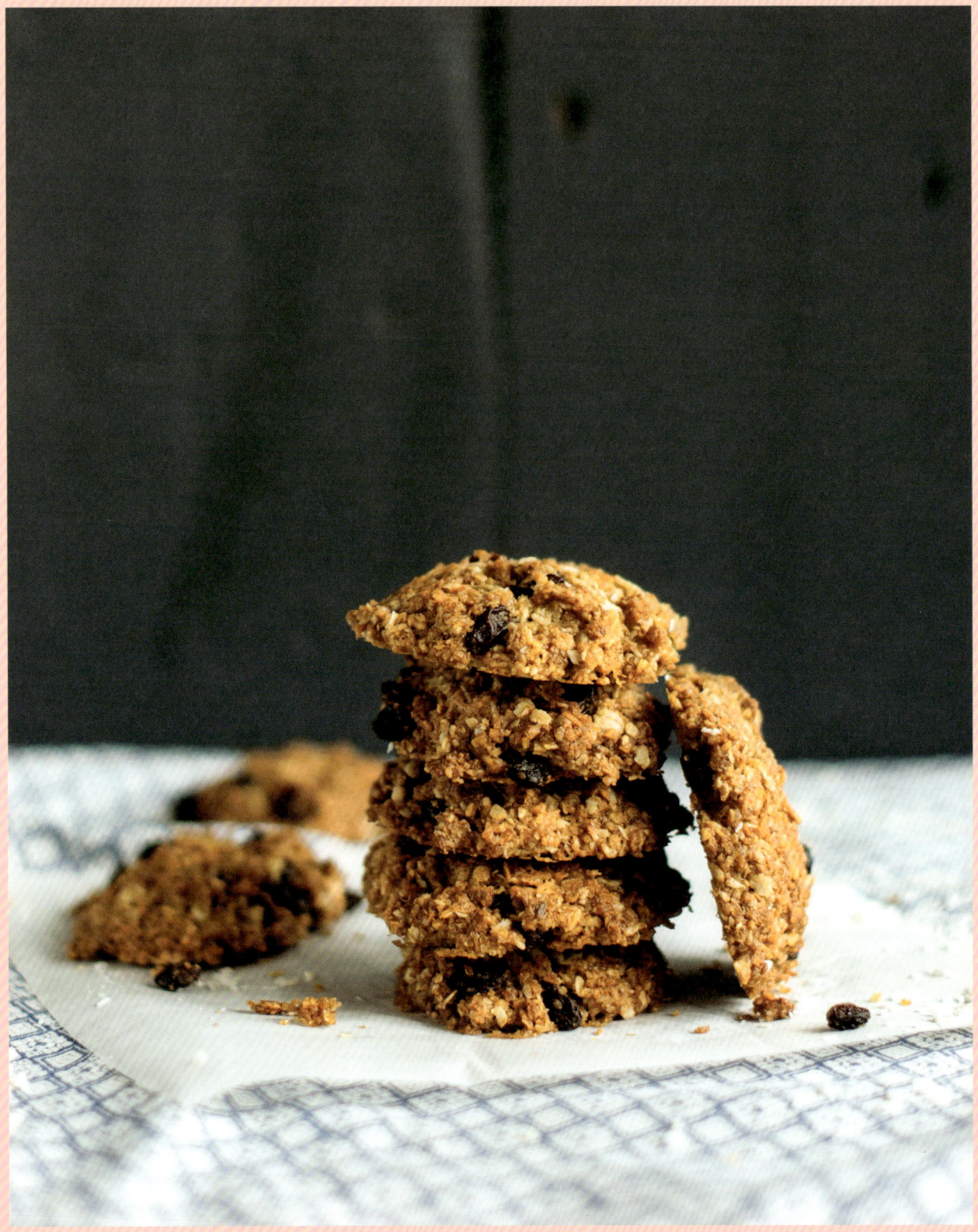

Anzac-Kekse

Anzac-Kekse stammen aus Australien und Neuseeland, wo sie – ursprünglich in Soldatenkreisen – extrem beliebt sind: „Anzac" ist die Abkürzung für „Australian and New Zealand Army Corps".

Die Kekse werden traditionell aus Haferflocken, Rosinen, Butter, Mehl und Kokosraspeln zubereitet. Ich habe jedoch für eine von Milchprodukten freie Version die Butter durch Kokosöl ersetzt; du kannst selbstverständlich aber auch Butter verwenden.

Der fertige Keksteig ist sehr krümelig und feucht. Presse ihn deshalb fest zusammen, wenn du ihn mit den Händen zu Kugeln formst und zu Keksen flach drückst – so entstehen am Ende knusprige Kekse, die so zart sind, dass sie fast an Makronen erinnern.

Für 12–15 Stück

120 g Kokosöl
80 g Dinkelvollkornmehl
½ TL Natron
100 g Kokosraspel
50 g Haferflocken
90 g Rosinen
80 g dunkler Rohrohrzucker
1 Ei (am besten Bioqualität; Größe M)

laktosefrei

1. Den Backofen auf 190 °C vorheizen. Ein Backblech mit Backpapier auslegen. Das Kokosöl in einem kleinen Topf bei mittlerer Hitze zerlassen und dann leicht abkühlen lassen.

2. Mehl, Natron, Kokosraspel, Haferflocken, Rosinen und Zucker in einer mittelgroßen Schüssel vermengen. Das Ei in einem Becher verquirlen und das Kokosöl unterrühren.

3. Die Eimischung zur Mehlmischung geben und alles zunächst mit einem Holzkochlöffel und dann mit den Händen zu einem krümeligen, aber feuchten Teig verrühren.

4. Aus dem Teig mit den Händen 15 Kugeln formen und diese zu Keksen flach drücken. Die Kekse mit je etwa 2 cm Abstand zueinander auf das Blech legen und im Ofen auf der mittleren Schiene etwa 15 Minuten goldbraun backen.

5. Das Blech aus dem Ofen nehmen und die Kekse darauf vollständig abkühlen lassen. Sie halten sich luftdicht verpackt bis zu 1 Woche frisch.

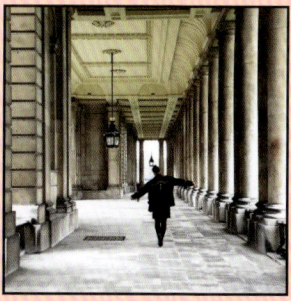

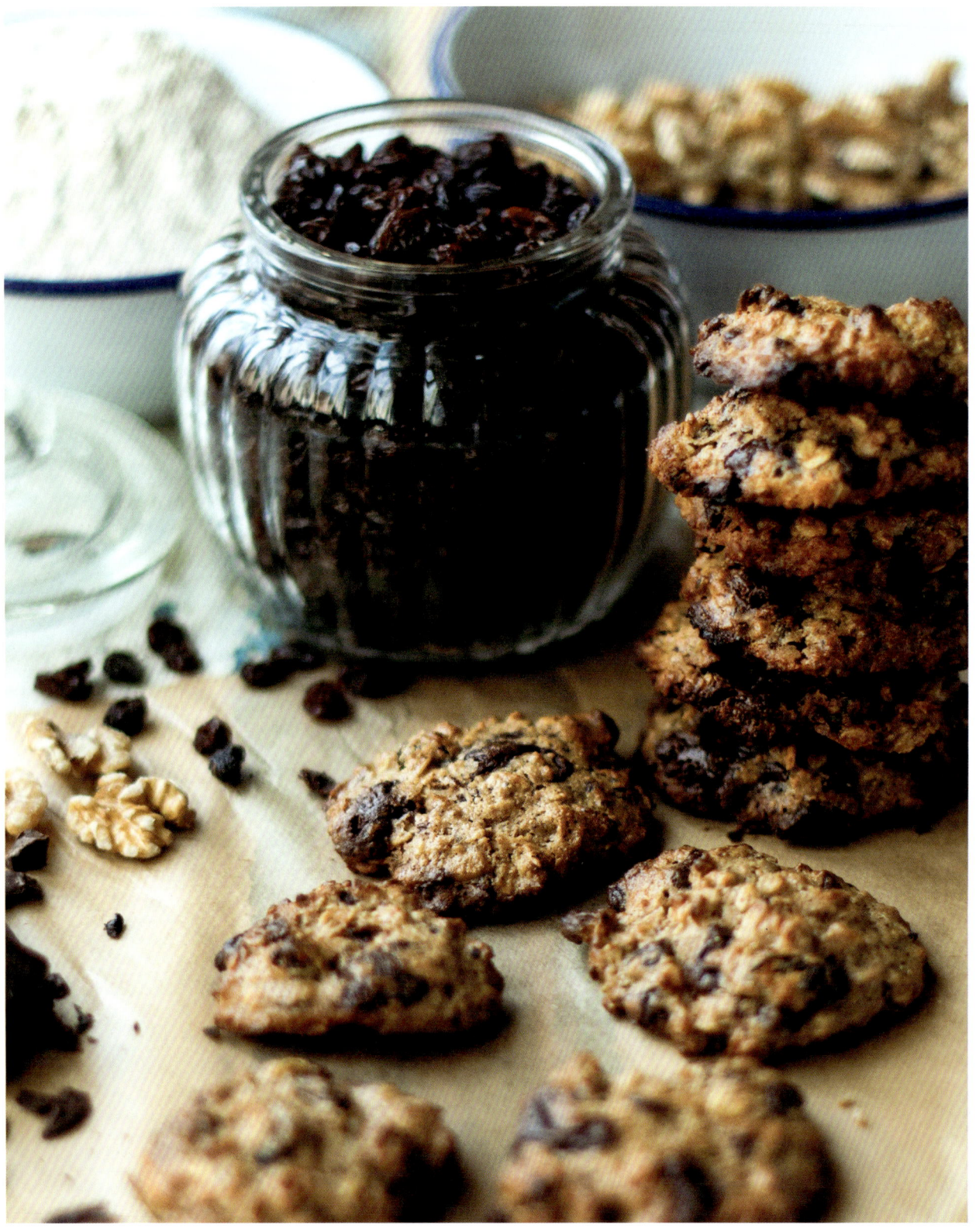

Dinkel-Hafer-Kekse

Ich bin sicher, ich wurde mit einem „süßen Zahn" geboren: Solange ich zurückdenken kann, habe ich alle Sorten von Keksen, Kuchen und Schokolade geliebt. Über die Jahre habe ich meinen Süßigkeitenkonsum jedoch mehr und mehr runtergefahren und bin von fertigen Snacks, Desserts und Süßigkeiten ganz abgekommen. Stattdessen backe ich meine eigenen Kekse – wohl wissend, dass sie so wenig Zucker wie möglich beinhalten und dafür umso reicher sind an Haferflocken, Trockenfrüchten, Kokosöl und ähnlich nahrhaften Zutaten.

In diesen saftigen kleinen Keksen vereinen sich Rosinen mit Walnüssen, Dinkelmehl und Zartbitterschokolade. Sie sind köstlich mit einer Tasse Tee für den Nachmittagssnack und halten dich ebenso fit, wenn du „out and about" bist und einen kleinen Energiestoß benötigst.

Für 12 Stück

70 g Kokosöl (alternativ Butter)
60 g Bitterschokolade (70 % Kakaogehalt)
40 g Walnusskerne
100 g Dinkelvollkornmehl (alternativ eine andere Mehlsorte)
50 g kernige Haferflocken
½ TL Backpulver
40 g Rosinen
1 Ei (am besten Bioqualität; Größe M)
70 g heller Rohrohrzucker
50 ml Milch

1. Den Backofen auf 190 °C vorheizen. Ein Backblech mit Backpapier auslegen. Das Kokosöl in einem kleinen Topf bei mittlerer Hitze zerlassen, dann etwas abkühlen lassen. Schokolade und Walnüsse grob hacken.

2. Mehl, Haferflocken und Backpulver in einer mittelgroßen Schüssel sorgfältig vermengen. Schokolade, Walnüsse und Rosinen untermengen. Das Ei in einer zweiten Schüssel verquirlen. Zucker, Kokosöl und Milch gründlich unterrühren.

3. Die Ei-Milch-Mischung mit einem Holzkochlöffel unter die Mehlmischung arbeiten, bis ein sehr feuchter, klebriger Teig entstanden ist.

4. Aus dem Teig mit den Händen 12 Bällchen formen. Diese mit je etwa 4 cm Abstand zueinander auf das Blech setzen und leicht flach drücken.

5. Die Kekse im Ofen auf der mittleren Schiene etwa 15 Minuten backen. Herausnehmen und direkt vom Blech warm genießen oder auf einem Kuchengitter abkühlen lassen. Sie halten sich luftdicht verpackt bis zu 1 Woche frisch.

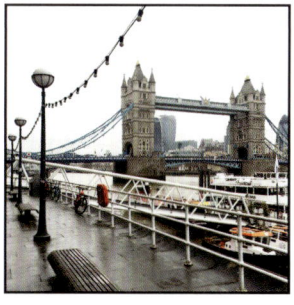

Superfood-Rohkost-Riegel

Für 1 Backform von 20 × 20 cm (12 Stück)

160 g getrocknete Datteln
150 g Quinoaflocken
30 g Pistazienkerne
50 g Chiasamen | 50 g Leinsamen
70 g Kürbiskerne
30 g Kokosraspel
30 g Kakaonibs
2 EL rohes Kakaopulver
30 g getrocknete Gojibeeren
2–3 EL weiches Kokosöl

vegan, gluten- & laktosefrei

1. Die Backform mit Backpapier auslegen. Die Datteln in einer Schüssel mit kaltem Wasser bedeckt etwa 10 Minuten einweichen. In ein Sieb abgießen, dabei das Einweichwasser in einer Schüssel auffangen.

2. Quinoaflocken, Pistazien, Chiasamen, Leinsamen, Kürbiskerne, Kokosraspel und Kakaonibs in die Küchenmaschine mit Messereinsatz geben, dabei jeweils etwa 1 TL übrig lassen und beiseitestellen. Das Kakaopulver, die Gojibeeren und die Datteln zu den Zutaten in die Küchenmaschine geben.

3. Die Mischung so lange zerkleinern, bis sie bindet. Sollte sie zu stückig und bröckelig sein, so viel Dattel-Einweichwasser unterarbeiten, bis eine feuchte und klebrige Konsistenz entstanden ist.

4. Das Kokosöl hinzufügen und alles einige Minuten weitermixen, bis sich die Masse zu einer Kugel zusammenballt. Die beiseitegestellten Quinoaflocken, Pistazien, Chiasamen, Leinsamen, Kokosraspel und Kakaonibs mit den Händen unter den Teig kneten.

5. Die Masse gleichmäßig in der Form verteilen und gut festdrücken. Die Form zugedeckt etwa 1 Stunde in den Kühlschrank stellen und die Masse fest werden lassen.

6. Die Platte in 12 gleich große Riegel oder Würfel schneiden. Diese halten sich luftdicht verpackt bis zu 1 Woche frisch.

Wenn du schon lange auf der Suche nach einem ganzheitlich vollwertigen, sättigenden und energiereichen Snack bist, dann ist deine Suche hier beendet. Darf ich vorstellen: meine rohen Superfood-Riegel! Aus rohen Quinoaflocken, Nüssen, Samen, rohem Kakao und Gojibeeren zubereitet, liefern sie dir die ganze Palette an vorteilhaften Nährstoffen: Eiweiß, Ballaststoffe, Mineralstoffe, Antioxidantien und Vitamine.

Die Riegel sind vegan, glutenfrei und roh; achte jedoch darauf, dass alle Zutaten auch wirklich roh sind, wenn du diese Ernährungsweise strikt befolgst, da einige der Zutaten sowohl roh als auch verarbeitet angeboten werden.

Füge etwas Ahornsirup oder ein paar mehr Datteln hinzu, wenn du es gerne süß magst, doch denke immer daran: je weniger Zucker, desto besser!

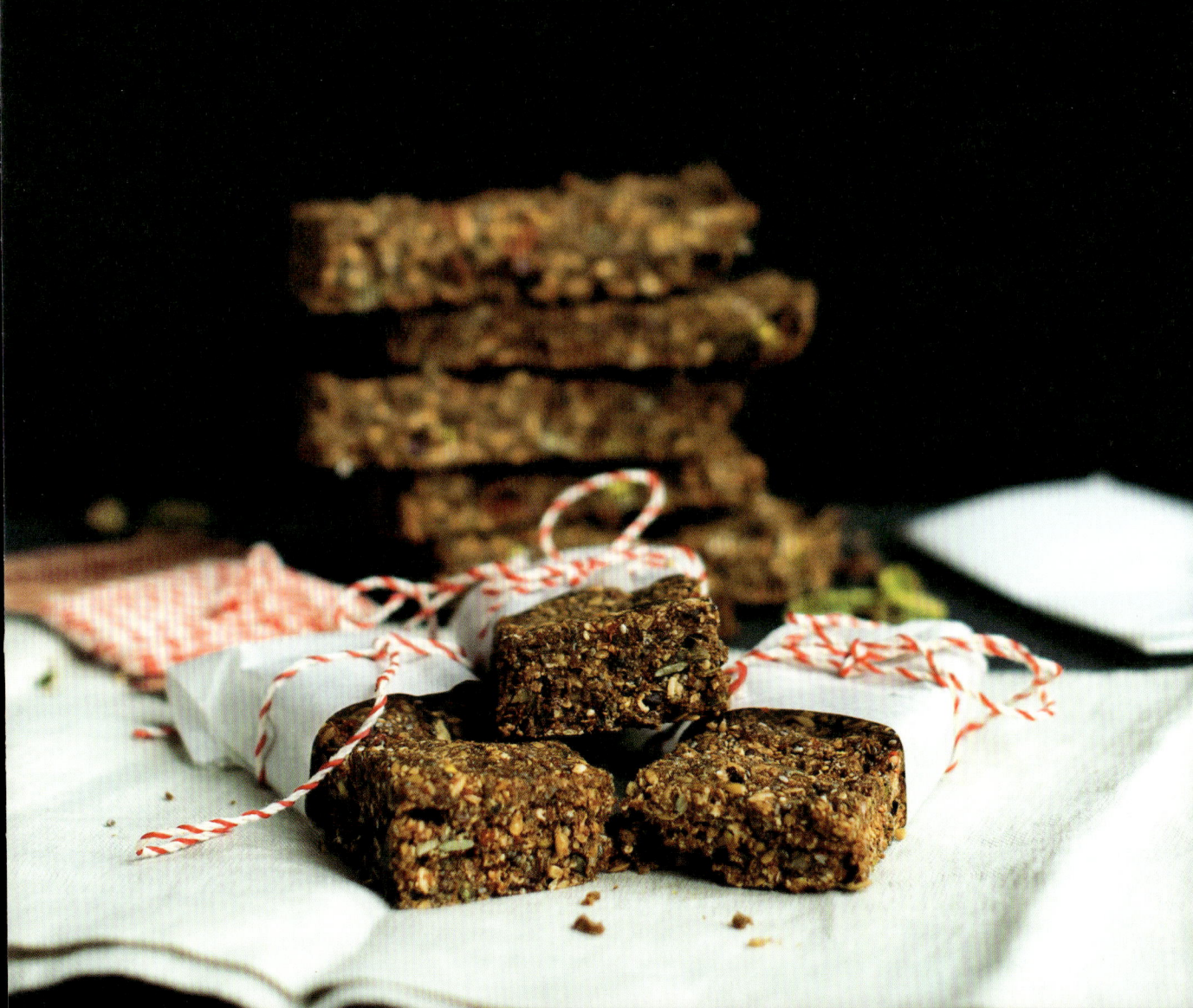

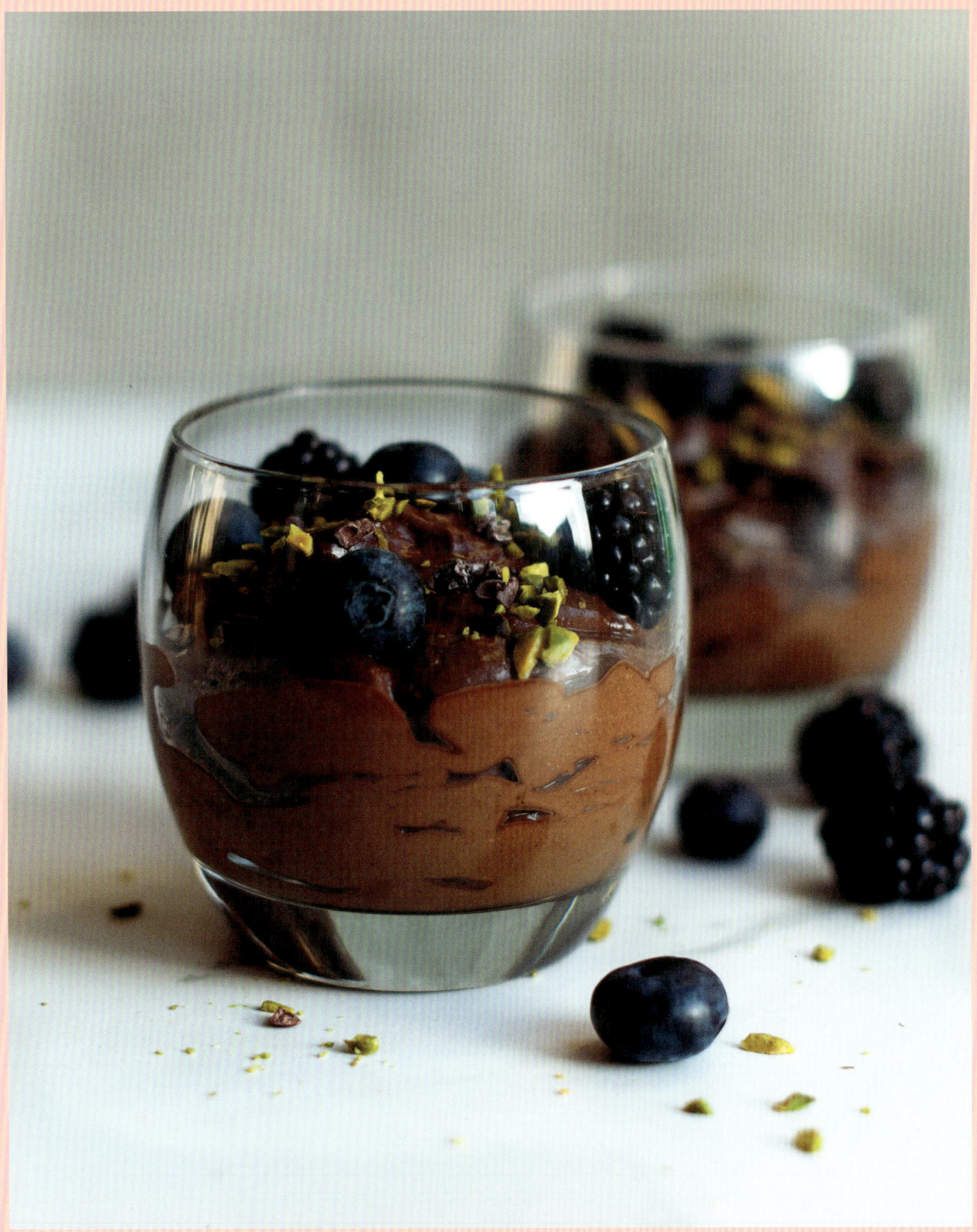

Rohe Avocado-Schoko-Mousse

Als ich das erste Mal eine Mousse aus Kakao und Avocados zubereitet habe, war ich fast sicher, dass sie mich nicht würde überzeugen können. Doch: Oh, wie falsch ich lag! Diese cremige, schokoladige Mousse zergeht auf der Zunge und ist zuckersüß. Und doch ist sie so viel mehr als nur ein Verwöhndessert: Von den ungesättigten Fettsäuren und B-Vitaminen aus der Avocado profitieren Haut und Gehirn, das Kakaopulver versorgt dich mit Antioxidantien. Ganz schön schlau, der Trick mit der Avocado!

Wenn du nicht auf Anhieb rohes Kakaopulver finden kannst, versuche es mal im Bio- oder Feinkostladen. Die Mousse kann ansonsten aber auch mit herkömmlichem (Bio-)Kakaopulver zubereitet werden.

Für 2 Portionen

Für die Mousse:
1 Avocado
1 Banane
½ Vanilleschote (alternativ
1 TL Vanilleextrakt)
2 EL rohes Kakaopulver
1 EL Ahornsirup
feines Meersalz

Zum Servieren:
Früchte nach Wahl (z. B. Heidel- und Brombeeren)
1 TL Kakaonibs (nach Belieben)
1 TL gehackte Pistazien (nach Belieben)

vegan, roh, gluten- & laktosefrei

1. Die Avocado halbieren und den Stein entfernen. Das Avocadofruchtfleisch mit einem Löffel aus der Schale lösen. Die Banane schälen und in grobe Stücke schneiden. Die Vanilleschote längs aufschneiden und das Mark mit einem spitzen Messer herauskratzen.

2. Avocado, Banane, Vanillemark, Kakaopulver, Ahornsirup, 1 Prise Salz und 1 EL kaltes Wasser im Mixer oder in einem hohen Becher mit dem Stabmixer einige Minuten sehr cremig pürieren.

3. Die Mousse auf Dessertschüsseln oder Gläser verteilen und mindestens 1 Stunde in den Kühlschrank oder in das Tiefkühlfach stellen.

4. Inzwischen zum Servieren die Früchte je nach Sorte vorbereiten, größere Früchte in Stücke schneiden. Die Mousse mit den Früchten und nach Belieben mit Kakaonibs sowie Pistazien bestreuen.

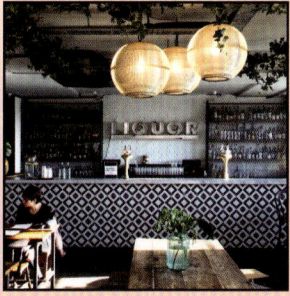

Vanille-Obst-Tarte

Für 1 Springform von 18 cm Durchmesser (6–8 Stücke)

Für den Boden:
70 g Dinkelvollkornmehl | 50 g gemahlene Mandeln
20 g Ahornsirup | 30 g Kokosöl
30 g Mandelmus | feines Meersalz

Für die Vanillecreme und den Belag:
1 Vanilleschote | 250 ml Mandeldrink
40 ml Ahornsirup | feines Meersalz | 20 g Speisestärke
Früchte nach Saison (z. B. Beeren im Sommer, Pflaumen im Herbst, Äpfel im Winter, Rhabarber im Frühling; alternativ Beerenkompott mit Vanille oder Aprikosenkompott mit Ingwer und Rosmarin, siehe Seite 207)

Außerdem:
1 TL weiches Kokosöl für die Form

vegan & laktosefrei

1. Den Backofen auf 200 °C vorheizen. Den Rand der Form mit Kokosöl einfetten, den Boden der Form mit Backpapier auslegen.

2. Das Mehl in einer großen Schüssel mit den Mandeln mischen. Ahornsirup, Kokosöl, Mandelmus sowie 1 Prise Salz hinzufügen und alles mit den Händen zu einem glatten Teig verkneten.

3. Den Teig zwischen zwei Lagen Frischhaltefolie mit dem Nudelholz zu einem Kreis von 22 cm Durchmesser ausrollen. Die obere Folie abziehen. Den Teig mithilfe der unteren Folie umgedreht in die Form heben. Die zweite Folie abziehen, den Teigrand gleichmäßig in der Form hochdrücken. Den Teigboden mit einer Gabel mehrmals einstechen und im Ofen auf der mittleren Schiene 20 Minuten goldbraun backen.

4. Inzwischen für die Creme die Vanilleschote längs aufschneiden und das Mark mit einem spitzen Messer herauskratzen. Mandeldrink mit Vanillemark und -schote, Ahornsirup sowie 1 Prise Salz in einem kleinen Topf bei mittlerer Hitze unter Rühren aufkochen.

5. Die Stärke in einer kleinen Schüssel mit 1 bis 2 Schöpfkellen kochender Mandeldrinkmischung glatt rühren. Die Stärkemischung unter Rühren mit einem Schneebesen zur kochenden Mischung in den Topf geben und unter weiterem Rühren kochen, bis die Mischung andickt. Die Vanilleschote entfernen. Die Creme unter Rühren 1 bis 2 Minuten weiterköcheln. Vom Herd nehmen und abkühlen lassen.

6. Den Kuchenboden aus dem Ofen nehmen und in der Form abkühlen lassen. Inzwischen die Früchte verlesen oder putzen und waschen bzw. schälen, größere Früchte in mundgerechte Stücke schneiden. Oder ein Kompott zubereiten.

7. Den Boden aus der Form nehmen und auf eine Kuchenplatte setzen. Vanillecreme und Früchte oder Kompott daraufgeben. Gut abgedeckt hält sich die Tarte im Kühlschrank bis zu 3 Tage frisch.

Diese Tarte ist der Hingucker auf jedem Kuchenbuffet! Mit feiner Vanillecreme gefüllt, wirst du erst vielleicht gar nicht glauben, dass sie vegan ist. Fülle die Tarte mit Beerenkompott (siehe Seite 207) und frischen Beeren oder probiere eines der anderen Kompotte aus.

Hier noch eine kleine „behind the scenes"-Geschichte: Als ich die Tarte fotografieren wollte, war die Saison für schwarze Johannisbeeren in England schon vorbei – doch ich wollte sie unbedingt im Bild haben! Es brauchte drei Anläufe, bis ich endlich welche fand. Zurück zu Hause, war die Zeit dann knapp, weil ich schon bald zum nächsten Termin musste. Der Kuchenboden hatte also nicht genug Zeit zum Abkühlen und brach beim Umheben aus der Form auf die Kuchenplatte! Durchatmen, dachte ich, füllte mutig Pudding, Kompott und Früchte ein und hoffte, dass es schon gut gehen würde. Tja, tat es nicht: Drei Füllungen waren wohl einfach zu viel. Rund fünf Sekunden nach dem Fotografieren fiel der Kuchen mit einer dramatischen Bewegung in sich zusammen.

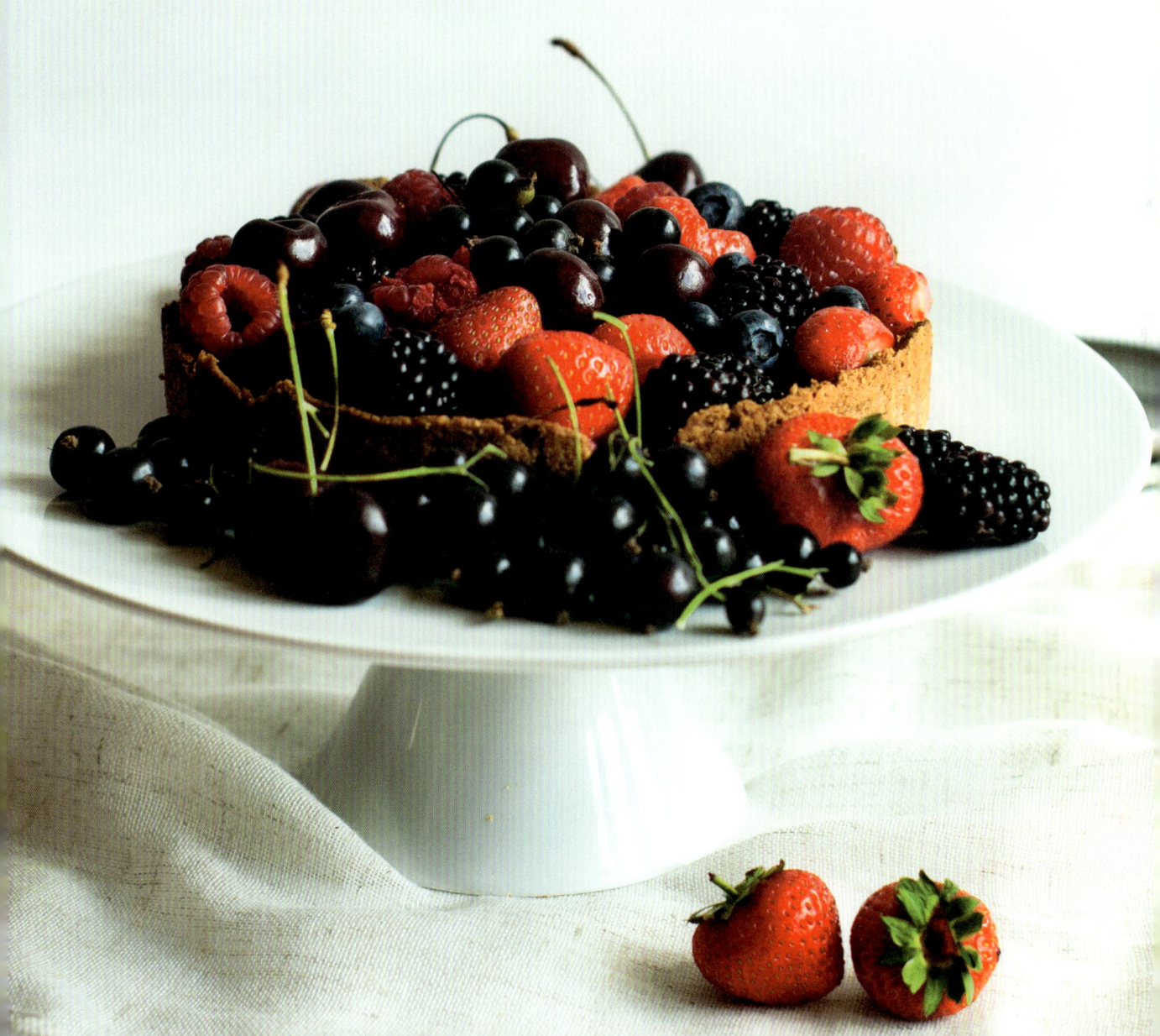

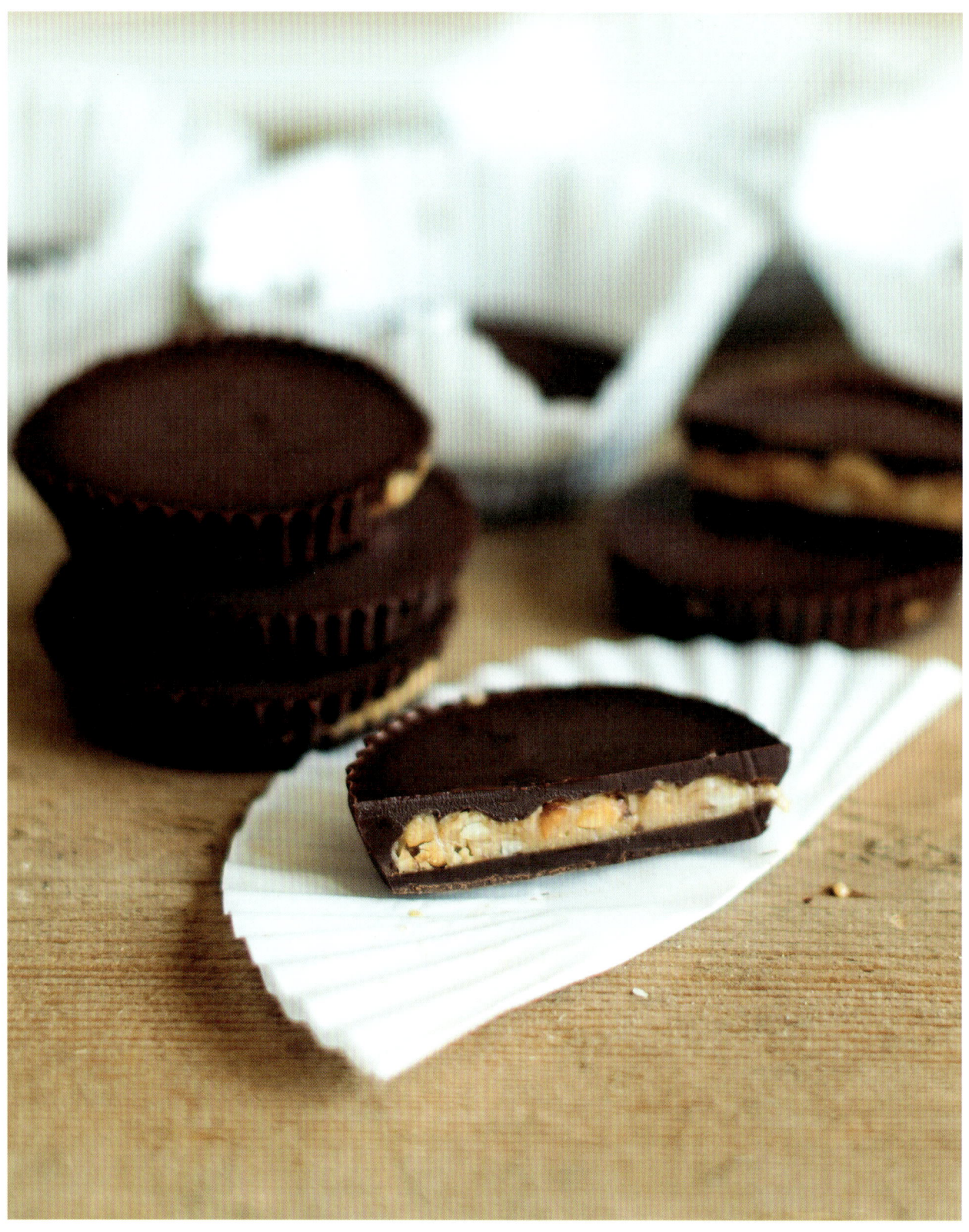

Erdnussbuttercups

Vielleicht hast du schon mal von den amerikanischen „peanut butter cups" gehört. Diese „Erdnussbutter-Schälchen" sind meine Version davon: nahezu zuckerfrei und aus Zartbitterschokolade und Kokosöl hergestellt. Du benötigst nur eine Handvoll Zutaten und wenige Minuten für die „Cups", doch wirst im Gegenzug mit köstlichen kleinen knackigen Erdnussbutter-Schokoladen-Portionen verwöhnt.

Für 12 Stück

Für die Cups:
200 g Bitterschokolade (75 % Kakaogehalt)
3 EL weiches Kokosöl
150 g Erdnussmus mit Stücken (crunchy)
¼ TL Vanilleextrakt (alternativ 1 Msp. gemahlene Vanille)
1 EL Ahornsirup
feines Meersalz

Außerdem:
12 Papierförmchen für Muffins

vegan, gluten- & laktosefrei

1. Die Bittersschokolade grob hacken und mit 2 EL Kokosöl in einer Metallschüssel im heißen Wasserbad unter Rühren schmelzen. Den Topf vom Herd nehmen.

2. Die Papierförmchen nebeneinander auf einen großen Teller stellen. In jedes Förmchen eine dünne Schicht geschmolzene Schokolade gießen. Die Förmchen 2 Minuten in das Tiefkühlfach stellen, damit die Schokolade etwas fester wird.

3. Inzwischen das Erdnussmus in einer kleinen Schüssel mit restlichem Kokosöl, Vanilleextrakt, Ahornsirup und 1 Prise Salz gut verrühren.

4. Die Förmchen aus dem Tiefkühlfach nehmen. Jeweils 1 TL Erdnussmusmischung mittig auf den Schokoladenboden setzen und eventuell mit dem Löffel etwas verstreichen. Die Füllung mit der restlichen geschmolzenen Schokolade bedecken.

5. Die Erdnussbuttercups mindestens 20 Minuten im Tiefkühlfach anfrieren lassen. Anschließend können sie im Kühlschrank bis zu 1 Woche gelagert werden. Alternativ in Gefrierbeutel oder eine gefrierbeständige Dose verpacken und einfrieren.

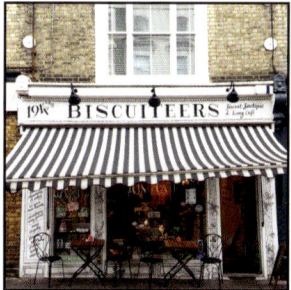

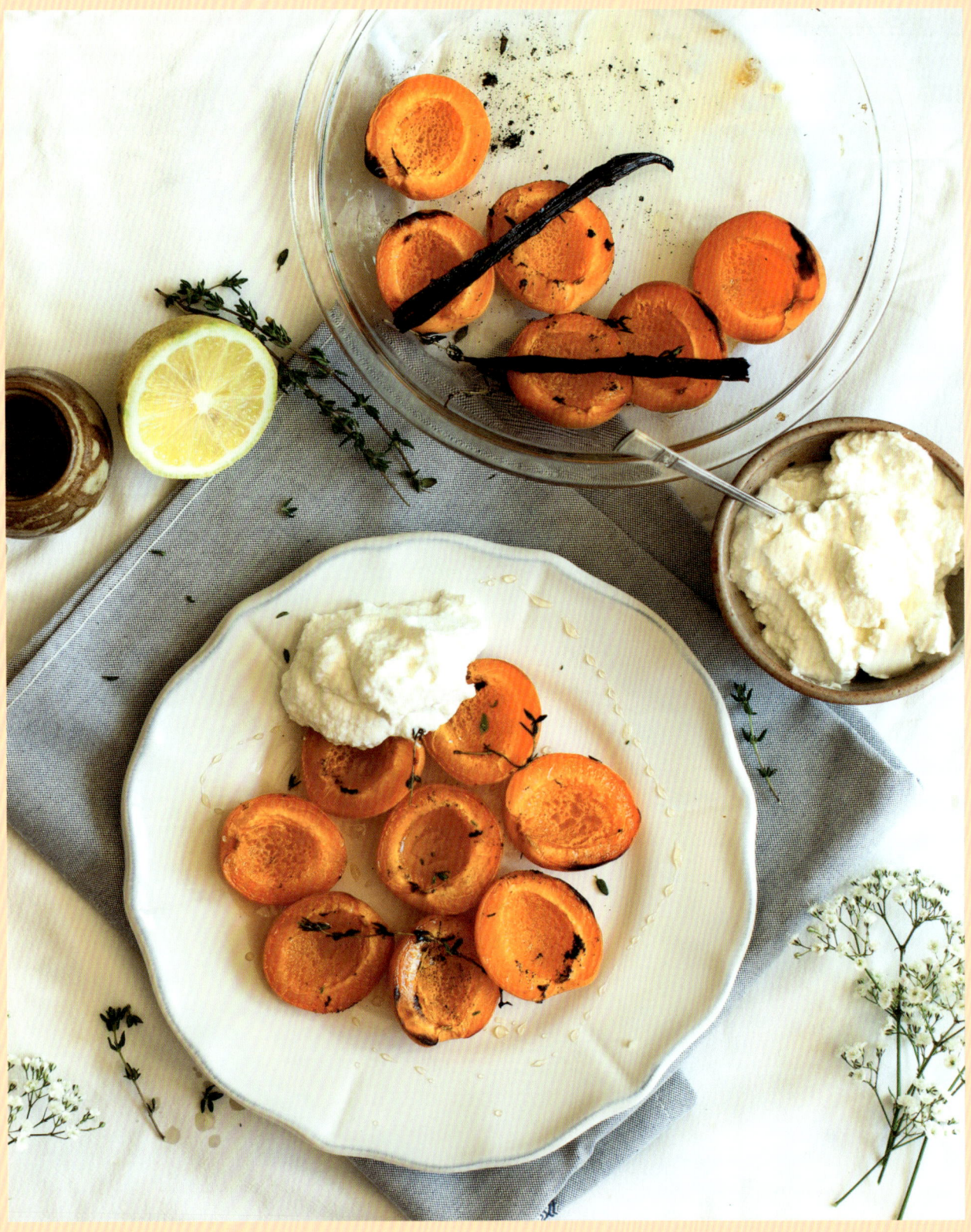

Gebackene Vanille-Thymian-Aprikosen mit Ricotta

Mehr als jede andere Sommerfrucht liebt meine Mutter Aprikosen, sodass ich mit Obstkörben voller leuchtend orangefarbener Früchte während der Sommermonate aufgewachsen bin. Ich selbst mochte Aprikosen als Kind jedoch gar nicht, irgendwas erinnerte mich daran immer an Fellknäuel. Heute bin ich fasziniert von den kleinen, sonnenverwöhnten Früchtchen, und wie meine Mutter esse ich sie in großen Mengen, solange die Saison andauert und sie ihr volles Aroma haben.

Dieses Dessert vereint süße Aprikosen mit herbem Olivenöl und Thymian. Die Früchte werden wunderbar weich, saftig und aromatisch, wenn sie gebacken werden. Statt mit Ricotta könntest du zu den Früchten auch Vanilleeis servieren, oder probiere sie mit griechischem Joghurt!

Für 2 Portionen

Für die gebackenen Aprikosen:
8 Aprikosen
2 EL Zitronensaft
½ Vanilleschote
2–3 Zweige Thymian
etwas Olivenöl zum Beträufeln
2 EL flüssiger Honig
1 Prise Fleur de Sel (Meersalzflocken)

Zum Servieren:
75 g Ricotta

glutenfrei

1. Den Backofen auf 170 °C Umluft vorheizen. Die Aprikosen waschen, trocken tupfen, halbieren und entsteinen. Die Aprikosenhälften mit der Schnittfläche nach oben nebeneinander in eine flache ofenfeste Form legen und mit dem Zitronensaft beträufeln.

2. Die Vanilleschote längs aufschneiden und das Mark mit einem spitzen Messer herauskratzen. Das Vanillemark und die -schote zu den Aprikosen in die Form geben.

3. Die Thymianzweige waschen, trocken schütteln und auf den Aprikosen verteilen. Etwas Olivenöl, den Honig und 1 EL kaltes Wasser über die Aprikosen träufeln. Die Aprikosen im Ofen auf der mittleren Schiene 25 Minuten weich garen.

4. Die Form aus dem Ofen nehmen. Die Aprikosen auf Tellern anrichten und jeweils mit einem Klecks Ricotta servieren.

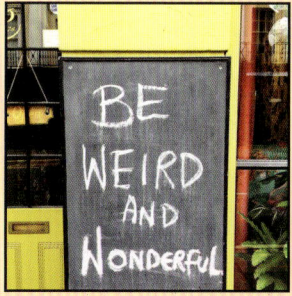

Möhrenkuchen mit Joghurtfrosting

Für 1 Springform von ca. 23 cm Durchmesser (8–10 Stücke)

Für den Kuchen:
350 g Möhren | 60 g Walnusskerne
115 g Dinkelvollkornmehl
115 g Weizenmehl (Type 405) | 1 TL Natron
2 TL Zimtpulver | 1 TL Ingwerpulver
½ TL frisch geriebene Muskatnuss
4 Eier (am besten Bioqualität; Größe M)
200 ml zerlassenes Kokosöl (leicht abgekühlt) oder Butter
160 g dunkler Rohrohrzucker | 2 EL Ahornsirup

Für das Frosting:
200 g griechischer Joghurt | 100 g Doppelrahmfrischkäse
20 g flüssiger Honig | 1 Vanilleschote
je 1 Handvoll Kokosraspel und Walnusskerne

Außerdem:
1 TL weiches Kokosöl für die Form

1. Für den Kuchen den Backofen auf 180 °C vorheizen. Die Form mit Kokosöl einfetten. Die Möhren putzen, schälen und grob raspeln. Die Walnüsse grob hacken.

2. Die beiden Mehlsorten in einer großen Schüssel vermischen. Natron, Zimt, Ingwer und Muskatnuss gründlich untermengen. Die Eier in einer Schüssel verquirlen, dann Kokosöl, Zucker und Ahornsirup unterrühren.

3. Die Eiermischung unter die Mehlmischung rühren. Die Möhrenraspel sowie die gehackten Walnüsse hinzufügen und alles gut mit einem Holzkochlöffel verrühren.

4. Den Teig gleichmäßig in der Form verteilen und im Ofen auf der mittleren Schiene etwa 35 Minuten backen. Die Stäbchenprobe machen. Dazu ein Holzstäbchen in die Mitte des Kuchens stecken. Haftet nach dem Herausziehen kein Teig mehr am Stäbchen, ist der Kuchen fertig. Andernfalls noch 5 bis 10 Minuten weiterbacken.

5. Den Kuchen aus dem Ofen nehmen und in der Form abkühlen lassen.

6. Inzwischen für das Frosting den Joghurt mit Frischkäse und Honig in einer Schüssel glatt und cremig verrühren. Die Vanilleschote längs aufschneiden, das Mark mit einem spitzen Messer herauskratzen und unter die Joghurtcreme rühren.

7. Den Kuchen aus der Form heben, auf eine Kuchenplatte setzen und mit der Joghurtcreme bestreichen. Mit Kokosraspeln bestreuen und mit Walnüssen dekorieren.

8. Den Kuchen mindestens 1 Stunde in den Kühlschrank stellen. Gut abgedeckt hält er sich dort bis zu 3 Tage frisch.

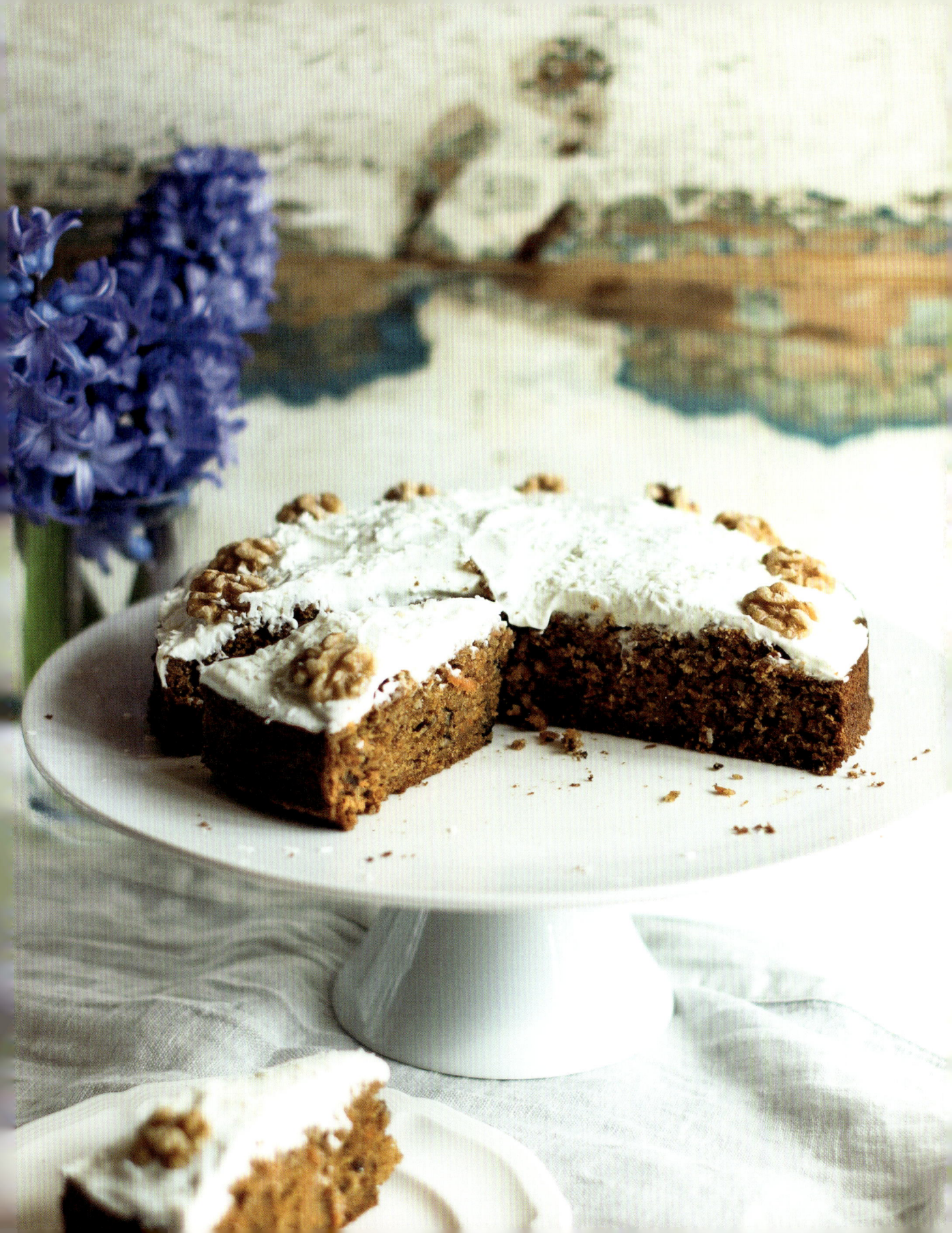

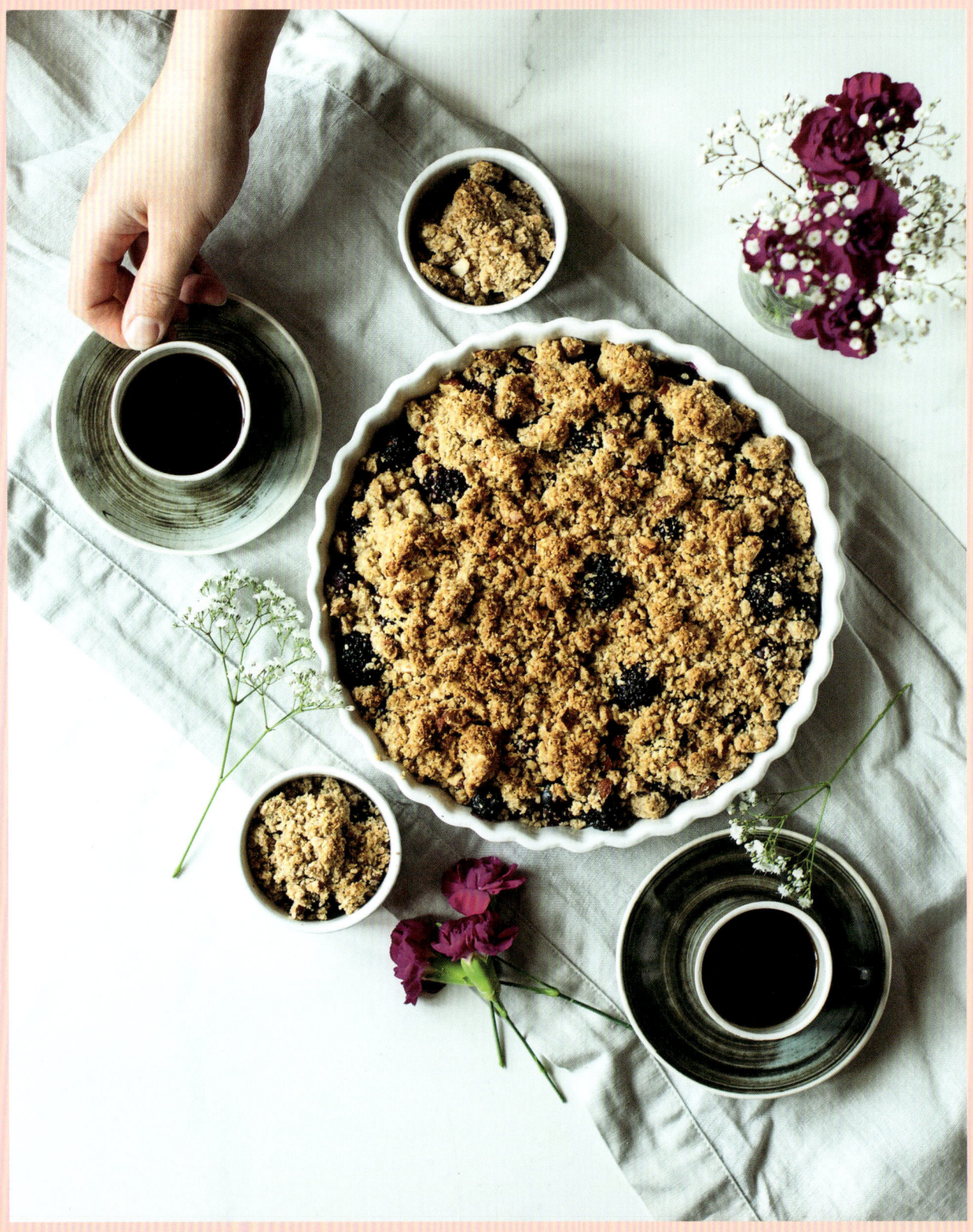

Beerencrumble

Seit ich mit dem Kochen begonnen habe, backe ich auch Crumbles. Sie sind schnell und einfach zuzubereiten, warm und wohltuend, und sie reichen für einen ganzen Tisch voller hungriger Dessert-Fans. Ich wähle die Früchte für meine Crumbles nach Saison aus: Pflaumen und Zimt im Spätsommer, Birnen und Äpfel mit Rosinen im Winter; im Frühling gibt es kaum etwas Köstlicheres als Rhabarber-Himbeer-Crumbles, und die Sommermonate gelten voll und ganz den Heidelbeeren!

Dieser Crumble mit Brom- und Heidelbeeren schmeckt köstlich an einem milden Sommerabend. Die Früchte erhalten durch Zitronensaft und -schale, Ingwer sowie Zimt eine würzige Note, die Streusel sind dank Haferflocken und Mandeln besonders knusprig. Verwende glutenfreie Haferflocken und Buchweizenmehl für eine glutenfreie Version des Crumbles. Eine Portion Vanilleeis oder -sauce dazu, und der Abend ist perfekt!

Für 1 große ofenfeste Form (6–8 Portionen)

Für die Beerenmischung:
250 g Brombeeren
250 g Heidelbeeren
½ Bio-Zitrone
2 EL Ahornsirup
Zimtpulver
Ingwerpulver

Für die Streusel:
40 g Mandeln
½ Vanilleschote (alternativ 1 TL Vanilleextrakt)
80 g Dinkelmehl (Type 630)
80 g Haferflocken
40 g gemahlene Mandeln
feines Meersalz
Zimtpulver
50 g dunkler Rohrohrzucker
80 g kalte Butter (in Würfeln)

1. Den Backofen auf 190 °C vorheizen. Für die Beerenmischung die Brom- und Heidelbeeeren verlesen, waschen und trocken tupfen. Die Zitrone waschen und trocken reiben, die Schale abreiben und 2 TL Saft auspressen. Die Beeren in einer mittelgroßen Schüssel mit dem Zitronensaft beträufeln. Zitronenschale, Ahornsirup sowie je 1 Prise Zimt- und Ingwerpulver gut untermengen.

2. Für die Streusel die Mandeln klein hacken. Die Vanilleschote längs aufschneiden und das Mark mit einem spitzen Messer herauskratzen. Mehl, Haferflocken, gemahlene und gehackte Mandeln, je 1 Prise Salz und Zimt, Zucker und Vanillemark vermischen. Die Butterwürfel mit den Fingerspitzen einarbeiten und alles so lange kneten, bis ein krümeliger, weicher und gut formbarer Teig entstanden ist.

3. Die Beerenmischung gleichmäßig in der Form verteilen und die Streusel darüberstreuen. Den Crumble im Ofen auf der mittleren Schiene etwa 20 Minuten backen. Sollten die Streusel zu stark bräunen, die Form mit Alufolie abdecken. Den Crumble aus dem Ofen nehmen und sofort oder leicht abgekühlt servieren.

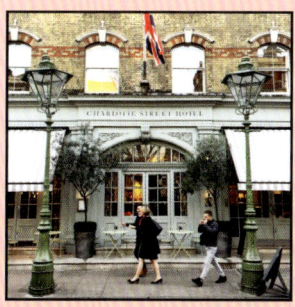

Zucchinirührkuchen mit Schokoglasur

Für 1 Kranzkuchenform von 26 cm Durchmesser (20 Stücke)

Für den Kuchen:
1–2 Zucchini (350 g)
250 g weiche Butter
250 g heller Rohrohrzucker
1 TL Vanilleextrakt (alternativ gemahlene Vanille)
4 Eier (am besten Bioqualität; Größe M)
feines Meersalz | 1 ½ TL Zimtpulver
50 g gemahlene Haselnüsse
250 g Dinkelmehl (Type 630)
200 g Weizenmehl (Type 405)
1 TL Natron

Für die Glasur:
150 g Bitterschokolade (70 % Kakaogehalt) | 1 TL Kokosöl
gemahlene Haselnüsse zum Bestreuen (nach Belieben)

Außerdem:
weiche Butter für die Form

1. Für den Kuchen den Backofen auf 180 °C vorheizen. Die Backform mit Butter einfetten. Die Zucchini putzen, waschen, trocken tupfen und grob raspeln.

2. Für den Teig die Butter mit dem Zucker, dem Vanilleextrakt und den Eiern in einer Schüssel mit den Quirlen des Handrührgeräts gut verrühren. Zucchiniraspel, 1 TL Salz, Zimtpulver und Haselnüsse gründlich unter die Buttermasse rühren.

3. Dinkelmehl, Weizenmehl und Natron in einer Schüssel vermischen. Die Mehlmischung mit einem Holzkochlöffel unter die Zucchinimasse rühren, bis alles gut vermengt und ein homogener Teig entstanden ist.

4. Den Teig gleichmäßig in der Form verteilen und im Ofen auf der mittleren Schiene 50 Minuten backen. Die Stäbchenprobe machen. Dazu ein Holzstäbchen in den Kuchen stecken. Haftet nach dem Herausziehen kein Teig mehr am Stäbchen, ist der Kuchen fertig. Andernfalls den Kuchen noch 5 bis 10 Minuten weiterbacken.

5. Den Kuchen aus dem Ofen nehmen und in der Form abkühlen lassen. Dann auf einen Kuchenteller stürzen.

6. Für die Glasur die Schokolade hacken und mit dem Kokosöl in einer Metallschüssel im heißen Wasserbad unter Rühren schmelzen. Den Kuchen mit der Glasur überziehen und nach Belieben mit gemahlenen Haselnüssen bestreuen. Die Glasur fest werden lassen. Der Kuchen hält sich luftdicht verpackt bis zu 1 Woche frisch und saftig.

Dieser Kuchen ist ein Star meiner Kindheit – meine Mutter muss ihn schon einige Hundert Male gebacken haben. Die geraspelte Zucchini macht ihn saftig, Haselnüsse fügen eine nussige Note hinzu. Ich habe das Rezept meiner Mutter etwas abgewandelt und verwende zum Beispiel den hellbraunen Rohrohrzucker sowie Dinkelmehl statt weißem Zucker und reinem Weizenmehl. Ich höre sie schon sagen: „Lea, es ist ein Kuchen – er darf ungesund sein". Doch mein Anspruch ist es, immer und überall das Beste rauszuholen.

Die Zutaten ergeben einen großen Kranzkuchen – doch auch wenn nicht alles gleich gegessen werden kann, ist das kein Problem, denn der Kuchen bleibt rund eine Woche lang frisch.

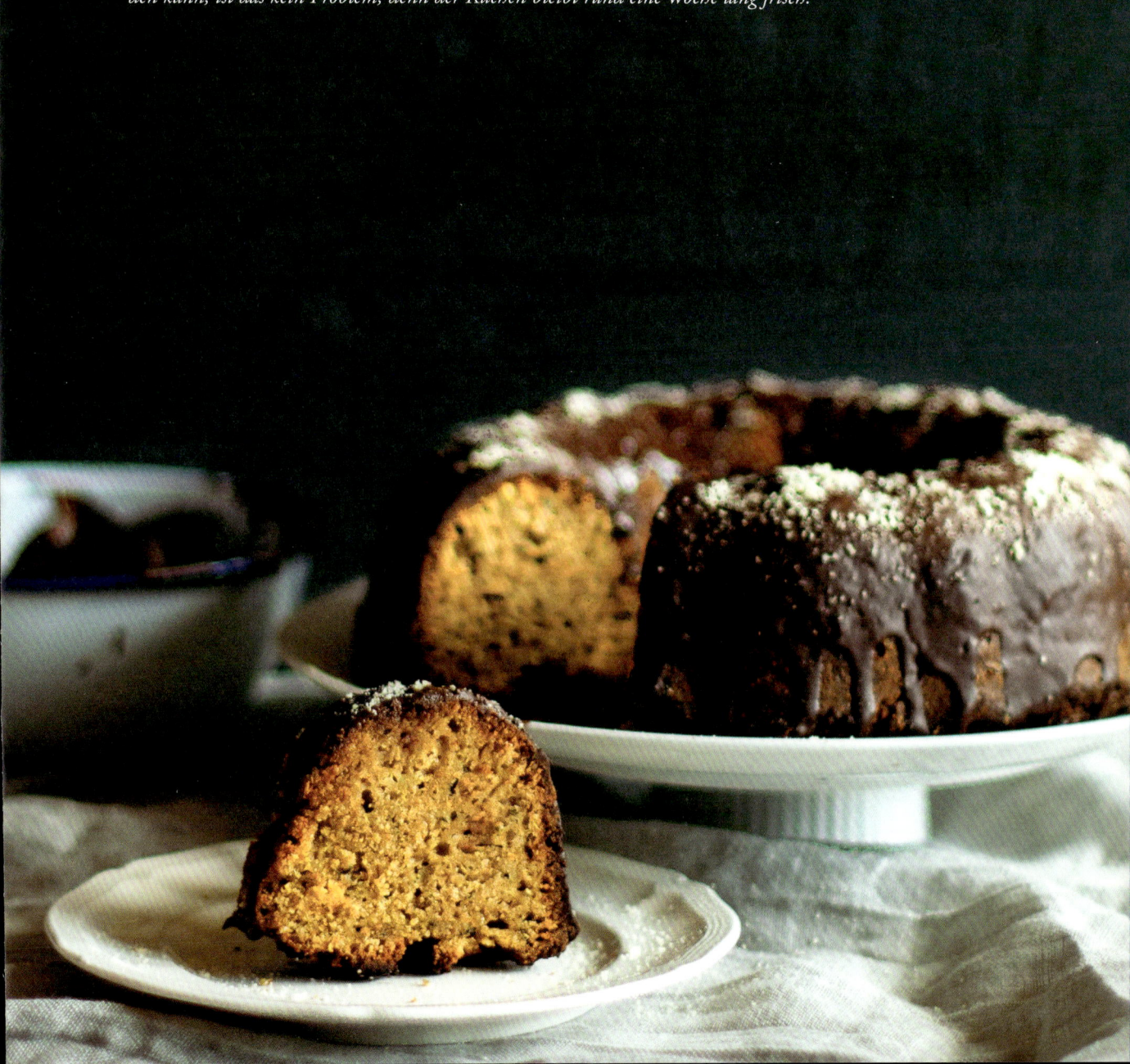

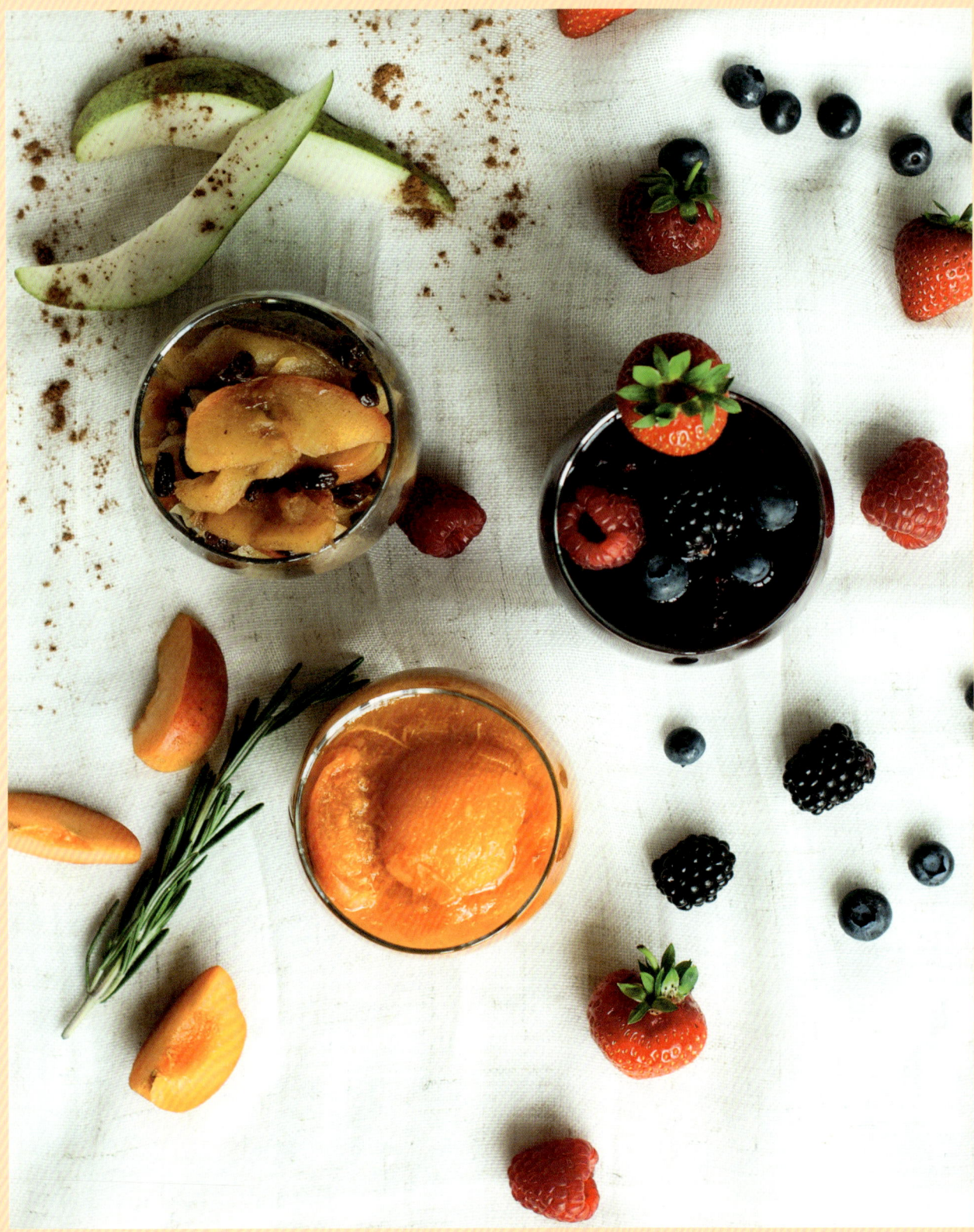

206 | Desserts

Fruchtkompott dreimal einfach

Diese Kompotte sind k-ö-s-t-l-i-c-h und in keinster Weise bloß eingekochte Früchte. Je nach Sorte habe ich Vanille, Zimt oder Rosmarin mit in den Kochtopf gegeben und war selbst absolut überrascht, wie viel Geschmack das Kompott dadurch erhält. Serviere dein Kompott warm oder kalt, mit griechischem Joghurt oder Quark, zu Pfannkuchen, Waffeln, mit Vanillesauce – oder schlicht und einfach: pur!

Für je 2 große oder 4 kleine Portionen

Für das Apfel-Birnen-Kompott:
je 2 Äpfel und Birnen
½ Bio-Zitrone
40 g Rosinen
½ TL Vanilleextrakt (alternativ
¼ TL gemahlene Vanille)
1 Zimtstange
1 TL Zimtpulver
2 EL Honig
frisch geriebene Muskatnuss

Für das Beerenkompott mit Vanille:
je 100 g Heidel-, Him-, Brom- und Erdbeeren
1 Vanilleschote
abgeriebene Schale von ½ Bio-Zitrone
2 EL Honig

Für das Aprikosenkompott mit Ingwer:
500 g Aprikosen
1 haselnussgroßes Stück Ingwer
1 EL Rosmarinnadeln
½ Bio-Zitrone
2 EL Honig

gluten- & laktosefrei

1. Für das Apfel-Birnen-Kompott Äpfel und Birnen waschen, schälen, halbieren, entkernen und in Spalten schneiden. Die Zitrone waschen und trocken reiben, die Schale abreiben und den Saft auspressen. Äpfel, Birnenspalten, Zitronenschale und -saft, Rosinen, Vanilleextrakt, Zimtstange und -pulver, Honig und 1 Prise Muskat in einem Topf unter Rühren aufkochen und bei mittlerer Hitze 5 Minuten köcheln lassen. Dann bei schwacher Hitze 15 Minuten unter gelegentlichem Rühren weich köcheln.

2. Für das Beerenkompott Beeren verlesen, waschen und trocken tupfen. Die Vanilleschote längs aufschneiden und das Mark herauskratzen. Beeren, Vanillemark und -schote in einem kleinen Topf vermengen. Die Zitronenschale und nach Belieben den Honig untermischen. Bei mittlerer Hitze aufkochen und unter Rühren 5 Minuten kochen. Dann bei schwacher Hitze 15 Minuten unter gelegentlichem Rühren köcheln. Vanilleschote entfernen.

3. Für das Aprikosenkompott die Aprikosen waschen, trocken tupfen, halbieren und entsteinen. Den Ingwer schälen und fein reiben. Die Rosmarinnadeln fein hacken. Die Zitrone waschen und trocken reiben, die Schale abreiben und den Saft auspressen. Aprikosen, Ingwer, Rosmarin, Zitronenschale und -saft und nach Belieben den Honig in einem Topf vermischen. Die Mischung bei mittlerer Hitze aufkochen und unter Rühren 5 Minuten kochen. Dann bei schwacher Hitze 15 Minuten unter gelegentlichem Rühren weich köcheln lassen.

4. Das Kompott jeweils in Schälchen verteilen und warm oder abgekühlt servieren. Gut abgedeckt halten sich alle Kompottvarianten im Kühlschrank bis zu 1 Woche frisch.

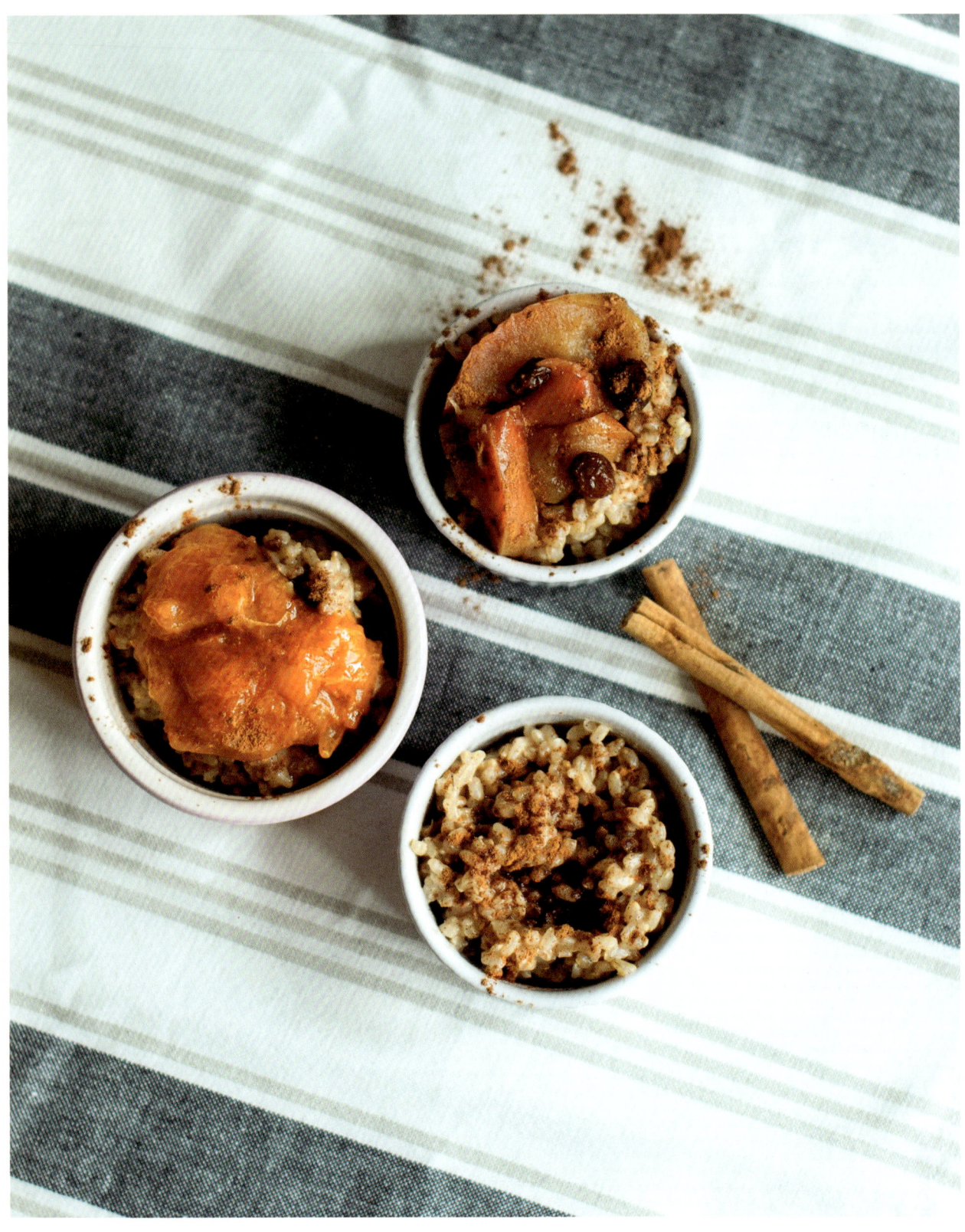

Natur-Milchreis mit Früchten

Der Geruch von warmer Milch, Zimt und dampfendem Reis mag bei vielen Kindheitserinnerungen wecken; doch nicht so bei mir: In meiner Familie war Milchreis nie ein großes Thema. Wie mit so vielem habe ich jedoch irgendwann auch mal das Projekt Milchreis gestartet und mich sofort an das satte, glückliche und zufriedene Gefühl gewöhnt, das eine Portion warmer Reisbrei auslöst.

Für diesen Milchreis verwende ich Vollkornreis statt weißem Reis. Da bei der Herstellung von weißem Reis ein Großteil der Nährstoffe aus den Randschichten des Korns verloren geht – z. B. Proteine, Ballaststoffe, Kalzium, Magnesium und Kalium –, verwende ich in meiner eigenen Küche ausschließlich die Vollkornvariante.

Für 2 Dessertportionen

Für den Milchreis:
100 g Vollkorn-Milchreis
feines Meersalz
½ Vanilleschote
150 ml Mandeldrink
1 EL Ahornsirup
½ TL Zimtpulver
1 Zimtstange
1 TL Kokosöl

Zum Servieren:
frische Früchte nach Wahl (alternativ Fruchtkompott, siehe Seite 207)
getrocknete Früchte (z. B. Kirschen, Cranberrys oder Rosinen)
Mandeln oder Nusskerne (nach Belieben geröstet)
Zimtpulver
Ahornsirup (alternativ Honig für eine nicht-vegane Zubereitung)

vegan, gluten- & laktosefrei

1. Für den Milchreis den Reis in einem Sieb abbrausen und abtropfen lassen. ¼ l leicht gesalzenes Wasser in einem kleinen Topf aufkochen. Den Reis in das kochende Wasser geben und mit geschlossenem Deckel bei schwacher Hitze 30 Minuten weich köcheln lassen. Dabei gelegentlich umrühren und nach Bedarf mehr Wasser angießen (das Wasser sollte am Ende jedoch vom Reis aufgesogen sein).

2. Inzwischen die Vanilleschote längs aufschneiden und das Mark mit einem spitzen Messer herauskratzen. Mandeldrink, Ahornsirup, Zimtpulver und -stange, Kokosöl sowie Vanillemark und -schote unter den fertig gegarten Reis rühren.

3. Alles offen bei starker Hitze etwa 5 Minuten kochen lassen, bis der Mandeldrink eingekocht und der Reis weich und cremig ist. Die Zimtstange und die Vanilleschote entfernen. Den Milchreis in Schälchen anrichten.

4. Zum Servieren die Früchte je nach Sorte und Größe vorbereiten und in mundgerechte Stücke schneiden. Früchte, getrocknete Früchte und Mandeln oder Nüsse auf den Reis geben. Alles mit Zimt bestäuben und mit Ahornsiurp beträufeln. Sofort servieren.

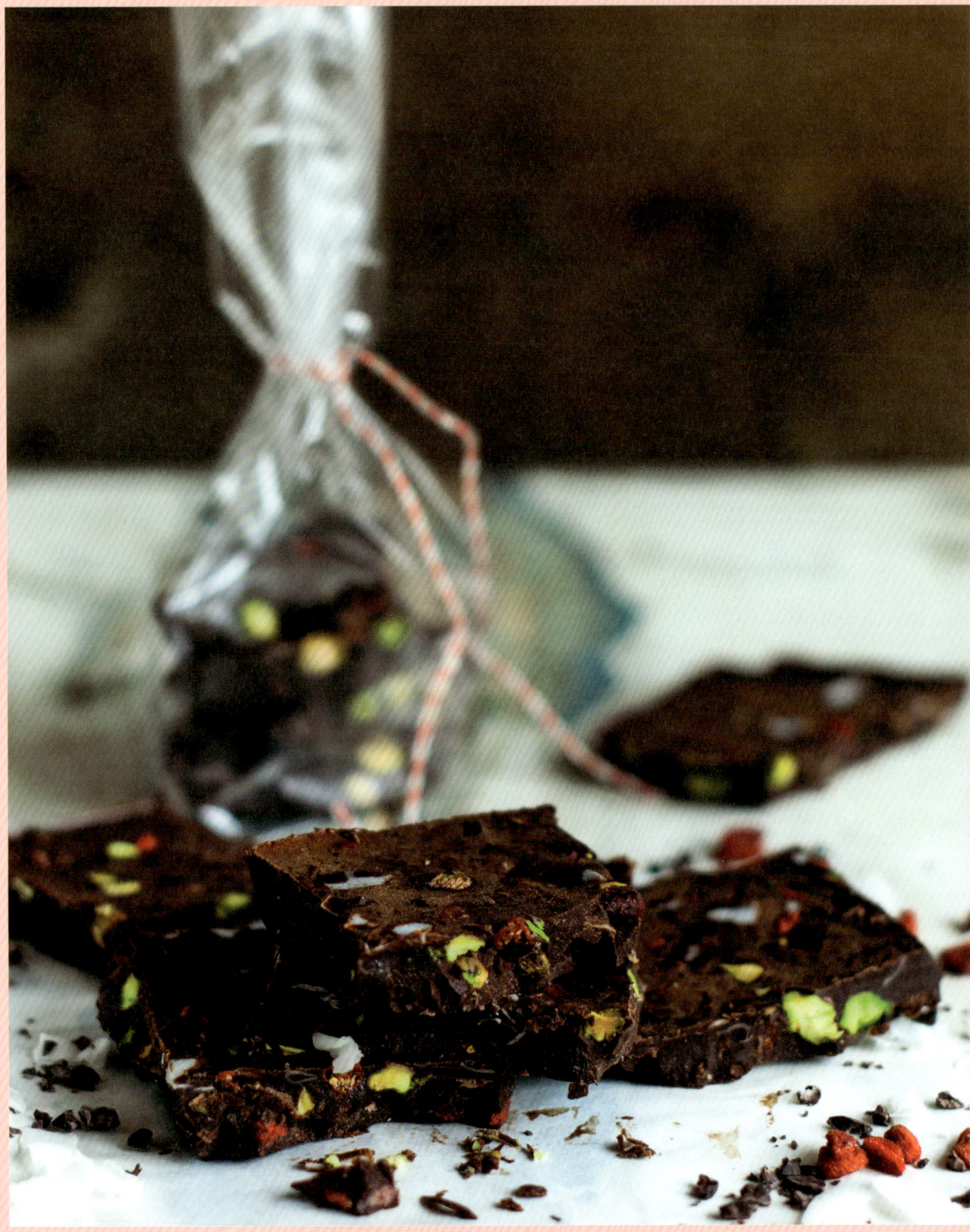

Selbst gemachte Schokolade

Obwohl ich ein großer „Schokoholic" bin, kam es mir lange Zeit gar nicht in den Sinn, Schokolade einmal selbst zu machen. Jetzt, nach unzähligen Versuchen, verstehe ich gar nicht, warum es so lange gedauert hat – selbst gemachte Schokolade ist fantastisch! Sobald du alle Zutaten dafür beisammen hast (schaue im Feinkostladen oder online nach Kakaobutter, rohem Kakaopulver und Kokosöl), dauert es keine 15 Minuten, um Schokolade daraus zu machen.

Verfeinere deine Schokolade ganz nach deinem eigenen Geschmack, und dann freu dich darüber, dass im Kühlschrank eine gänzlich reuefreie vegane und rohe Schokolade auf dich wartet, voller gesunder Fette, Antioxidantien und Mineralstoffe!

Für 1 große Tafel (ca. 360 g)

Für die Schokolade:
100 g Kakaobutter
100 g Kokosöl
60 g rohes Kakaopulver
10 g Macapulver (nach Belieben)
90 g Ahornsirup
½ TL Vanilleextrakt (alternativ ¼ TL gemahlene Vanille)

Zum Verfeinern (nach Belieben):
Gojibeeren
Kokoschips
gehackte Pistazien
Kakaonibs

vegan, gluten- & laktosefrei

1. Eine kleine quadratische oder rechteckige Backform mit Backpapier auslegen. Die Kakaobutter reiben oder grob hacken und mit dem Kokosöl in einer Metallschüssel im heißen Wasserbad unter Rühren schmelzen.

2. Das Kakaopulver in eine große Schüssel geben, nach Belieben das Macapulver untermischen. Die flüssige Kakaobutter-Kokosöl-Mischung darübergießen und alles mit dem Schneebesen gut verrühren. Den Ahornsirup und den Vanilleextrakt gut unterrühren. Nach Belieben zum Verfeinern Gojibeeren, Kokoschips, Pistazien und Kakaonibs gut unterrühren.

3. Die Schokoladenmasse in die Backform geben und mindestens 1 Stunde im Tiefkühlfach fest werden lassen. Anschließend die Schokolade in Stücke brechen und bis zum Verzehr im Kühlschrank aufbewahren. Gut verpackt hält sie sich dort einige Wochen.

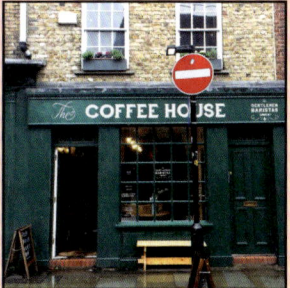

Register

A
Açai-Bowl, Kokos- 94
Anzac-Kekse 187
Apfel
  Apfel-Birnen-Kompott 207
  Krautsalat mit Ziegenfrischkäse 118
  Kürbissandwiches mit Zwiebelchutney 171
  Obstsalat mit Vanille- und Chiliaromen 99
  Overnight Oats à la Birchermüsli 102
Aprikosen
  Aprikosenkompott 207
  Aprikosenriegel mit Schokoglasur 183
  Gebackene Vanille-Thymian-Aprikosen mit Ricotta 199
  Granola mit Aprikosen und Kokoschips 89
Aubergine
  Bowl mit Sobanudeln und Erdnusssauce 139
  Grüne Tagliatelle mit scharfer Gemüsesauce 141
  Grünes Thaicurry 152
Avocado
  Avocado auf Roggenbrot 110
  Bohnenfüllung mit Avocado und Käse 145
  Grüne-Smoothie-Bowl 93
  „Gut und grün"-Smoothie 92
  Leonies Lieblingssalat 125
  Proteinschub mit Erdnussmoothie 90
  Rohe Avocado-Schoko-Mousse 193
  Sommer-Buddha-Bowl 157
  Superfood-Salat mit Erbsen-Avocado-Püree 130

B
Banane
  Chia-Bananen-Brot mit Tahiniglasur 108
  Chia-Kakao-Shake mit Pistazien 179
  Grüne-Smoothie-Bowl 93
  „Gut und grün"-Smoothie 92
  Heidelbeersmoothie gegen den Blues 92
  Kakao-Chiasamen-Smoothie-Bowl 94
  Kokos-Açai-Bowl 94
  Mandelmus-Dattel-Topping 85
  Obstsalat mit Vanille- und Chiliaromen 99
  Overnight Oats mit Kiwi und Banane 103
  Proteinschub mit Erdnussmoothie 90
  Rohe Avocado-Schoko-Mousse 193
Basilikumpesto 147
Beerencrumble 203
Beerenkompott 207
Birne
  Apfel-Birnen-Kompott 207
  Feldsalat mit Ziegenfrischkäse und karamellisierter Birne 129
Blumenkohl
  Blumenkohlpizza mit karamellisiertem Fenchel 163
  Blumenkohltaboulé 127
Bohnen
  Bohnenfüllung mit Avocado und Käse 145
  Bowl mit Sobanudeln und Erdnusssauce 139
  Burger mit Quinoa-Cannellinibohnen-Pattys 166
  Superfood-Salat mit Erbsen-Avocado-Püree 130
Bowls
  Bowl mit Sobanudeln und Erdnusssauce 139
  Smoothie-Bowls 94
  Sommer-Buddha-Bowl 157
  Winter-Buddha-Bowl 159
Brokkoli
  Bowl mit Sobanudeln und Erdnusssauce 139
  Brokkoli-Brunnenkresse-Suppe 132
  Grüne Tagliatelle mit scharfer Gemüsesauce 141
  Superfood-Salat mit Erbsen-Avocado-Püree 130
  Winter-Buddha-Bowl 159
Brombeeren
  Beerencrumble 203
  Overnight Oats mit Brombeer-Chia-Mus 102
Brot
  Avocado auf Roggenbrot 110
  Chia-Bananen-Brot mit Tahiniglasur 108
  Feldsalat mit Ziegenfrischkäse und karamellisierter Birne 129
  Kürbissandwiches mit Zwiebelchutney 171
  Schnelles Dinkelbrot mit Leinsamen 113
  Brunnenkresse-Suppe, Brokkoli- 132
  Buchweizen-Porridge mit Früchten 97
  Burger mit Quinoa-Cannellinibohnen-Pattys 166

C
Cashew-Dattel-Bällchen mit Macapulver 181
Champignons
  Feldsalat mit Ziegenfrischkäse und karamellisierter Birne 129
  Grüne Tagliatelle mit scharfer Gemüsesauce 141
Chiasamen
  Chia-Bananen-Brot mit Tahiniglasur 108
  Chia-Kakao-Shake mit Pistazien 179
  Granola mit Cranberrys und Zimt 88
  Grüne-Smoothie-Bowl 93
  Haferwaffeln mit Heidelbeermus 106
  Kakao-Chiasamen-Smoothie-Bowl 94
  Kokos-Açai-Bowl 94
  Nuss-Kakao-Bällchen mit Chiasamen 180
  Overnight Oats mit Brombeer-Chia-Mus 102
  Superfood-Gewürz-Kakao 185
  Superfood-Rohkost-Riegel 190
Cracker
  Kernige Dinkelcracker 176
  Cracker mit Parmesan und sonnengetrockneten Tomaten 177
Cranberrys
  Einfache Müsliriegel 104
  Granola mit Cranberrys und Zimt 88
  Grünkohlsalat mit Granatapfelkernen 117
Curry, Grünes Thai- 152

D
Datteln
  Buchweizen-Porridge mit Früchten 97
  Cashew-Dattel-Bällchen mit Macapulver 181
  Chia-Kakao-Shake mit Pistazien 179
  Einfache Müsliriegel 104
  Grüne-Smoothie-Bowl 93
  „Gut und grün"-Smoothie 92
  Kakao-Chiasamen-Smoothie-Bowl 94
  Mandelmus-Dattel-Topping 85
  Nuss-Kakao-Bällchen mit Chiasamen 180

Proteinschub mit Erdnussmoothie 90
Superfood-Rohkost-Riegel 190
„Think Pink"-Smoothie 92
Dinkel-Hafer-Kekse 189
Dinkel-Hafer-Pfannkuchen 87
Dinkelcracker, kernige 176
Dinkelbrot mit Leinsamen, schnelles 113

E
Einfache Müsliriegel 104
Energiebällchen
  Cashew-Dattel-Bällchen mit Macapulver 181
  Kokos-Limetten-Bällchen mit Gojibeeren 180
  Nuss-Kakao-Bällchen mit Chiasamen 180
Erbsen
  Burger mit Quinoa-Cannellinibohnen-Pattys 166
  Erbsen-Minze-Hummus 174
  Sommer-Buddha-Bowl 157
  Superfood-Salat mit Erbsen-Avocado-Püree 130
Erdbeeren
  Dinkel-Hafer-Pfannkuchen 87
  Grüne-Smoothie-Bowl 93

F
Falafel 144
Feldsalat mit Ziegenfrischkäse und karamellisierter Birne 129
Fenchel, Blumenkohlpizza mit karamellisiertem 163
Fruchtkompott dreimal einfach 207

G
Gebackene Vanille-Thymian-Aprikosen mit Ricotta 199
Gojibeeren
  Kokos-Limetten-Bällchen mit Gojibeeren 180
  Superfood-Rohkost-Riegel 190
Granatapfel
  Blumenkohltaboulé 127
  Grünkohlsalat mit Granatapfelkernen 117
  Rosenkohl mit Tahindressing und Feta 165
Granola
  Granola mit Aprikosen und Kokoschips 89
  Granola mit Cranberrys und Zimt 88
  Grüne Quinoabratlinge 149

Grüne-Smoothie-Bowl 93
Grüne Tagliatelle mit scharfer Gemüsesauce 141
Grünes Thaicurry 152
Grünkohl
  Grüne-Smoothie-Bowl 93
  „Gut und grün"-Smoothie 92
  Grünkohlsalat mit Granatapfelkernen 117
  Heidelbeersmoothie gegen den Blues 92
  Kakao-Chiasamen-Smoothie-Bowl 94
  Proteinschub mit Erdnuss-smoothie 90
  Wurzelgemüse- und Grünkohlchips aus dem Ofen 173
Gurke
  Blumenkohltaboulé 127
  Gurken-Erdnuss-Salat 145
  „Gut und grün"-Smoothie 92
  Sommerrollen mit Sesam-dip 168

H
Hafer/Haferflocken
  Anzac-Kekse 187
  Aprikosenriegel mit Schokoglasur 183
  Beerencrumble 203
  Blumenkohlpizza mit karamellisiertem Fenchel 163
  Chia-Bananen-Brot mit Tahiniglasur 108
  Dinkel-Hafer-Kekse 189
  Dinkel-Hafer-Pfannkuchen 87
  Einfache Müsliriegel 104
  Granola mit Aprikosen und Kokoschips 89
  Granola mit Cranberrys und Zimt 88
  Grundrezept Porridge 84
  Grüne-Smoothie-Bowl 93

„Gut und grün"-Smoothie 92
Haferwaffeln mit Heidelbeermus 106
Heidelbeersmoothie gegen den Blues 92
Kakao-Chiasamen-Smoothie-Bowl 94
Kokos-Açaí-Bowl 94
Möhren-Zucchini-Tarte in Rosenform 150
Overnight Oats à la Birchermüsli 102
Overnight Oats mit Brombeer-Chia-Mus 102
Overnight Oats mit Kiwi und Banane 103
Schnelles Dinkelbrot mit Leinsamen 113
Heidelbeeren
  Beerencrumble 203
  Haferwaffeln mit Heidelbeermus 106
  Heidelbeersmoothie gegen den Blues 92
  Kokos-Açaí-Bowl 94
Himbeeren
  Rhabarber-Himbeer-Topping 84
  „Think Pink"-Smoothie 92
Hummus
  Erbsen-Minze-Hummus 174
  Hummus mit Koriander 176
  Hummus-Feta-Füllung 145

K
Kakao
  Chia-Kakao-Shake mit Pistazien 179
  Kakao-Chiasamen-Smoothie-Bowl 94
  Nuss-Kakao-Bällchen mit Chiasamen 180
  Selbst gemachte Schokolade 211
  Superfood-Gewürz-Kakao 185
  Superfood-Rohkost-Riegel 190
Käse
  Basilikumpesto 147
  Blumenkohlpizza mit karamellisiertem Fenchel 163
  Bohnenfüllung mit Avocado und Käse 145
  Feldsalat mit Ziegenfrischkäse und karamellisierter Birne 129
  Grüne Quinoabratlinge 149
  Grünkohlsalat mit Granatapfelkernen 117
  Hummus-Feta-Füllung 145
  Cracker mit Parmesan und sonnengetrockneten Tomaten 177
  Krautsalat mit Ziegenfrischkäse 118
  Kürbissandwiches mit Zwiebelchutney 171
  Leonies Lieblingssalat 125

Register

Marokkanischer Möhren-Kichererbsen-Salat 120
Möhren-Haselnuss-Pesto 146
„Risotto" aus Buchweizengrütze mit Kürbis und Salbei 161
Rosenkohl mit Tahinidressing und Feta 165
Wassermelonen-Feta-Salat 123

Kekse
Anzac-Kekse 187
Dinkel-Hafer-Kekse 189
Kernige Dinkelcracker 176

Kichererbsen
Falafel 144
Hummus mit Koriander 176
Hummus-Feta-Füllung 145
Marokkanischer Möhren-Kichererbsen-Salat 120
Winter-Buddha-Bowl 159

Kiwi
„Gut und grün"-Smoothie 92
Overnight Oats mit Kiwi und Banane 103
Krautsalat mit Ziegenfrischkäse 118

Kuchen
Möhrenkuchen mit Joghurtfrosting 200
Zucchinirührkuchen mit Schokoglasur 204

Kürbis
„Risotto" aus Buchweizengrütze mit Kürbis und Salbei 161
Kürbissandwiches mit Zwiebelchutney 171
Schnellste Kürbissuppe der Welt 137

L
Leonies Lieblingssalat 125
Linsendal 135

M
Mais
Grünes Thaicurry 152

Mango
Granola mit Aprikosen und Kokoschips 89
Leonies Lieblingssalat 125
Obstsalat mit Vanille- und Chiliaromen 99
Sommerrollen mit Sesamdip 168
Marokkanischer Möhren-Kichererbsen-Salat 120

Möhren
Bowl mit Sobanudeln und Erdnusssauce 139
Marokkanischer Möhren-Kichererbsen-Salat 120
Möhren-Haselnuss-Pesto 146
Möhren-Zucchini-Tarte in Rosenform 150
Möhrenkuchen mit Joghurtfrosting 200
Sommerrollen mit Sesamdip 168
Winter-Buddha-Bowl 159
Wurzelgemüse- und Grünkohlchips aus dem Ofen 173
Mousse, rohe Avocado-Schoko- 193
Müsliriegel, einfache 104

N
Natur-Milchreis mit Früchten 209

Nudeln
Bowl mit Sobanudeln und Erdnusssauce 139
Grüne Tagliatelle mit scharfer Gemüsesauce 141
Nuss-Kakao-Bällchen mit Chiasamen 180
Nusskrokant, süß-salziger 132

O
Obst-Tarte, Vanille- 194
Obstsalat mit Vanille- und Chiliaromen 99

Overnight Oats …
à la Birchermüsli 102
mit Brombeer-Chia-Mus 102
mit Kiwi und Banane 103

P
Paprikaschote
Bowl mit Sobanudeln und Erdnusssauce 139
Burger mit Quinoa-Cannellinibohnen-Pattys 166
Grüne Tagliatelle mit scharfer Gemüsesauce 141
Grünes Thaicurry 152
Schakschuka 115
Pasta e Pesto 146

Pastinake
Wurzelgemüse- und Grünkohlchips aus dem Ofen 173

Pesto
Basilikumpesto 147
Möhren-Haselnuss-Pesto 146
Tomatenpesto mit Chili und Walnüssen 146
Wassermelonen-Feta-Salat 123

Pfannkuchen
Dinkel-Hafer-Pfannkuchen 87
Zitronen-Ricotta-Pfannkuchen 100

Porridge
Buchweizen-Porridge mit Früchten 97
Grundrezept Porridge 84
Proteinschub mit Erdnussmoothie 90

Q
Quinoa
Burger mit Quinoa-Cannellinibohnen-Pattys 166
Grüne Quinoabratlinge 149
Sommer-Buddha-Bowl 157
Superfood-Rohkost-Riegel 190

R
Reis
Grünes Thaicurry 152
Natur-Milchreis mit Früchten 209
Tofu mit Teriyakisauce 154
Winter-Buddha-Bowl 159
Rhabarber-Himbeer-Topping 84
„Risotto" aus Buchweizengrütze mit Kürbis und Salbei 161
Rohe Avocado-Schoko-Mousse 193
Rosenkohl mit Tahinidressing und Feta 165

Rosinen
Anzac-Kekse 187
Dinkel-Hafer-Kekse 189
Marokkanischer Möhren-Kichererbsen-Salat 120
Overnight Oats à la Birchermüsli 102

Rote Bete
Krautsalat mit Ziegenfrischkäse 118

Rote-Bete-Dip 174
Superfood-Salat mit Erbsen-Avocado-Püree 130
„Think Pink"-Smoothie 92
Wurzelgemüse- und Grünkohlchips aus dem Ofen 173

Rotkohl
Winter-Buddha-Bowl 159

Rucola
Leonies Lieblingssalat 125

S

Schakschuka 115
Schnelles Dinkelbrot mit Leinsamen 113
Schnellste Kürbissuppe der Welt 137

Schokolade
Aprikosenriegel mit Schokoglasur 183
Dinkel-Hafer-Kekse 189
Dinkel-Hafer-Pfannkuchen 87
Erdnussbuttercups 197
Rohe Avocado-Schoko-Mousse 193
Selbst gemachte Schokolade 211
Zucchinirührkuchen mit Schokoglasur 204

Sesamdip, Sommerrollen mit 168

Shiitakepilze
Grünes Thaicurry 152
Tofu mit Teriyakisauce 154

Smoothies/Smoothie-Bowls
Grüne-Smoothie-Bowl 93
„Gut und grün"-Smoothie 92
Heidelbeersmoothie gegen den Blues 92
Kakao-Chiasamen-Smoothie-Bowl 94
Kokos-Açai-Bowl 94
Proteinschub mit Erdnusssmoothie 90
„Think Pink"-Smoothie 92
Sommer-Buddha-Bowl 157
Sommerrollen mit Sesamdip 168

Spargel
Bowl mit Sobanudeln und Erdnusssauce 139

Spinat
Grüne Quinoabratlinge 149
Grünes Thaicurry 152
Spinattortilla-Schmaus 143
Superfood-Gewürz-

Kakao 185
Superfood-Rohkost-Riegel 190
Superfood-Salat mit Erbsen-Avocado-Püree 130
Süß-salziger Nusskrokant 132

Süßkartoffel
Wurzelgemüse- und Grünkohlchips aus dem Ofen 173

T

Tahini
Chia-Bananen-Brot mit Tahiniglasur 108
Erbsen-Minze-Hummus 174
Hummus mit Koriander 176
Hummus-Feta-Füllung 145
Rosenkohl mit Tahinidressing und Feta 165
Sommerrollen mit Sesamdip 168
Winter-Buddha-Bowl 159

Tarte
Möhren-Zucchini-Tarte in Rosenform 150
Vanille-Obst-Tarte 194
Teriyakisauce, Tofu mit 154
„Think Pink"-Smoothie 92

Tofu
Grünes Thaicurry 152
Sommerrollen mit Sesamdip 168
Tofu mit Teriyakisauce 154

Tomaten
Avocado auf Roggenbrot 110
Blumenkohlpizza mit karamellisiertem Fenchel 163
Cracker mit Parmesan und sonnengetrockneten Tomaten 177
Grüne Tagliatelle mit scharfer Gemüsesauce 141
Linsendal 135
Schakschuka 115
Sommer-Buddha-Bowl 157

Tomaten-Petersilien-Salat 144
Tomatenpesto mit Chili und Walnüssen 146
Tortilla
Spinattortilla-Schmaus 143
... mit selbstgemachter Falafel 144
... mit Tomaten-Petersilien-Salat 144
... mit Gurken-Erdnuss-Salat 145
... mit Bohnenfüllung 145
... mit Hummus-Feta-Füllung 145

V

Vanille-Obst-Tarte 194
Vanille-Thymian-Aprikosen mit Ricotta, gebackene 199

W

Wassermelonen-Feta-Salat 123
Winter-Buddha-Bowl 159
Wurzelgemüse- und Grünkohlchips aus dem Ofen 173

Z

Zitronen-Ricotta-Pfannkuchen 100

Zucchini
Grüne Quinoabratlinge 149
Möhren-Zucchini-Tarte in Rosenform 150
Sommer-Buddha-Bowl 157
Zucchinirührkuchen mit Schokoglasur 204

Zuckerschoten
Grünes Thaicurry 152
Tofu mit Teriyakisauce 154
Zwiebelchutney, Kürbissandwiches mit 171

Bildnachweis:
María de Lourdes Alanís: 87; Karin Capuano: 82; Olga Chagunava: 74, 117, 159; Adam Corbett: Cover re. o., 2 re. u., 26, 31, 35–44, 51, 54–70, U4 li.; Johanna Cuny: 123, 187; Emma Kate: Cover li. u., Lea Lüdemann: 2 li. o. und u., 3 li. o. und re. u., 15, 19 o., 23, 85–86, 88–116, 119–122, 124, 126–137, 138–158, 160, 162–172, 175–186, 188–211, U4 mi. und re.; iStock: 9, 13; Rei Searle: 48; Elena Shamis: 3 re. o., 5, 6, 46–47, 72, 77, 125, 161; Lydia del Valle: 29, 50–51, 53; Yelda Yilmaz: 19 u., 79, 173

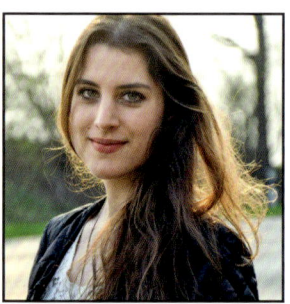

Lea Lou

Berlin, London, Hamburg und wieder London. Von Kultstadt zu Kultstadt, auf dem Weg zum Kultstatus. Der 27-jährigen Lea Lou, geborene Lüdemann (www.lealou.me) folgen Tausende auf Instagram. Das Marketingstudium absolvierte die Food-Kolumnistin in Berlin, den Marketingjob für Stella McCartney in London, die Arbeit als Crossmedia-Managerin bei EAT SMARTER in Hamburg.

© 2017 ZS Verlag GmbH

Kaiserstraße 14 b
D-80801 München
ISBN: 978-3-89883-669-2

1. Auflage 2017

Projektleitung: Eva Dotterweich
Rezepte & Texte: Lea Lüdemann
Übersetzung: Lea Lüdemann, Annika Genning
Lektorat: Karin Kerber
Grafische Gestaltung: Julia Arzberger
Satz: Christopher Hammond
Fotografie: Lea Lüdemann, andere Fotos: siehe Bildnachweis Seite 215
Herstellung: Frank Jansen
Producing: Jan Russok
Druck & Bindung: optimal media GmbH, Röbel

Die ZS Verlag GmbH ist ein Unternehmen der Edel AG, Hamburg.
www.zsverlag.de | www.facebook.com/zsverlag

Alle Rechte vorbehalten. All rights reserved. Das Werk darf – auch teilweise – nur mit Genehmigung des Verlags wiedergegeben werden.

Dank

Ich möchte mich bei allen bedanken, ohne die dieses Buch nicht zustande gekommen wäre: bei Adam für die fantastischen Yoga- und Fitness-Fotos, bei Elena, Lydia, Karin und Rei – nicht nur für Fotos und Videos, sondern auch für tolle Freundschaften –, bei Eva von ZS für dein Vertrauen in mich und die wunderbare Zusammenarbeit sowie bei all den anderen beteiligten Mitarbeitern bei ZS für ihre harte Arbeit.

Ein persönliches Dankeschön geht an Mama, Papa, Sina und Chiara, an Alina, Mia, Nora H. und Nora W., an Casey und an Philipp.

Zum Schluss: ein ganz besonderer Dank an Heike von „Wellicious" für die tollen Yoga-Klamotten und für deine ständige Unterstützung!

Wichtiger Hinweis

Die Gedanken, Methoden und Anleitungen in diesem Buch stellen die Meinung bzw. Erfahrungen der Autorin dar. Sie wurden nach bestem Wissen erstellt und mit größtmöglicher Sorgfalt geprüft. Jede Leserin und jeder Leser ist jedoch für das eigene Tun selbst verantwortlich. Weder die Autorin noch der Verlag können daher für eventuelle Schäden, die aus den im Buch gegebenen praktischen Anleitungen und Tipps resultieren, eine Haftung übernehmen.

Auf den Geschmack gekommen?

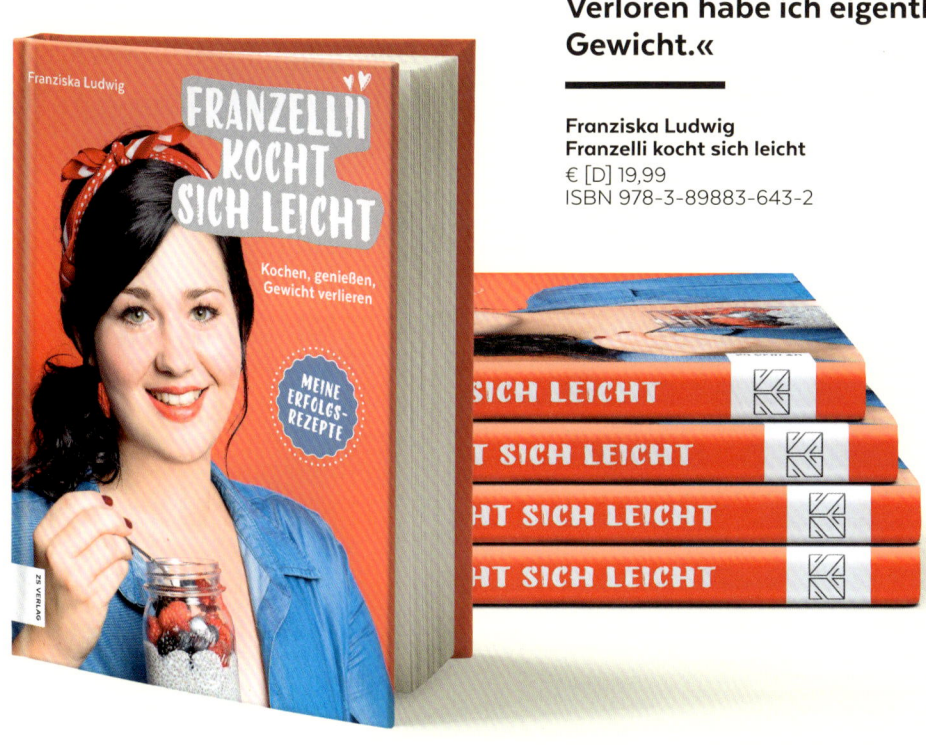

»Ich habe so viel dazugewonnen. Selbstbewusstsein, Willensstärke. Verloren habe ich eigentlich nur Gewicht.«

Franziska Ludwig
Franzelli kocht sich leicht
€ [D] 19,99
ISBN 978-3-89883-643-2

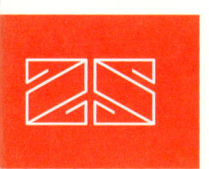

Gleich weiterlesen!

Jetzt überall, wo es gute Bücher gibt.

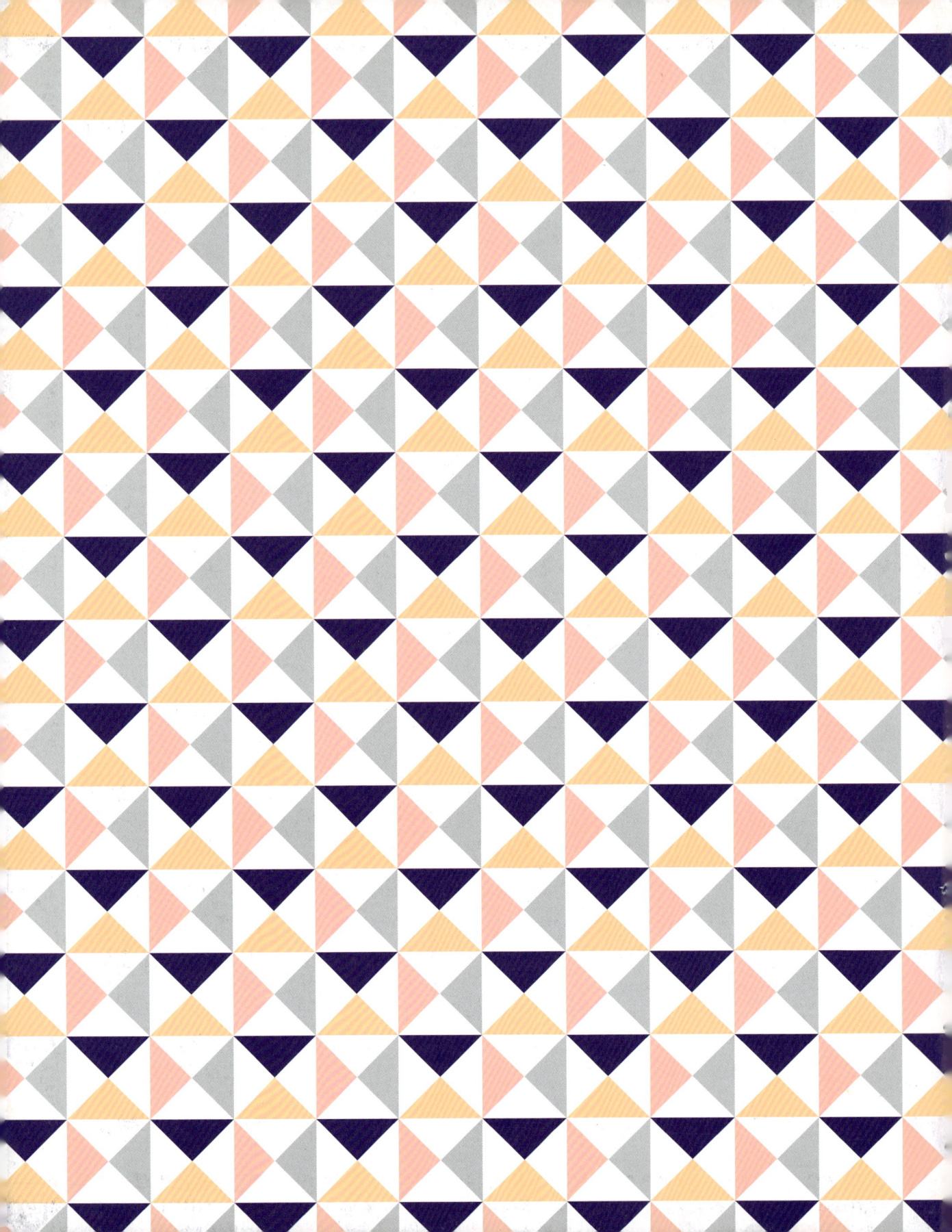